孕产宝典

怀孕胎教一本通

Huaiyun Taijiao Yiben Tong

陈咏玫 主编

中国农业出版社

图书在版编目（CIP）数据

怀孕胎教一本通 / 陈咏玫主编. — 北京：中国农业出版社，2013.9

ISBN 978-7-109-17264-7

Ⅰ. ①怀… Ⅱ. ①陈… Ⅲ. ①妊娠期－妇幼保健－基本知识②胎教－基本知识 Ⅳ. ①R715.3②G61

中国版本图书馆CIP数据核字(2013)第073225号

策划编辑 李 梅

责任编辑 李 梅

出 版 中国农业出版社（北京市朝阳区麦子店街18号 100125）

发 行 新华书店北京发行所

印 刷 北京三益印刷有限公司

开 本 889mm × 1194mm 1/20

印 张 $18\frac{2}{5}$

字 数 400千

版 次 2013年9月第1版 2013年9月北京第1次印刷

定 价 39.00元

前言 Preface

民间习惯把怀孕称作“有喜了”，可见怀孕不仅是每个女性期盼和向往的幸福，也是整个家庭的一大喜事。

在怀孕之初，也许早孕试纸上2条美妙的“阳性”线，或者医生的一句“有喜了”，就会让准妈妈按捺不住内心的激动，马上有一种被幸福感袭倒的感觉。是啊，幸福总是来得如此突然。自此，准妈妈心中就多了一份牵挂，生活也变得更加充实、快乐。

在这充满幸福感的10个月里，女性逐渐完成由女儿到妈妈的伟大蜕变，每一个准妈妈都变得更加温柔和充满母性的光辉。虽然孕期不乏艰辛、痛苦与烦恼，但这些都会在日渐浓郁的母爱面前变得微不足道，不值一提。

作为新时代的女性，我们不应做“无知者无畏”的准妈妈，而应在优生知识的指导下健康妊娠，抛掉那些不利优生的陈规陋习，做一个勤学好问的智慧准妈妈。这样，不仅能帮自己解除心中的疑虑和担忧，积极快乐地面对妊娠所带来的一系列生理和心理上的变化，安心享受新生命带给你的感动，而且这种好学、爱动脑筋的好习惯也会给胎宝宝以积极的影响，在保证胎宝宝健康发育的同时，促进其大脑和骨骼、肌肉的发育，让胎宝宝在母腹中就能享受美妙的心灵之旅，助其拥有美好的心灵和好的性格，为宝宝出生后具有较高的智商和情商打下坚实的基础。

本书由具有丰富经验的妇产科专家精心打造，特别针对女性怀孕后会遇到的一些问题及准妈妈可能产生的疑虑，在产前检查、饮食营养、生活细节、安胎胎教及特殊保健等方面进行了科学、全面、系统地指导，陪伴、帮助准妈妈愉快地度过妊娠每一天。

本书无论从内容编排、版式设计，还是语言风格上，都力求与准妈妈更贴心，让准妈妈在翻阅时更加一目了然、轻松愉快。相信它会成为准妈妈在孕期非常贴心的一位“好朋友”。

祝愿天下所有的准妈妈都能拥有一段快乐、难忘的“幸孕”之旅，孕育出一个健康聪明的宝宝。

编　者

目录

contents

妊娠月历

孕前精心准备，预约一个可爱宝宝

孕前必做健康检查与遗传咨询

孕前生活细节很重要

孕前要重视营养的储备

别让欠佳的身体影响怀孕

孕前就要做好胎教准备

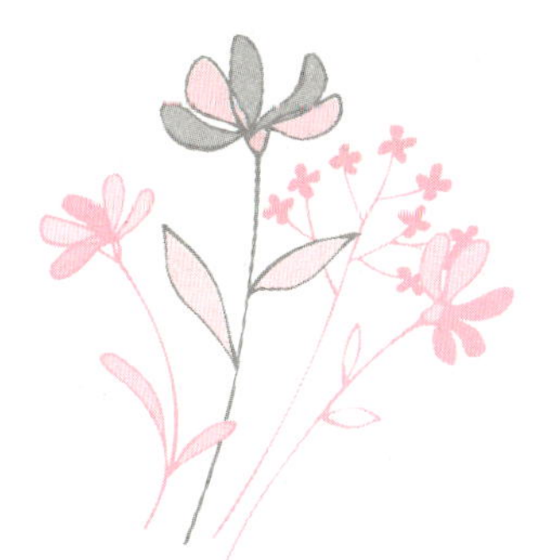

怀孕第1个月，怀孕伊始就要开始胎教

必做的产检与必知的妊娠常识

准妈妈要注意的生活细节

合理安排准妈妈的营养与饮食

合理安排准妈妈的营养与饮食

别让孕期不适及不当用药伤害胎宝宝

胎教进行时——放飞联想的翅膀

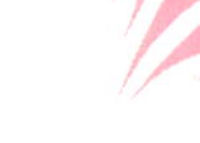

怀孕第3个月，预防流产保持好心情

必做的产检与必知的妊娠常识

准妈妈要注意的生活细节

合理安排准妈妈的营养与饮食

别让孕期不适及不当用药伤害胎宝宝

胎教进行时——好心情孕育优秀的宝宝

PART 5 怀孕第4个月，告别不适进入怀孕稳定期

必做的产检与必知的妊娠常识

PART 6

怀孕第5个月，胎动是最直接的胎教反馈

必做的产检与必知的妊娠常识

准妈妈要注意的生活细节

合理安排准妈妈的营养与饮食

别让孕期不适及不当用药伤害胎宝宝

胎教进行时——伴着胎动做游戏

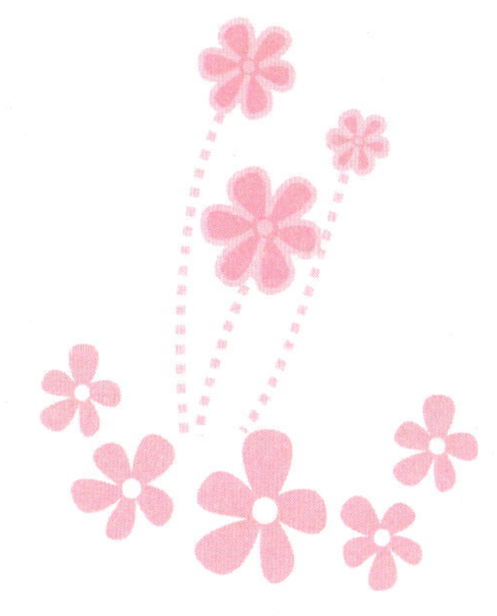

PART 7

怀孕第6个月，深情的呼唤传递母（父）爱

必做的产检与必知的妊娠常识

准妈妈要注意的生活细节

合理安排准妈妈的营养与饮食

别让孕期不适及不当用药伤害胎宝宝

胎教进行时——语言刺激别放松

PART 8 怀孕第7个月，让宝宝爱上和妈妈做游戏

必做的产检与必知的妊娠常识

准妈妈要注意的生活细节

合理安排准妈妈的营养与饮食

别让孕期不适及不当用药伤害胎宝宝

胎教进行时——只要有心，处处皆可胎教

PART 9

怀孕第8个月，胎教任务最繁重的时期

必做的产检与必知的妊娠常识

准妈妈要注意的生活细节

合理安排准妈妈的营养与饮食

别让孕期不适及不当用药伤害胎宝宝

胎教进行时——训练、强化胎宝宝的记忆

PART 10 怀孕第9个月，临近预产期坚持胎教不放松

必做的产检与必知的妊娠常识

准妈妈要注意的生活细节

合理安排准妈妈的营养与饮食

别让孕期不适及不当用药伤害胎宝宝

胎教进行时——培育一颗聪明的大脑

怀孕第10个月，随时准备迎接宝宝的降生

必做的产检与必知的妊娠常识

准妈妈要注意的生活细节

合理安排准妈妈的营养与饮食

别让孕期不适及不当用药伤害胎宝宝

胎教进行时——综合运用各种胎教方法

附录一：产后注意会阴护理

附录二：产后恶露的护理要领

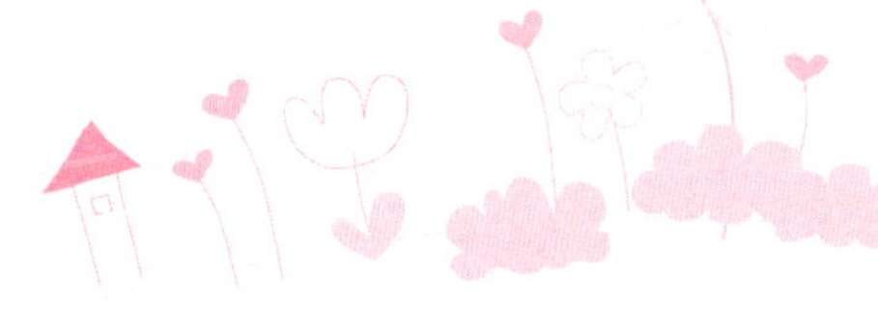

妊娠第1个月

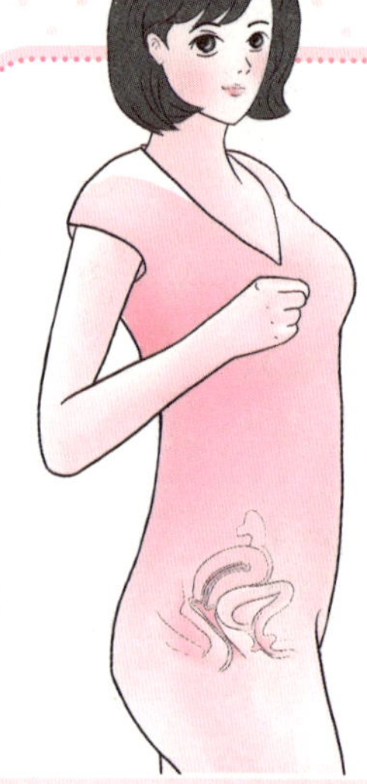

❶ 乳房稍变硬，乳头颜色变深并且变得很敏感，稍微的触碰就有痛感。

❷ 体态没有明显改变，腹部没有突起。

准妈妈生理变化

虽然称为妊娠第1个月，可准妈妈在前半个月中并未受孕。在后半个月，大部分准妈妈都没有自觉症状，有些人会出现类似感冒的症状：身体疲乏无力、发热、畏寒等。稍安勿躁，准妈妈马上会进入一个丰富多彩的孕期生活。

❶ 受精卵着床以后，以惊人的速度进行分裂。

❷ 胚胎细胞分为外胚叶、中胚叶及内胚叶。最上层的外胚叶形成皮肤、毛发、手指甲、脚趾甲、大脑、脊髓和神经等；中间的中胚叶形成肌肉、骨骼、泌尿生殖器、心脏以及其他器官；最下层的内胚叶形成各种脏器内部的黏膜、肺和肠管以及连接这些器官的分泌腺等。

胎宝宝发育状况

卵子与精子结合成肉眼见不到的受精卵。受精后，受精卵7～12天着床，然后慢慢长大，胎宝宝暂时被称为胎芽。第3周末的胚芽，用肉眼可以看见。此时，虽然眼睛、鼻子、耳朵尚未形成，但嘴和下巴的雏形已经能看到了。身体很像小海马的形状，非常大的部分为头部，还有长长的尾巴。

准爸爸的职责

一旦知道妻子怀孕，丈夫就应马上进入角色，做一个称职的丈夫和准爸爸。日常生活中要多做家务，要比以前更加爱护、体谅准妈妈，不惹准妈妈生气。决不能在准妈妈面前抽烟喝酒，同时还要注意避免性生活。

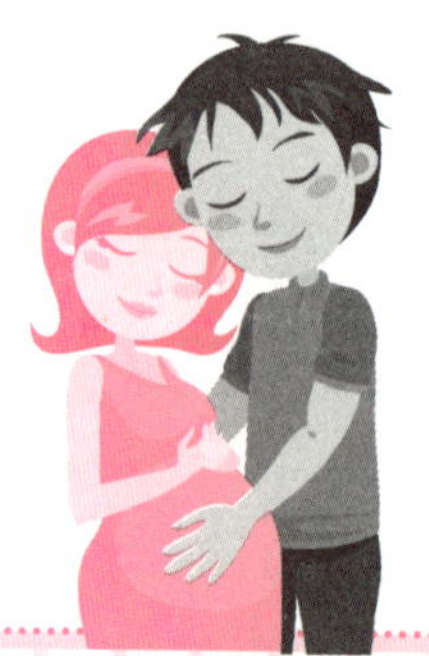

妊娠第2个月

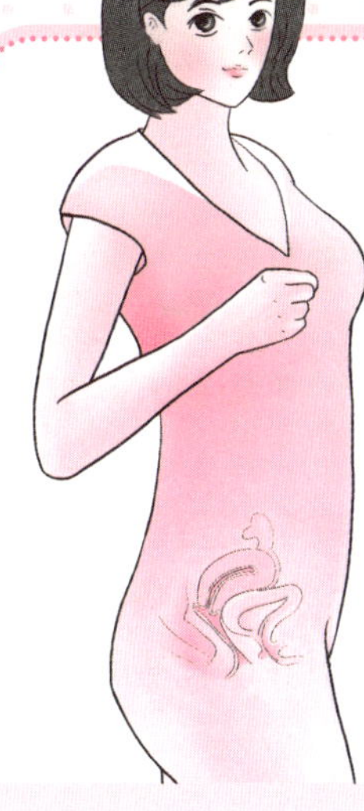

❶ 孕前女性的子宫长5厘米左右，样子像个握紧的拳头；现在它不但增大了，而且变得很软，尤其是子宫峡部特别柔软。

❷ 阴道壁及子宫颈因为充血而变软，呈紫蓝色。

准妈妈生理变化

这一时期，准妈妈子宫增大，大小如鹅蛋，小腹部尚看不出有什么变化，但准妈妈已经感到身体不适。一些准妈妈出现了早孕反应。同时，准妈妈还会白带增多、乳房增大、乳房胀痛、乳头变得异常敏感。由于骨盆充血压迫到膀胱引起便秘、腹泻、多尿等现象，也会常感到下腹发胀。

❶ 这时候的胚胎长约3厘米，形状像葡萄。

❷ 胚胎中会有一个与身体不成比例的大头。

❸ 手指和脚趾之间隐约有少量蹼状物。

胎宝宝发育状况

怀孕第8周的时候，胚胎快速地成长。到第8周末，“胎宝宝”将长到3厘米左右、体重约有4克；胎盘和脐带形成；皮肤像纸一样薄，血管清晰可见；用肉眼就能分辨出头、身体和手足。胚胎的器官已经开始具备了明显的特征。

准爸爸的职责

妻子怀孕已毋庸置疑，身体的变化也会使准妈妈心情跌宕起伏，因此准爸爸要给准妈妈以安慰和关怀，让她的心情舒畅起来。在准妈妈因孕吐而吃不下东西时，准爸爸要注意准备一些准妈妈喜欢的、能吃的饭菜，以保证营养的供给。

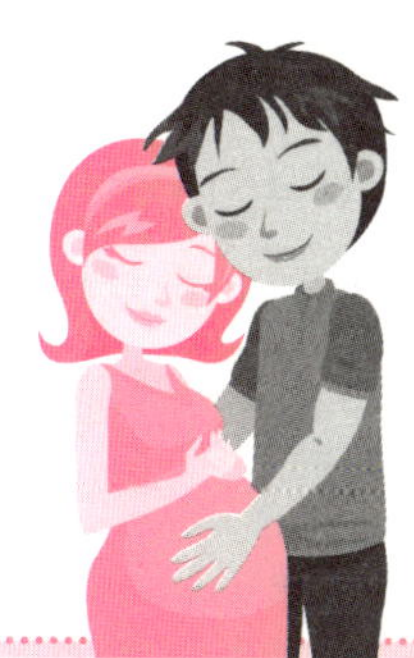

妊娠第3个月

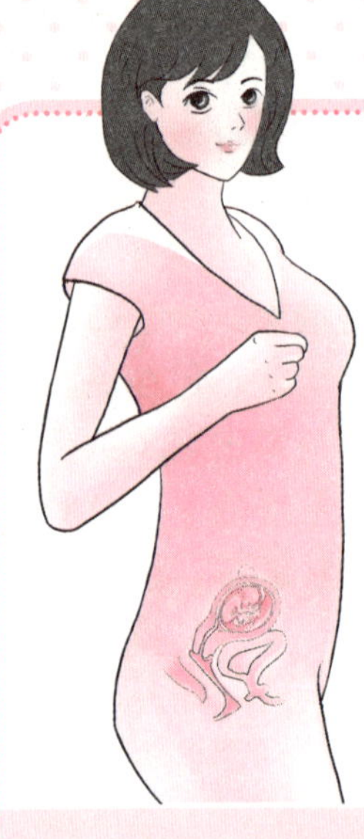

❶ 子宫增大并且上升到腰部。

❷ 有的准妈妈脖子和脸上开始出现黄褐斑。

准妈妈生理变化

这个月准妈妈的小腹开始有压迫感，腰部也会感到酸痛。此外，分泌物增加，容易便秘或腹泻。乳房更加胀大，乳晕和乳头颜色更深。

本孕月前半个月是准妈妈孕吐最严重的阶段，但从本月中后期开始，早孕反应就会大大缓和，食欲增加，下降的体重也开始慢慢回升。

❶ 胎宝宝的身体增大了将近两倍。

❷ 手指和脚趾完全分开。

❸ 胎宝宝身体各处的毛囊开始生成。

胎宝宝发育状况

此时胎宝宝的体重约20克，体长6～7厘米。胎宝宝看起来初具人形了，背部稍微弯曲，颈项正在形成，尾巴已经彻底消失，四肢变长并生长迅速，双脚开始摆脱蹼状的外表。头还是明显的大，重要的是已长出鼻子、嘴唇、牙龈和声带等，骨骼开始逐渐变硬（骨化）。所有的器官、肌肉、神经开始工作，脑细胞发育大致完成。

准爸爸的职责

怀孕第3个月，准妈妈会因为妊娠反应而紧张、担忧，也会变得很敏感，这时，准爸爸更应关心、爱护准妈妈，要帮助准妈妈认识到自己的心理变化，积极地开导她，并用亲昵爱抚的动作来表达理解和关爱。

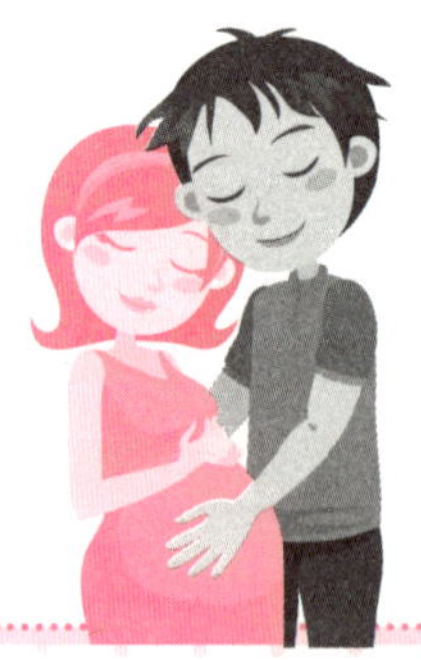

妊娠第4个月

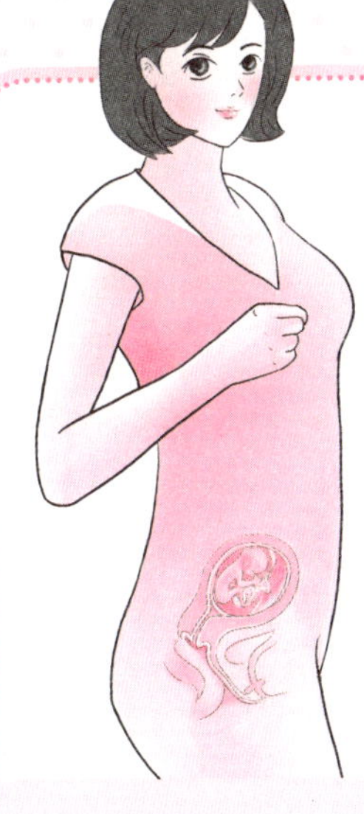

❶ 乳房膨胀，腹部明显变大。

❷ 脚和足踝轻微水肿、腿部出现静脉曲张。

准妈妈生理变化

怀孕第4个月时，准妈妈的子宫变大，腹部微微突起但还不是很明显。乳房明显增大，乳头及乳晕深褐色，有的人乳头里可挤出一种淡黄色的黏液。流产的可能性明显减小，但白带、腹部沉重感及尿频现象依然持续存在，夜尿量多于日尿量。孕斑也开始变得较为明显，平时外出要避免日光直接照射面部。

❶ 胎宝宝现在身长约12厘米，体重约80克。

❷ 胎宝宝头部大概有鸡蛋大小，整个身体几乎为头、上身、下肢3等份。

❸ 开始长出皮下脂肪。

胎宝宝发育状况

妊娠4个月时，胎宝宝皮肤颜色进一步变红，脸上长出叫做毳毛的细毛。心脏的搏动也更加有力了。胎盘也形成了，与母体的联结更加紧密，羊水的量也从这个时期开始急速增加。胎宝宝脑中的大脑边缘系统开始形成。

准爸爸的职责

有的准爸爸脾气暴躁，动辄对准妈妈大喊大叫，这会造成准妈妈的心理阴影，甚至影响胎儿！为了避免这点，准爸爸要注意自己的一言一行，承担更多的责任，与准妈妈共同分担即将迎来新生命的身、心压力。多体贴、关心准妈妈，让准妈妈在你的细心呵护、关怀下平安孕育。

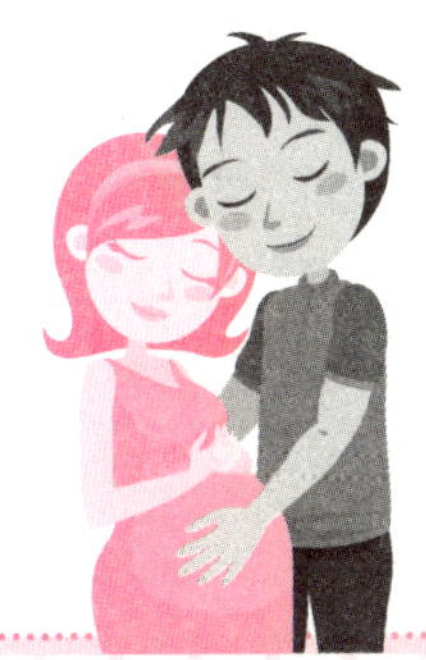

妊娠第5个月

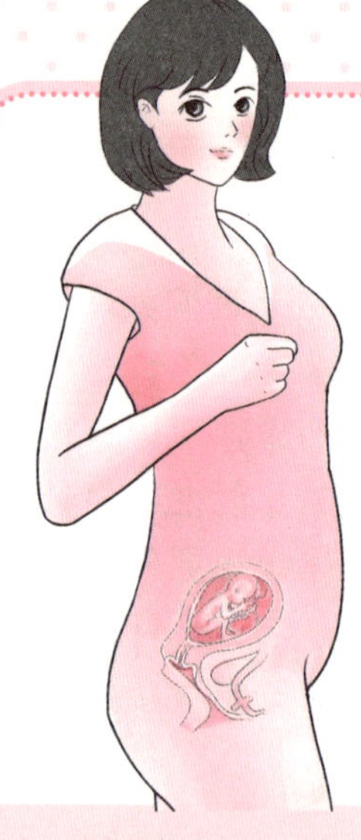

❶ 子宫从现在开始增长会比较平稳，宫底每周大约升高1厘米。

❷ 腹部隆起明显，肚脐向外突起。

准妈妈生理变化

这时整个子宫大约像幼儿的头颅那么大，子宫底的高度与肚脐平齐。子宫的增大使准妈妈下腹部明显隆起，乳头更挺起，臀部突出，整个身体变得丰满，体重增加。因增大的子宫挤压，准妈妈有时感到饭后胃里的东西不易消化，有心慌、气短或便秘等现象。

❶ 从皮脂腺里分泌出白色的胎脂。

❷ 感觉器官快速发育，全身神经系统、肌肉也得到发育。

胎宝宝发育状况

怀孕5个月时，胎宝宝身长20～25厘米，体重约有320克。随着骨骼和肌肉的发育，胳膊、腿的活动活跃起来，手指可以单独地做动作，会吸吮手指。心脏的搏动也强劲起来，可明显听到胎心。大脑的基本构造已经形成。神经系统逐渐发达，延髓部分的呼吸中枢开始发挥作用，内耳区负责传递声音的“蜗牛壳”也完成了。

准爸爸的职责

准爸爸要挤出时间多陪陪妻子，帮助妻子做家务，减轻妻子体力劳动，避免她操劳过度或激烈运动，要让她有充分的睡眠和休息。同时还要妥善安排准妈妈的饮食，以保证营养物质的摄人。

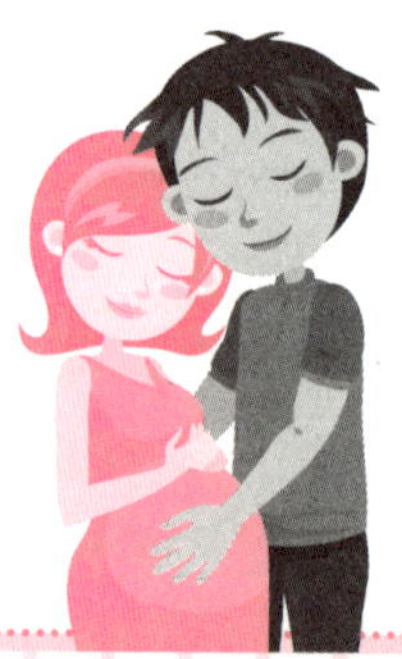

妊娠第6个月

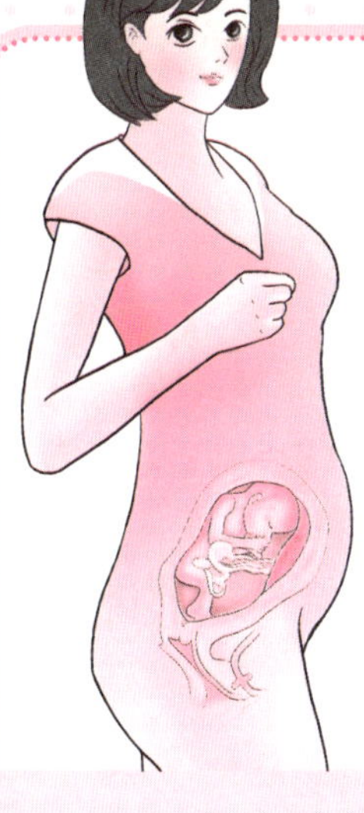

❶ 子宫已超过肚脐，达到肚脐上5厘米的地方。腹部和乳房的皮肤拉伸，有发痒的感觉。

❷ 孕妇的体重明显增加，腹部已经大得引人注目，乳房也明显增大，接近典型孕妇的体形。

准妈妈生理变化

怀孕第6个月，准妈妈的子宫明显增大，子宫底的高度约在耻骨联合上方18～20厘米处。体重开始急剧增加，整个身体变得丰满。膨大的腹部会破坏身体的平衡，使脊椎骨向后仰，身体重心前移，行动开始不如以前灵活，使准妈妈容易感到疲劳，同时还伴有腰痛的症状。

❶ 胎宝宝在此时身体的比例开始匀称。

❷ 胎宝宝的皮肤薄而且有很多的小皱纹，浑身覆盖了细小的绒毛。

胎宝宝发育状况

胎宝宝身长已至34厘米左右，体重也已达660克上下，身体看上去已有匀称感了，但皮下脂肪还很少，皮下脂肪开始沉积。五官已发育成熟，头发变浓，牙基开始萌发。骨骼、肌肉、神经逐渐发达，显得比较结实，四肢能自由活动。胎宝宝对声音十分敏感，如对母体血管搏动、心脏节律和肠蠕动及外界的各种响动都可做出反应。

准爸爸的职责

由于怀孕会使准妈妈变“丑”，许多女性在这时会变得非常敏感，准爸爸应该学会赞美准妈妈，告诉她你非常喜欢她现在的样子，或者帮妻子挑选几件专门为准妈妈设计的衣服，让妻子成为美丽的孕妇，让她体会到你对她的爱，使她的心情开朗起来。

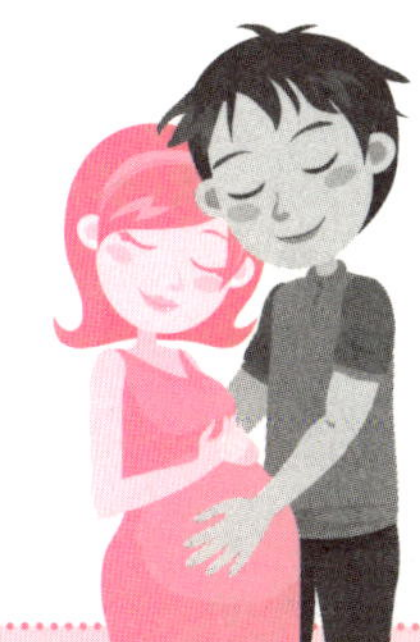

妊娠第7个月

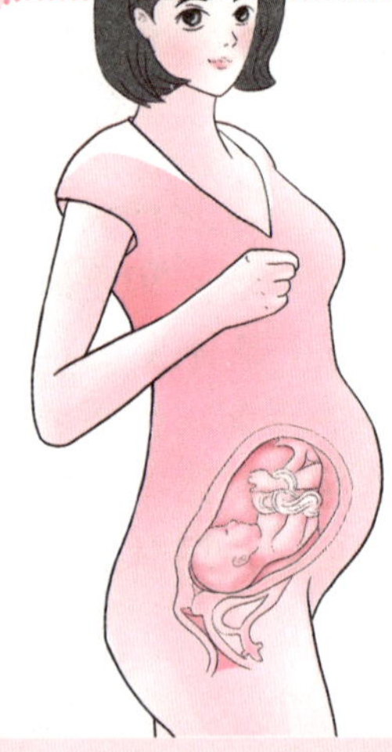

1 子宫顶部大概超过肚脐7.6厘米或更多，体重约增加了8～11千克。

2 胳膊和腿出现水肿。

准妈妈生理变化

准妈妈的子宫持续变大，腰部负担增加，容易腰酸，出现气短、呼吸急促的症状。乳头增大变黑、易勃起，乳晕变黑，乳晕上的皮脂腺肥大，形成散在的结节状隆起。皮肤变得干燥、紧绷或油光满面，出现难看的小斑点；腹部和乳房处、大腿内侧、腋下等部位的妊娠纹更加明显。

1 胎宝宝渐渐长出睫毛，头发越来越长。

2 皮下脂肪增多，皮肤皱纹消失。

胎宝宝发育状况

胎宝宝体重已达1千克左右，头和躯干的比例已接近新生儿，脸部轮廓已能分清，眼睑的分界清楚地出现，眼睛能睁开了。已经具有感觉味道的能力。皮肤的感觉逐渐发达，大脑的皱褶越来越多，胎宝宝有时会吮吸指头，原始的感情开始萌芽。身体的各种机能慢慢地受到脑部命令的控制。

准爸爸的职责

此时，准妈妈已开始步入围产期。作为准爸爸，首先得陪着准妈妈定期去医院做产前检查；在一切都正常的情况下，逐步开始为准妈妈将来的分娩做准备。经常关注准妈妈，如果准妈妈出现水肿或者疼痛，要帮忙按摩。如果准妈妈出现出血、腹痛、腰痛等症状，要立刻联络医生进行诊治。

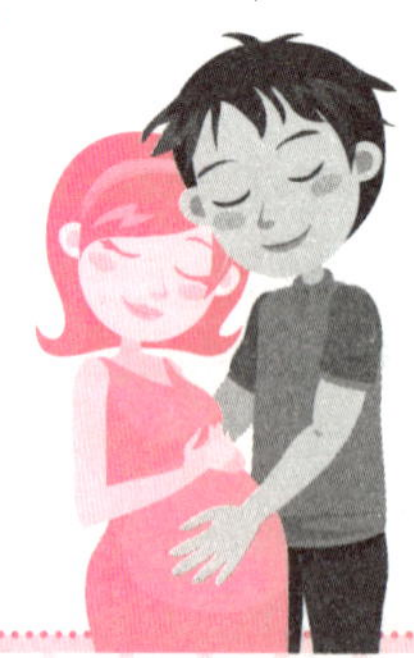

妊娠第8个月

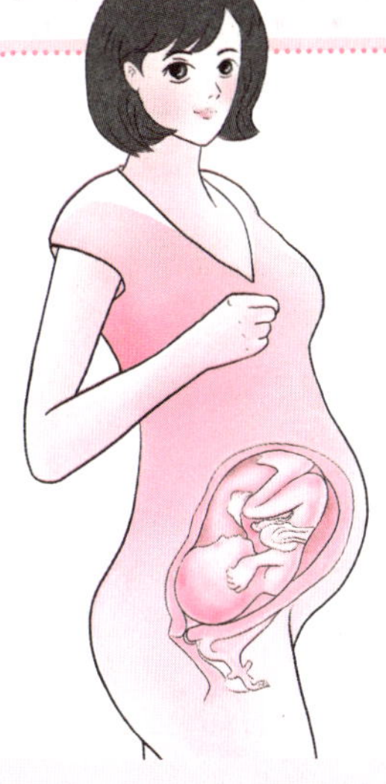

1 子宫已经超过肚脐大约12.5厘米。

2 胸部疼痛和呼吸急促症状加重。

准妈妈生理变化

子宫体积继续迅速增大，子宫底的高度已达肚脐和剑突之间，准妈妈的腹部更加突出，重心后移，身体稍微前倾都会感到异常困难。增大的子宫向上挤压肺部和心脏，造成明显的呼吸困难、胸闷气短。子宫还会压迫肠、胃及膀胱，造成准妈妈胃口不好、尿频。

1 胎儿重量达到了1500克。

2 胎儿的骨架已完全形成。

3 肺部和消化器官完全形成。

胎宝宝发育状况

胎宝宝的体重已达1500克左右，身长40～44厘米。到了这个时期，胎宝宝位置也固定了，由于头重，一般自然头部朝下。肌肉和神经的发育明显，运动也很活泼。胎宝宝的感觉器官已经发育成熟，能够自行调节体温和呼吸。听觉更加敏锐，视觉也开始形成，借准妈妈的大脑可以感受到白天与黑夜的不同。

准爸爸的职责

准爸爸要对准妈妈宽容些。在某些问题上意见不一致时，注意控制情绪，切忌让准妈妈激动。同时，还要多抽时间陪准妈妈做胎教，准爸爸的参与和鼓励就会增强准妈妈胎教的信心，让准妈妈更积极地进行胎教。

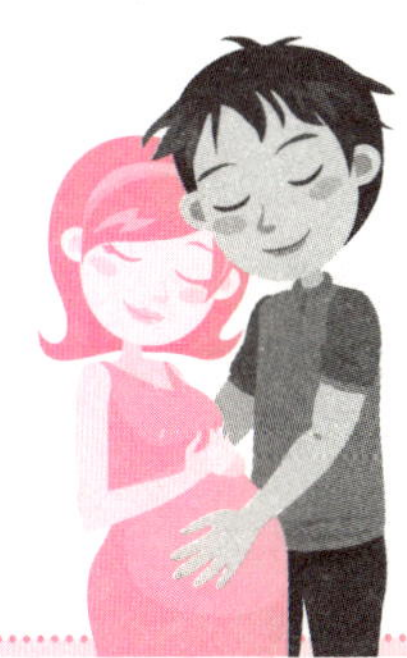

妊娠第9个月

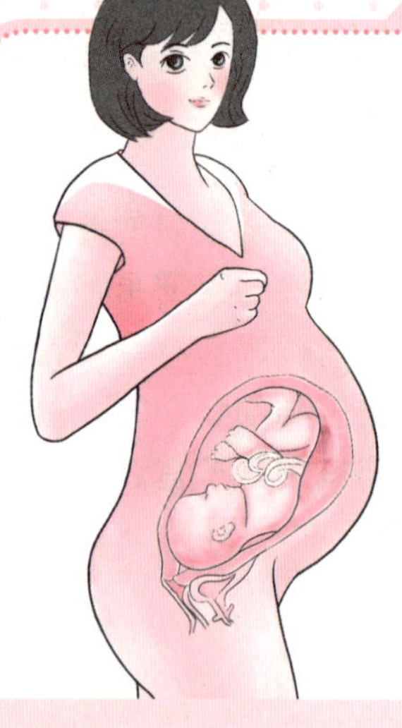

❶ 体重渐渐停止增长或增长变缓。

❷ 腹部有下沉的感觉，下腹部和大腿感到疼痛。

准妈妈生理变化

进入孕9月，准妈妈的腹部高高隆起，子宫已增长到胸骨的剑突和肚脐之间。这时，肺部和心脏可能会受到压迫，导致心跳加速，心慌、气短，呼吸急促等现象。胎头开始逐渐下降入盆腔。这一时期，准妈妈极易发生下肢及外阴静脉曲张。

胎宝宝发育状况

胎宝宝体重约2500克，身长可达48厘米。全身皮下脂肪生长，皱纹也少了，皮肤有光泽。长满全身的细毛开始逐渐脱落。生殖器发育几乎已完备。肺和胃肠也都很发达。已具备呼吸能力，胎宝宝喝进羊水，能分泌少量的消化液。此时，胎宝宝的视觉、听觉、味觉、触觉和痛觉等感觉神经与脑干紧紧相连，与大脑皮质之间的关系也已经建立。

❶ 胎宝宝的头骨之间尚可相对的移动和交叠，这有利于其顺利通过产道。

❷ 胎宝宝的皮肤变得细腻柔嫩。

准爸爸的职责

在孕晚期，准爸爸要理解准妈妈此时的心理状态，解除准妈妈的思想压力。对准妈妈的烦躁不安和过分挑剔应加以宽容、谅解。坦率陈述自己对孩子性别的态度，表明生男生女都是一样喜爱的态度。

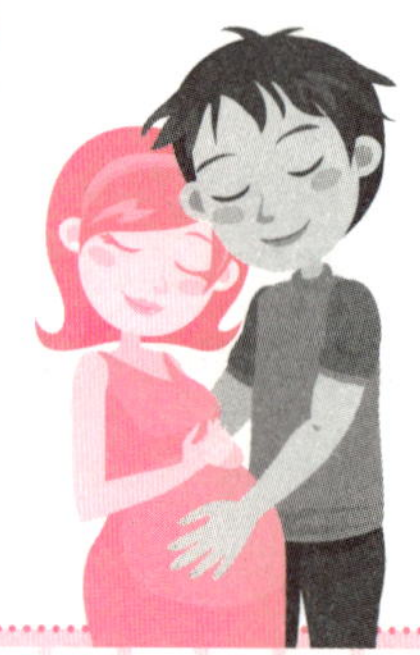

妊娠第10个月

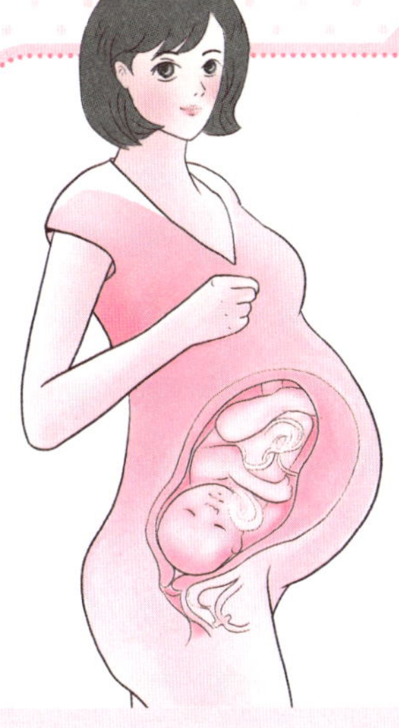

❶ 骨盆的各个关节在不断松弛。

❷ 子宫及阴道逐渐软化，阴道纤维也会变长，弹性在逐渐增加。

准妈妈生理变化

进入怀孕第10个月，准妈妈会感觉身体更加沉重，行动越发笨拙费力。子宫底的位置有所回落，胃和心脏所受的压迫减小，食欲会有所增加；膀胱和直肠的压迫感却大为增强，尿频、便秘更加严重，下肢也有难以行动的感觉。阴道分泌物增加，子宫收缩频繁，开始出现生产征兆。

❶ 胎宝宝的头部已进入了母体的骨盆之中，身体的位置稍有下移。

❷ 胎宝宝的生命靠着低级动物反射性控制方式来维持和推动。

胎宝宝发育状况

胎宝宝已变成一个重3000余克、身长50余厘米的胖“小人儿”了。皮下脂肪继续增厚，体形圆润。骨骼结实，头盖骨变硬，内脏、肌肉、神经非常发达，以心脏、肝脏为首的循环、呼吸、消化、泌尿等器官已全部形成，做好了出生后立即呼吸、调节体温与吸吮的准备。

准爸爸的职责

漫长的十月怀胎就要结束了，为了给幸福的孕期画上一个完美的句号，准爸爸一定要随时待命，时刻陪伴在准妈妈的身边。如果做不到，也要保证准妈妈随时都可以找到你。另外，妊娠后期，轻微的刺激也会引起准妈妈疼痛并可能导致早产，最好在预定分娩的4～6周前开始注意避免性生活。

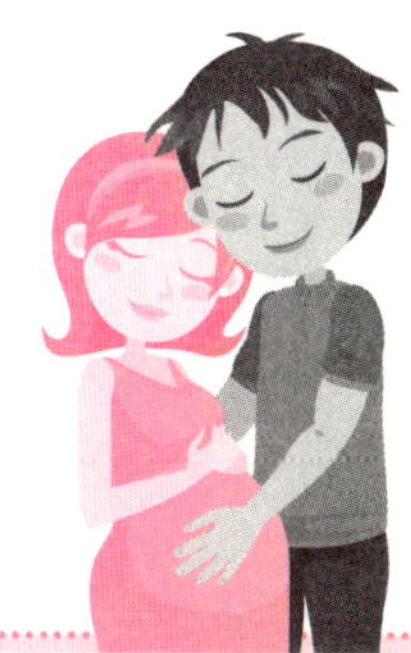

孕前精心准备，预约一个可爱宝宝

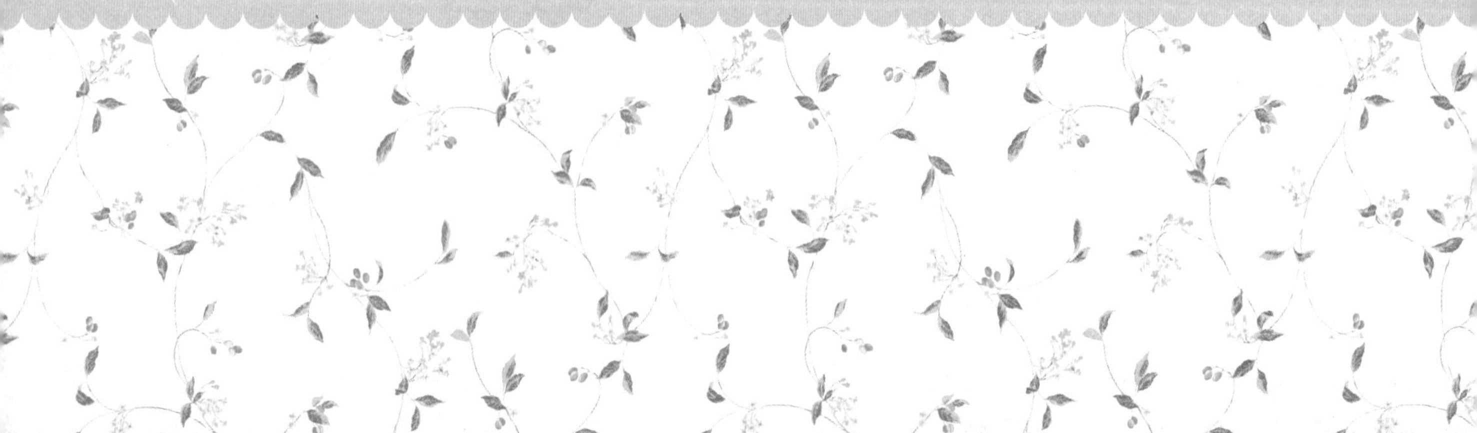

找到心仪的爱人是一种幸福，与心仪的爱人结婚组建一个温馨的小家，无疑更是一种幸福。如何让这种幸福感更加浓郁更加持久呢？这就需要年轻的夫妇共同努力，创造一个新生命，让他成为你们爱情的见证、幸福的延续。

然而，孕育生命是一个神圣而漫长的过程，只有夫妻俩在怀孕前就做好精心的准备，在身心状态都处于最佳状态时，选择一个最佳的怀孕时机，才有可能成功预约一个健康、可爱的宝宝。

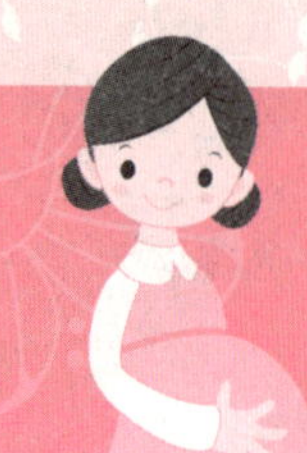

孕前必做健康检查与遗传咨询

婚后不要马上怀孕哦

现在，越来越多的青年男女选择晚婚，而一些大龄青年迫于家庭的压力不得不结婚，甚至“闪婚”，而婚后不采取避孕措施，很快就怀孕了。其实这样做弊大于利。

首先，两人结婚后，家庭琐事就多起来，生活不再像恋爱期间丰富多彩，充满诗情画意，夫妻俩之间也需要一个相互磨合的过程。如果婚后不马上要小孩，可以使新婚夫妇有更多的时间增进了解，加深感情，使家庭更和谐、更融洽、更春意盎然。这时再怀孕，对宝宝的发育和生长无疑会更有利。

其次，许多新婚夫妇结婚时买了许多家具、电器、衣服等，经济上大都不宽裕，如果没有小孩，日常生活开销还好安排。夫妇俩可以先共同努力，合理安排收支，有所积蓄，为日后怀孕和生养宝宝打下坚实的经济基础。

如果婚后马上要小孩，沉重的家庭负担会使小夫妻身心劳累，影响工作和事业。因此不建议新婚夫妻马上要小孩，可以利用这段时间进一步融洽情感，磨合生活，努力学习，夫妻比翼，在工作和生活上都更加和顺、幸福，这对实现自身价值及改善家庭经济状况都有帮助。

结婚后面临夫妻感情生活的继续磨合，与双方家长亲属的进一步融洽相处，经济的积累和共同孕育、抚养一个宝宝的心理准备。因此还是慎重为好。

优生建议

如果你们风华正茂，千万不要一结婚就怀孕，最好在制订一个合适的家庭计划，之后再做打算。

在最佳年龄怀上最棒的宝宝

对于婚后盼望着“早生贵子”的年轻夫妇来说，选择一个合适的年龄孕育新生命是一种生育智慧。为了生一个健康聪明的宝宝，究竟在哪个年龄段怀孕最好呢？

理想的怀孕年龄

优生学家认为，女性最佳的受孕年龄是24～29岁。因为这个年龄段的女性，身体已经发育成熟，体质最为健壮，精力最旺盛，卵巢功能最活跃，卵子质量最高，这时受孕做母亲，会获得最佳胚胎。而且，这个年龄段怀孕妊娠并发症少，胎宝宝发育好，早产、畸形胎、痴呆儿的发生率最低，分娩也会最顺利。

生殖学研究证明，男性在25～35岁，身体、心理和智慧都趋于完善，性欲也比较旺盛，此时产生的精子质量最高，拥有最强的生命力，此时受孕可以给下一代最好的基因，其中包括智力和体格。遗传优生学研究者们普遍认为，男女生育的优化年龄组合应是男性比女性大1～6岁。

过早生育影响身体健康

女性生育过早不仅对身心健康不利，影响学习、工作，还可能会有更危险的事发生。早孕会提高产妇死亡率。年龄在20～29岁的产妇死亡率为0.45%，而年龄在20岁以下的产妇死亡率达0.86%。

另外，宫颈癌的发病率，早婚者比晚婚者要高出3～7倍，尤其是18岁以前生育者可高出20倍左右，20岁以下生第一胎的，宫颈癌的发病率比25岁以上生第一胎的高7倍。

高龄妊娠风险大

医学上把35岁以上的准妈妈定义为高龄准妈妈。高龄女性妊娠，会有一系列的问题，要承担一定风险，其中最突出的问题，是先天痴呆儿和某些先天畸形儿的发生率较高。

女性的生殖细胞一般在35岁以后开始逐渐老化，并且容易受到病毒感染、环境污染等的影响。育龄女性年龄越大，卵巢中的卵子越容易衰老，受到感染、放射线等有害因素影响的机会就越多，增加染色体突变的机会也越大，胎宝宝畸形的可能性也越大。而且，女性过了35岁再怀孕，流产的几率会大大增加。

孕前检查，一定要抽时间做

在这个充满压力、充满竞争，环境污染日益严重的社会，夫妻双方进行孕前健康检查，是保证宝宝聪明健康的必要条件之一。通过孕前医学检查和专家的优生指导，可以使年轻的夫妇孕前了解自身的健康状况，排除妊娠高危因素，并对影响优生优育的因素进行干预，为优生优育提供完备的条件，减少流产、畸胎及妊娠并发症的发生，从而实现优生。

一般来说，孕前检查的最佳时间是在准备怀孕前的3～5个月进行。

检查时医生会问的一些问题

孕前检查的主要内容包括对男女双方疾病史的了解和进行系统的体格检查。欲孕青年男女，应该本着科学和坦诚的态度，认真回答医生提出的每一个问题，并积极虚心地请教。

- 年龄、职业、孕次、产次；
- 月经情况、末次月经日期；
- 结婚日期、配偶的健康情况、是否近亲结婚；
- 双方直系亲属中有无患遗传病、高血压或糖尿病的人；
- 是否生过畸胎；
- 有没有过药物过敏史；
- 有没有过难产史或流产史；
- 是否患过病毒性流感或出过风疹，曾经服用了什么药物；
- 是否接触过有毒有害气体；
- 有没有阴道出血、头昏、心悸、下肢水肿等情况；
- 是否曾经患过传染病、心脏病、高血压、肝病、肾病等。

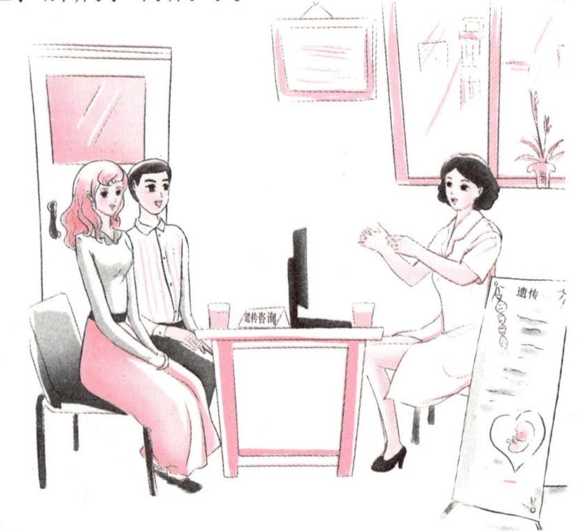

卵子质量检查，看看你需要做吗

卵子的品质由女性的青春指数来保障。卵子变异，年龄固然是问题，周边环境更是关键因素。发展较快的城市污染更多，汽车尾气、工业排放、电脑辐射、化学物质皆是致命的刺激。职业女性身处其中，难免受到影响，体质总体水平下降，卵子发生染色体变异的机会增多。卵子质量是优还是劣，对优生十分重要。提前对自己的卵子质量进行一个全方位的了解，非常有必要。特别是以下5种女人，在孕前一定要对卵子进行检查。

吸烟、喝酒、失眠、饮食无规律者

香烟的毒性可以直接作用于卵子，使女性提早进入绝经期，长期吸烟更会伤害身体的整个激素系统，影响卵巢的功能。

喝酒、失眠、饮食无规律会给女性生殖健康带来严重的负面影响，导致卵子质量和受孕能力双双下降。

年龄超过35岁者

对于男性来说，精子每30天就会更新一次，而女性，从一出生开始，卵子就与女性随身相伴，生活方式、环境、年龄都会影响卵子的质量。

从女性的生理规律来说，生育能力在25岁左右最强，30岁以后会缓慢下降，35岁以后则迅速下降。

有经期性生活者

经期性生活可刺激机体产生抗精子抗体，引发盆腔感染、子宫内膜异位等，降低卵子的活力。

有人工流产史者

人工流产后，妊娠突然中断，体内激素骤然下降，从而影响卵子的内生存环境，影响卵子的质量和活力。

有性传播疾病者

性传播疾病患者大多伴有盆腔炎，盆腔炎症破坏女性输卵管功能，使卵子活力人为降低。

遗传病，准备怀孕就要警惕

遗传病是一种多发病、常见病。我国现有数千万名患有各种先天性疾病、智力低下遗传病的患者，其中不少类型病情严重，可以造成终生残疾，给患者带来永久性痛苦，给家庭和社会带来沉重的精神和经济负担。

遗传病易造成出生缺陷

由基因以及外部环境的相互作用引起的疾病，如唇裂、腭裂、脊柱裂等，其子女患病的概率很高。还有一些遗传病仅由夫妻一方的两个缺陷基因即可构成，这就是显性遗传病，如镰状细胞贫血，是一种直接危及生命的血液病，其子女发病的可能性为25%。

另外，遗传病也可能由影响胎宝宝的染色体的数目、结构或排列异常引起。在胎宝宝出生时就有的先天性畸形中，25%是由于染色体畸变造成的。同时，染色体异常又是自然流产最常见的原因，早期流产中，染色体异常者占50%～60%。

遗传病是造成出生缺陷的罪魁祸首，应引起育龄夫妇的重视。

近亲结婚会增加遗传病发病率

据世界卫生组织研究统计后发现，每个人都有5或6种隐性遗传的致病基因。在随机婚配时，由于夫妻两人毫无血亲关系，所以相同的基因甚少，他们所携带的隐性致病基因也不同，他们生育的子女就不容易成为隐性致病基因的患者。而近亲结婚时，由于夫妻双方携带相同的隐性致病基因可能性很大，就容易使后代遗传病的发病率升高。

兔唇与遗传密切相关

兔唇是一种先天性缺陷，医学上称为唇裂。这种缺陷不仅影响容貌，还影响发育、吞咽以及吮奶等。兔唇是一种多基因遗传病，与内外环境因素有密切关系。根据调查，人群中唇裂的发病率是0.17%，父母一方是唇裂的，其子女的发病率比父母无唇裂的要高很多。另有报道，凡生过一个兔唇子女的女性，下次妊娠再生兔唇儿的概率为4%；若已生过2个兔唇子女，再下一次妊娠生兔唇儿的概率高1倍；近亲结婚的子女中发病率更高，说明兔唇和遗传有密切关系。

找专家做一次遗传咨询吧

现在，一对夫妻一般只生育一个孩子，这个孩子对整个家庭十分重要。谁都希望自己的孩子健康快乐，如果孩子生下来就有一些遗传性疾病，不仅孩子会一生痛苦，孩子的爸爸妈妈及其他亲属也将痛苦不堪。

因此，当直系亲属中有人患某种疾病时，你应当向医学专家咨询，以便知道这种疾病是否属遗传性疾病，对你会有什么影响，是否可以怀孕，这种疾病对你的子女会有什么样的影响等。

有些人认为自己身体健康，又没有遗传病家族史，去不去咨询无关紧要，这种想法是不对的。目前由于生存环境的污染，新的遗传病在不断产生，遗传病的种类和数量每年以新增病400多种的惊人速度在增长，因此，建议每对准备怀孕的年轻人都应该去正规医院接受遗传咨询。

遗传咨询的目的就是确定夫妻两人是否遗传病基因携带者，并对其生育患病后代的概率进行预测，商谈应采取的预防措施，减少遗传病患儿的出生，降低遗传病的发病率，提高人群遗传素质和人口质量，取得优生效果。

一定要开诚布公地与专家交流，这是准父母对未来的宝宝送出的第一份最负责任的爱。

优生建议

如果已有了怀孕打算，应到妇产科医院进行孕前咨询。特别是以下人群：以前因不想要孩子而做过人工流产者；患有慢性病而长期服药者；长期接触有毒物质者；曾原因不明生过死胎、畸形儿、弱智孩子者；有遗传病或家族有不良病史者等。这几类人尤其要听取医生的建议。

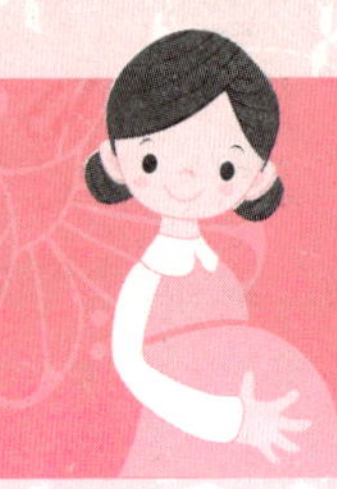

孕前生活细节很重要

避免住进新装修的房子

买新房、装修、怀孕、生子，听起来是非常完美的流程，其实并不妥当。因为新装修的房间中的一些装饰材料、新家具或多或少存在着对人体有害的有机溶剂、黏合剂等，其中最主要的污染源是甲醛、苯、氨和放射性物质（如氡等）。这些污染源对处于备孕期的年轻夫妇和即将到来的胎宝宝来说，无疑是一种潜在的威胁。

家庭精装修对优生的危害

家庭装修带来的污染对优生是一个很大的威胁。家庭装修有害物来源主要是装修材料和家具，致害物质主要有两大类：一类是由涂料、家具释放出来的甲醛、苯、氨气、氡气所致的化学污染；一类是由装修材料中的石材、陶瓷与其他土壤制品的放射、电磁辐射等造成的物理污染。

装修所带来的有害物质对人体健康的损害是看不见、摸不着的，轻者可以引起呼吸道、消化道、神经系统、视力的慢性损害及高血压等疾病；可引起女性的月经紊乱、不孕症；可导致已孕女性妊娠综合征；装修污染可致胎宝宝不能正常发育、新生儿体质降低等，严重者可以导致癌症，如肺癌、白血病等。医学研究证明，室内装修所致的污染已成为诱发白血病的主要原因。

优生建议

即将怀孕的女性朋友，千万不要住在刚刚装修好的房间里，更不能住进用劣质材料装修的房子。最好等新装修的房子通风放置3~6个月后再入住。

长期处于噪声环境影响怀孕

优生需要良好的环境，如果环境发生污染，优生就成为空谈。过去人们对噪声污染重视不够，其实，大量的医学研究表明，噪声也是一种污染，对优生也有一定的影响。

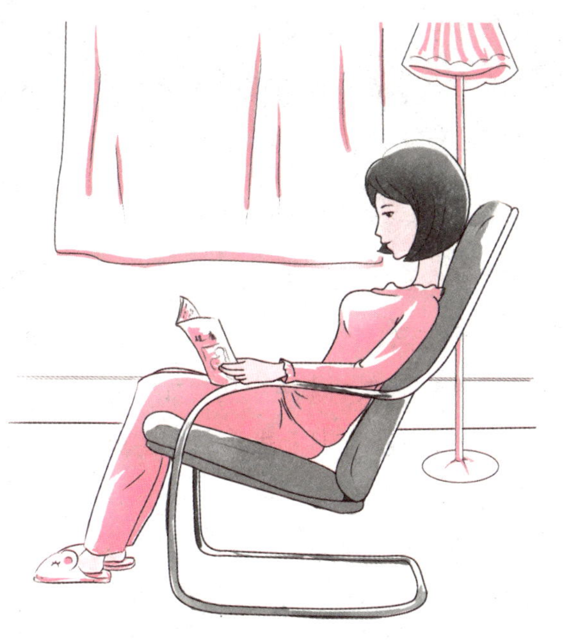

噪声污染的危害

研究表明，噪声能刺激母体丘脑下部-垂体前叶-卵巢轴系统，使母体内激素发生逆向改变，从而影响受精卵的正常发育。另有专家研究认为，噪声不仅可以间接干扰胎宝宝发育，而且能直接作用于胎宝宝的遗传基因，引起突变致畸。

如果孕前女性每天在高分贝的噪声环境中待2～4小时，便会出现以下不良反应：精神烦闷紧张，呼吸和心率增快，心肺负担加重；神经系统功能紊乱，头痛、失眠随之而生；内分泌系统功能降低，尤其是雌激素和甲状腺素分泌不足；消化功能受损，难以获得足够的营养；免疫机能下降，易患病毒或细菌感染性疾病。而这些都是导致胎宝宝发育不良，新生儿体重不足，智力低下，或躯体、器官畸形的重要原因。

优生建议

为了防止噪声对生育的影响，孕前女性在生活和工作中，应尽可能减少接触噪声的机会。有条件的可临时调换居住地点；暂时调换工种，脱离噪声环境；减少去闹市区的次数；不去歌舞厅等喧闹嘈杂的娱乐场所；把家中的电视机、录音机音量调小；将床远离电冰箱等。

准备怀孕，暂时告别心爱的宠物

宠物是我们的亲密伴侣，但它们身上、体内隐藏着难以发现的扁虱弓形虫等寄生虫或病菌。计划怀孕的女性，应当远离宠物，以免感染动物身上的寄生虫和病菌，影响怀孕后胎宝宝的发育。

弓形虫对优生的影响

弓形虫又称刚地弓形虫、弓形体，是可以引发人畜共患的寄生虫病。如果女性怀孕之前3个月感染了弓形虫，胎宝宝就存在感染弓形虫的危险。

弓形体病可直接影响胎宝宝的发育。感染时妊娠时间越短，胎宝宝受损越严重。若处于怀孕的最初3个月，可导致胚胎死亡，引起流产；幸存者到孕中晚期可引起早产、死胎及胎宝宝畸形，还有其他如脊柱裂、小头畸形、脑积水、小眼、兔唇、智力发育迟缓、肝脾肿大、无耳廓、无肛门、性器官畸形等一系列严重后果。

由此可见，饲养宠物对于优生的危害性是极大的。如准备怀孕，还是暂时告别心爱的宠物，以利优生。

优生建议

如果近期打算要小孩，最好先不养宠物。如果女性怀孕前一直在接触宠物，则需在怀孕前去医院做弓形虫病毒检查。特别是此前有过不良孕产史、免疫功能低下者更应该做此检查。如果检验显示准妈妈从未感染过弓形虫，则表明体内还没有免疫力，那么，准妈妈最好从孕前开始远离宠物。

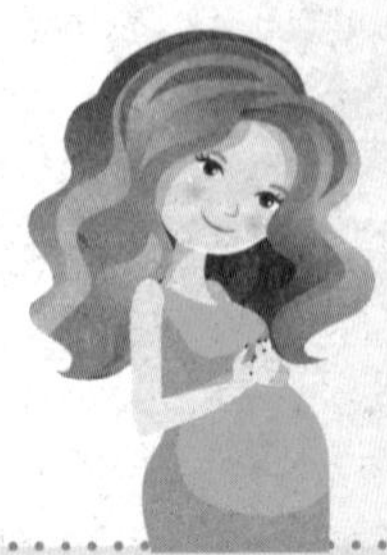

特别提示 TIPS

饲养宠物的女性在怀孕前，要做一项叫做TORCH的化验。如果TORCH检验显示已经感染过弓形虫，可以不用担心，因为她体内已经产生了抗体。如果显示从未感染过，则表明没有免疫力，就要在整个怀孕期间，注意不要接触宠物。

迎"好孕"，要将体重调整到最佳状态

体重不仅是健康与否的表现，更有可能影响到成功受孕。

女性过胖或过瘦，内分泌功能都会受到影响，不仅不利于受孕，孕后女性易并发妊娠高血压综合征、妊娠糖尿病，还会增加宝宝出生后第一年中患呼吸道疾病或腹泻的概率。因此，在准备怀孕前，无论过胖或过瘦，女性都应该积极调整体重，争取让体重处于正常状态。

★标准体重的计算方法★

体重是否标准可以用BMI值衡量。BMI值是一种测量身体的体脂肪率的计算公式，公式是以身高和体重为计算基础的。体重与BMI值的关系见P44"优生建议"。

BMI值（孕前体重）=体重（千克）÷身高（米）的平方

过胖对优生的影响

女性皮下脂肪较丰满，且相对集中于乳房、臀部和腹部。但孕前女性若皮下脂肪积累过多，不仅无美感，而且会引发多种疾病，尤其是育龄女性，更应重视肥胖对生育的影响。

现代医学研究表明，肥胖可引起女性闭经、月经不调和不孕等。据统计，以往月经正常而肥胖后发生月经异常的女性中，继发性闭经、月经稀少或过多等症者约占半数，不孕症发生率为18%左右，较体重正常的同龄女子高。肥胖女性不仅不易受孕，且怀孕后的产科合并症也较多。过度肥胖引起的妊娠高血压综合征、巨大儿、胎盘早期剥离、难产及胎死宫内的发病率都远远高于正常体重的女性。

肥胖还会导致会阴部多汗、外阴炎、湿疹及大腿根部摩擦性皮炎。上述疾病因瘙痒等症状，不仅给女性带来诸多难言之苦，而且还会引起性欲减退、性冷淡等，以致影响性生活，减少受孕机会。

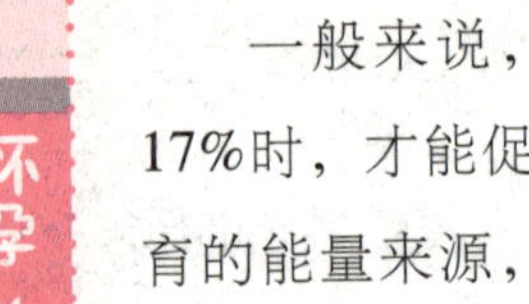

过瘦对优生的影响

一般来说，女性体内脂肪至少要达到17%时，才能促使性成熟。脂肪也是女性生育的能量来源，怀胎和至少3个月的哺乳，主要靠体内脂肪来提供能量。女性体内脂肪超过23%时才能妊娠成功，保证宝宝健康发育成长。

如果成年女性体内的脂肪过少，会造成排卵停止或症状明显的闭经。脂肪含量还可能影响雌激素水平，关系到雌激素是否呈现出活力。过瘦对成功妊娠是一大障碍。

优生建议

根据标准体重的计算公式算出，如果BMI值小于20，说明偏瘦，需补充营养。这样的女性要多摄取优质蛋白质和富含脂肪的食物，如瘦肉、蛋类、鱼类及大豆制品等。

如果BMI值在20和24.9之间，说明体重在正常范围内，只需注意均衡饮食即可。

如果BMI值为25～30，说明体重有些超重，需将体重调整到标准范围内；如果BMI大于等于30，说明体重过胖，应请营养医生帮助制订科学合理的食谱，注意控制热量的摄入，少进食油腻及甜味食品，争取将体重减到理想范围内。

迎“好孕”，要养成运动的好习惯

生命在于运动。运动可以促进血液循环、平衡血压、增进心肺功能，使人身心健康、充满活力。运动还是人体天然的镇静剂，可以帮助人平衡心绪，给人一个良好的心情。要想健康妊娠，养成良好的运动习惯更是必不可少。

如果女性在计划怀孕前的一段时间内，进行适宜而有规律的体育锻炼，不仅可以促进女性体内激素的合理调配，确保受孕时女性体内激素的平衡与精子的顺利着床，避免怀孕早期发生流产，而且还可以促进胎宝宝的发育和日后宝宝身体的灵活程度。运动可以加强女性髋部肌肉，使骨骼更加坚韧，帮助顺利分娩。

对于男性来说，在准备要孩子前进行适宜的体育锻炼，可以让自己精力充沛、代谢旺盛，促进雄激素的分泌，促进生精。加之附性腺的代谢机能得到提高，促使精子细胞成熟和活力增强，为受精卵的形成提供大量健康合格的精子。

为了宝宝，必须戒烟禁酒

抽烟酗酒都是不好的生活习惯，对于准备怀孕的小夫妻来说，烟酒都是阻碍优生的大敌。

吸烟对优生的影响

烟草中有20多种有毒物质，其中尼古丁的毒性最大。

女性嗜烟会引起月经失调，并减少受孕的可能。而准妈妈吸烟不仅影响自身的健康，而且直接影响胎宝宝的发育。

很多研究资料表明，烟草中的有害物质有抑制性激素分泌和杀伤精子的作用。一项针对120名吸烟一年以上男子的精液的检查，发现畸形精子比例与男性每天吸烟量有关。若每天吸烟超过30支，精子畸形率超过20%，吸烟时间越长，精子畸形率越高。吸烟主要导致染色体异常和男性性功能降低。

优生建议

吸烟的丈夫，至少要戒烟3个月以上，才可以准备要孩子。

饮酒对优生的影响

酒精对生殖细胞有不良作用，使受精卵质量下降，发育畸形，此时受孕，孩子出生后可引起“酒精中毒综合征”。酗酒的女性所生婴儿畸形危险性，比不饮酒女性高2倍。

酒精对前列腺有损伤作用，并可使精子结构发生变化。研究资料表明，长期嗜酒男性的精子中，不活动的精子可高达80%，发生病理形态改变的高达83%。这种精子如果和卵子相遇而形成受精卵，发育形成的胎宝宝有可能是不健康的。也就是说，酒精可通过性细胞以及受精卵产生不良作用，从而影响到受孕和胚胎发育。

优生建议

男性酗酒后与妻子同房怀孕，生育出低能儿、畸形儿的概率会增加。所以如果男性饮酒过多，则要80天后再考虑授孕，因为男子从精原细胞发育到成熟、具有受精能力的精子需80天左右。

为了宝宝，少吃含咖啡因的食品

咖啡因能影响女性生理状况，改变女性体内雌激素、孕激素的比例，从而间接抑制受精卵在子宫内的着床和发育。

对男性而言，咖啡因会直接杀伤精子，从而影响男子的生殖能力。受伤的精子一旦与卵子结合，可能会导致胎宝宝畸形，或先天不足。

含咖啡因的食品包括咖啡、可可、浓茶、巧克力和可乐型饮料等。

咖啡

经国外研究表明，咖啡因对男性和女性的生育都有一定的影响。有关专家指出，成人每天喝3杯咖啡，患心肌梗死的危险增加40%；而且长期喝咖啡，会使髋骨、脊椎的骨密度降低，从而导致骨质疏松。对准备怀孕的年轻男女来说，咖啡及含咖啡因的食品都是一类禁品。

浓茶

孕前不宜饮浓茶，尤其是红茶。浓的红茶，虽然与咖啡相比，茶叶中的咖啡因含量较低，但如果长期饮用浓茶，也会对怀孕造成一定的不良影响。另外，茶叶还含有鞣酸，它可与食物中的铁元素结合成为一种不能被机体吸收的复合物，影响铁的吸收。孕前女性若过多地饮用浓茶，可能引起缺铁性贫血，这对即将到来的妊娠非常不利。

巧克力

巧克力属于高热量食品，体积小，热量大，能够较快补充人体所需能量，但蛋白质含量相对不高，而脂肪含量较高，长期食用易导致身体肥胖。另外，巧克力中所含的咖啡因，对准备怀孕的年轻男女都是一大隐患。

可乐型饮料

据测定，一瓶340克的可乐型饮料中含咖啡因50～80毫克，如果一次饮用咖啡因含量达1克以上的饮料，就会导致中枢神经系统兴奋，打乱体内的激素平衡。

作息规律，养足精神助好“孕”

怀孕前的健康准备，很重要的一项就是调整作息时间。在日常生活中，若起居作息毫无规律，恣意妄行，身体的适应能力、抵抗能力就会出现问题。当夫妻双方机体处于极度疲劳或患病的情况时，免疫功能不良，会使精子和卵子的质量受到影响，同时也干扰子宫的内环境而不利于受精卵着床和生长。

因此，受孕前，年轻夫妇就要回归规律的生活方式，保证充足的睡眠，不熬夜，不过度疲劳，让自己愉快平稳地生活，养精蓄锐，为即将到来的好“孕”做好准备。

培养规律生活习惯的最好措施是合理地安排生活作息，做到每日定时睡眠、定时起床、定时用餐、定时工作学习、定时锻炼身体、定时排便、定期洗澡等。把生活安排得井井有条，使人生机勃勃，精神饱满地工作、学习。这对健康怀孕大有益处的。

↘ 每天最好在固定的时间入睡。每晚大约22时，最晚23时入睡，早上6时左右便会自然醒来。

↘ 采取正确的睡眠姿势。睡眠姿势不对，经常会引发一些疾病或增加某些疾病的发病率。所以，保持正确的睡眠姿势与方向，对身体健康有着不容忽视的作用。俗话说：“立如松，行如风，坐如钟，卧如弓”。这“卧如弓”说的是睡姿应为弓身的侧卧，且孕前以右侧卧为好。

↘ 每天坚持午睡。午睡有利于气血平衡，能补充体力、提高下午的工作效率。最好能平躺午睡，这样大脑才能得到放松。健康的午睡以30～40分钟为宜，超过1小时则可能会干扰晚上的睡眠。如果没有午睡的条件，那不妨起身走动走动，活动、休息也有助于休整、提神。

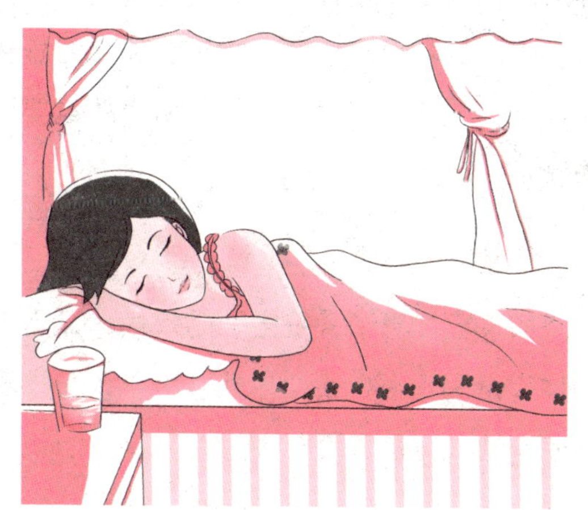

知道吗，这些习惯会伤肾哦

肾具有藏精、主生殖的机能。如果肾脏机能衰退，精气亏损、生殖功能低下，就会使构成胚胎的原始物质不足，难以成胎，或者是不能很好地育胎，就会直接影响到生殖和优生。下面这些生活习惯会伤肾，你不妨对照看一看，自己是否也有这些不良习惯。

不爱喝水

体内新陈代谢的废物主要是由肝脏和肾脏处理，肾脏最重要的是负责调节人体内水分和电解质的平衡，代谢生理活动所产生的废物，经尿排除，但在其发挥这些功能的时候，需要足够的水分来进行辅助。

优生建议

养成多喝水的习惯可以稀释尿液，让尿液快速、大量排出，不仅能预防结石，还有利于人体代谢废物及时排出，从而保护肾脏。

用饮料代替白开水

大部分人不爱白开水的平淡无味，相比之下，汽水、可乐等碳酸饮料或咖啡等饮品理所当然地成为了白开水的最佳替代品。但是，这些饮料中所含的咖啡因，往往会导致血压上升，而血压过高，就是伤肾的重要因素之一。

优生建议

尽量避免饮用饮料，多喝白开水，保持每天饮用8大杯水（约2000毫升），以促进体内毒素及时排出。

爱喝啤酒

如果已经患了肾脏方面的疾病，又无限制地大量喝啤酒，会使尿酸沉积导致肾小管阻塞，造成肾脏衰竭。

优生建议

如果通过验血发现肾脏有问题，恐怕肾功能此时已经受损不轻了。建议平时就定期进行尿检，因为验尿是了解肾脏最为简便快捷的方法。

食用蔬菜水果不当

多吃蔬菜水果有益健康，这是一般人的观念，不过对于有慢性肾功能障碍的人来说，蔬菜水果这些平常被认为有助于降血压的食物中含高钾成分，大量食用反而会造成肾功能的破坏。

优生建议

如果患有慢性肾功能障碍，就应该注意适量食用蔬果，不喝太浓的蔬果汁、火锅汤、菜汤，饮食以清淡为宜，避免对肾脏造成负担。

摄入过多蛋白质

美国食品协会曾建议，人每天每千克体重的蛋白质摄取量为0.8克，也就是说一个体重50千克的人，每天应摄入40克蛋白质，因此，每日不应食用过多肉、蛋等富含蛋白质的食物，避免对肾脏造成伤害。

优生建议

每餐肉类和豆制品的摄入量应控制在100克左右，如果有慢性肾炎的人，这个量应该再减少。

吃太多盐

盐是让肾负担加重的重要元凶。饮食中的盐分95%是由肾脏代谢掉的，摄入太多，肾脏的负担就加重，再加上盐中的钠会导致人体水分不易排出，进一步加重肾脏的负担，从而导致肾脏功能减退。

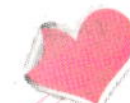

优生建议

每天摄盐量每人每天应该控制在6克以内，而其中有3克可以直接从日常食物中获得，因此，食物调味用盐应该保持在3~5克以内。值得注意的是，方便面中的盐分特别多，常吃的人最好减量食用。

盲目用中药壮阳

因为食用蛇胆或草鱼胆等奇特食物而引发急性肾衰竭的情况屡见不鲜，还有许多人盲目服用中药来壮阳。其实很多壮阳中药里都含有马兜铃酸等肾毒性的成分，不仅会给肾脏带来巨大的伤害，有的甚至会对全身造成危害。

优生建议

鱼胆或蛇胆虽然常常被宣称具有壮阳、可以清热解毒，但即使是中药用的鱼胆或蛇胆，都必须经过特殊炮制才能清除它的毒性，切勿盲目服食。

准备怀孕，紧身裤该收起来了

如果准备怀孕，孕前女性及其老公都不能穿紧身裤，否则有可能会导致不孕不育。

孕前女性不要穿紧身裤

女性穿紧身裤可使身材显得修长，更加婀娜多姿。但从生理卫生的角度看，长期穿紧身裤有碍身体健康。

女性穿紧身裤不利于会阴部透气，容易引起细菌感染。女性阴道黏膜经常分泌一种酸性液体，这种酸性分泌物具有防御细菌入侵的能力。所以女性外生殖器总是湿润的。内外衣裤宽松时，由于空气流通，湿气容易散发，而紧身裤由于紧贴在皮肤上，不仅正常的湿气不容易散发，而且捂得久了还会增加出汗量，使外阴防菌能力降低。

另外，在过分潮湿的环境中，外生殖器和会阴部的皮肤更娇嫩敏感，稍有摩擦就会引起疼痛甚至破损。过分湿润的环境又为细菌繁殖提供了条件，于是细菌就会乘虚而入，引起会阴部皮肤感染和泌尿系统感染。

孕前男性也别穿紧身裤

孕前男性穿紧身裤（包括牛仔裤）可使阴部通透性不佳，局部血液循环发生障碍，阴囊温度过高，也会影响到睾丸的生精能力和精子的活性。

保养卵巢，提高卵子质量

卵巢是女性最重要的生殖器官，也是主要的生殖内分泌腺。要想怀孕，女性先要保养自己的卵巢。

保养卵巢要少穿塑身内衣

“塑身内衣”的压迫，会导致卵巢发育受限，卵巢受伤。尤其是少女长期穿紧身衣，不仅会影响发育，还会诱发乳腺增生或囊肿等疾病。

保养卵巢要避免久坐

很多女性由于工作的忙碌，经常一坐就是一上午，完全没有时间起身来走一走。其实久坐有很多健康隐患，不仅容易引起下半身的水肿和肥胖，而且还会伤害到女性的卵巢。

专家指出，在办公室久坐工作的女性，久坐不动容易导致“卵巢缺氧”，尤其对于那些本身就有子宫过度前倾或者后屈问题的女性来说，久坐还会导致经血逆流入卵巢，引起下腹痛等问题。如果痛经严重，气滞血淤导致淋巴或血行性的栓塞，会导致输卵管堵塞。这些都会影响卵巢功能的正常发挥，对优生极为不利。

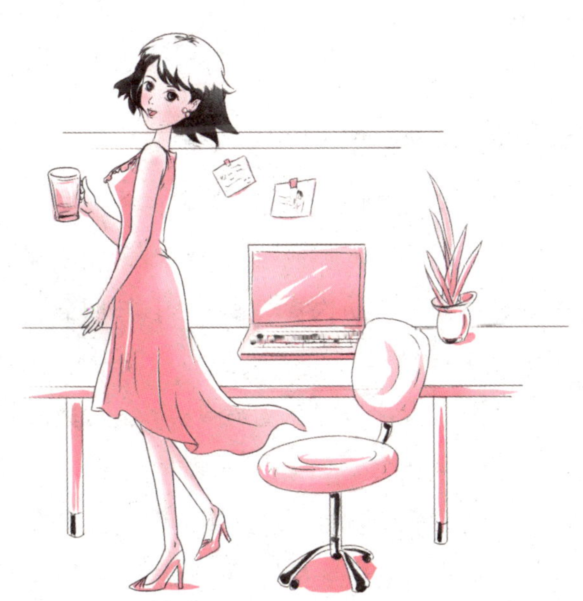

保养卵巢要避免心理压力过大

卵巢早衰的主要原因之一，就是心理压力过大。如果卵巢功能减退，雌激素分泌受影响，卵泡发育成问题，女性就无法正常排卵，而且会造成性功能低下，影响生育。

因此，重压之下的白领女性要学会自我调节情绪，培养广泛的兴趣爱好，工作之余养花种草、欣赏音乐、练习书法、绘画、打球等，可以宜情益志，调和气血，利于健康。同时选择健康的生活方式，合理安排生活节奏，做到起居有常、睡眠充足、劳逸结合，对于保持身心健康，预防卵巢早衰十分有益。

保养卵巢身心健康最重要

健康的生活方式，良好的心态对维护卵巢功能比什么方法都好，女性的生殖内分泌受大脑皮质的影响，长期劳累、精神紧张或抑郁寡欢的人，大脑皮质也受抑制，可直接影响女性内分泌功能。因此需要女性学会保持良好的心态，学会排解不良情绪。

呵护子宫，为宝宝准备最好的温床

子宫是女性重要的内生殖器官，它产生月经，孕育胎宝宝，是胎儿发育、生长的地方，最后子宫的收缩使胎儿娩出。想为人母，绝对要有一个健康的子宫。

保养子宫要防子宫后位

正常成年未孕女子子宫呈前倾前屈位，如子宫在前倾位，子宫颈向下，这样有利于精子向子宫腔内移动，有利于怀孕。反之，当子宫颈位置后倾时，则子宫颈呈上翘状态，性生活时女方仰卧，子宫颈距离精液比较远，不容易浸泡在精液中，从而影响怀孕。

如果长期坚持俯卧位睡眠或胸膝侧卧位，可以纠正子宫后位，并不需要特殊的治疗，而且子宫后位引起的直肠刺激症状也可随之消失。

保养子宫要注意暖宫

子宫是女性体内最怕冷的器官，如果子宫受寒邪困扰，血气遇寒就会凝结，除了会导致不孕不育，身体的表现可能首先是痛经，然后是脸上的黄褐斑和经期延迟，接下来性欲也会降低。

为了防止宫寒，女性应该特别注意保持小腹的温暖。经常待在空调房中的女性，可披件开衫，以防止腹部受凉。否则，很容易引起不孕。

优生建议

女性千万不要趴在办公桌上午休，因为趴在桌上睡觉容易露出后腰，而且睡眠时人体毛孔松懈，容易被寒邪所伤。

妇科专家还特别提醒女性不要坐“寒”，尤其是夏天也不要坐在有寒气的地方，例如地面、石面或铁面椅子，因为这些材质导热快、寒气重。

呵护子宫要少吃高脂食物

高脂肪食物促进了某些激素的生成和释放，而子宫肌瘤的形成与大量雌激素刺激有关。应坚持低脂肪饮食，多喝水，按照最新推出的4+1（即每日必食的“粮及豆”、“蔬菜及水果”、“奶及奶制品”、“肉、鱼、蛋”4类食物，加“油、盐及糖”）“金字塔膳食结构来摄取必要的营养。忌食辛辣、酒类、冰冻等食品。

呵护子宫，避免早婚、早育

女性真正性成熟要到18岁以后。如果子宫尚未成熟，过早受到刺激，必遗后患。

呵护子宫不要反复做人工流产

不要误以为人工流产是小事一桩，如反复手术流产，特别是在短时期内重复进行，对子宫损害很大，很容易造成宫腔感染、宫颈或宫腔粘连，导致继发性不孕。另外，手术还可造成子宫损伤，甚至穿孔。

正确清洗外阴，避免细菌感染

无论是细菌感染引起的膀胱炎，还是妇科疾病，都对怀孕有不利影响，甚至会影响胎宝宝的发育。平时注意保持外阴清洁卫生，则是避免膀胱感染及妇科感染的主要手段。

女性的外阴有许多皱褶，汗腺、皮脂腺以及阴道分泌物常常积存于皱褶中，而阴道口又位于尿道口和肛门之间，稍不注意就会受到污染，所以，每天晚上都要清洗阴部。

正确清洗外阴的方法

在清洗时，最好用温水冲洗，先洗外阴，然后是大小阴唇，最后是肛门及其周围。千万不要用过热的水，以免破坏上皮组织。在清洗外阴后，要用毛巾或卫生纸轻轻擦干，不要自然风干，并及时更换内裤。

清洗时如选用有调理作用的洗液，可以抑制细菌的滋长，每隔1～2天用1次。用洗液清洗外阴部的频率并不是越高越好，过度的清洗会破坏皮肤的自然保护功能。

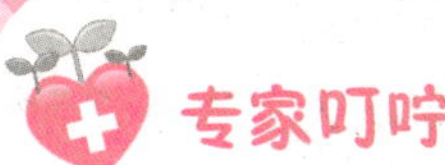

在清洗外阴前，一定要洗干净手；用手轻柔地清洗外阴，千万不要用手或湿毛巾用力擦洗。

高温环境，孕前老公要远离

高温环境是精子的天敌，如果睾丸常处高温环境当中，不仅会影响精子的生成，而且高温还会杀死精子，导致不育。

35.5℃～36℃为睾丸生精的最佳温度，这就要求阴囊温度比正常体温低1℃～1.5℃。若经常高温盆浴、桑拿浴，常在沙发上久坐等，均会导致阴囊的温度偏高而有碍睾丸生精。

有些人的工作要求他们长时间处在过热环境中。卡车司机和出租车司机经常坐在车里工作很长时间，电焊工也是常见例子。事实上，精子在睾丸处于比体温更低的情况下往往会在最佳状态下产生。太紧的三角裤会使睾丸处在离身体太近的位置，导致其温度升高，从而干扰精子的形成。

优生建议

准备做爸爸的男性，一定要注意自己的穿戴和工作环境，必要时，可暂时调整自己的工作。另外，未婚男青年和已婚未生育的男子应少洗或不洗桑拿。

了解预测排卵期方法

排卵期只是一个大概的时间范围，而真正发生排卵的时间仅有短短的几十个小时，如果能准确预测到排卵期，就能大大提高受孕的成功率。

孕前女性有必要了解以下几种预测排卵期的方法。

日程表推算法

生育期女性中，大部分人排卵时间在下次月经前12～16天（平均14天）。推测排卵日可以从下一次月经的大概日期向前倒数14天。这种方法简单，但不同的人误差较大。因此我们推荐使用它的改良方法。

★ 改良的排卵日计算公式 ★

排卵期第1天=最短一次月经周期天数−18天

排卵期最后1天=最长一次月经周期天数−11天

采用此公式计算之前，要求女性连续8次观察、记录自己的月经周期，掌握自己月经周期的最长天数和最短天数，代入以上公式得出的数字分别表示该女性“排卵期”开始和结束的时间。

基础体温法

基础体温法是根据女性在月经周期中基础体温呈周期性变化的规律来推测排卵期的方法。一般情况下，排卵前基础体温在36.6℃以下，排卵后，基础体温上升0.3℃～0.5℃，持续3天，从排卵前3天到排卵后1天这段时间容易排卵。

女性在晚上睡觉前，把体温计的水银刻度甩到35℃以下，放置在床边容易拿取、夜里翻身也不会被碰到的地方，体温计周围不能有热源。第二天醒来，不要翻身、伸懒腰、上厕所，把温度计夹在腋下静卧5分钟后，所测出的体温就是基础体温。

宫颈黏液法

宫颈黏液法是根据宫颈黏液的变化来推测排卵期的办法。接近排卵期分泌的宫颈黏液清亮、滑润而富有弹性，如同鸡蛋清状，拉丝度高，不易拉断。出现了这种黏液，在前后24小时之内，会发生一次排卵。

观察宫颈黏液前，一定要将手洗干净。每天需数次观察手指上的黏液外观、黏稠程度以及用手指做拉丝测试等。一旦黏液能拉丝达数厘米时，就应认为处于排卵期。

排卵试纸测试法

排卵试纸是一种预测排卵期的简便方法。建议于月经来潮的开始之日算起，从第12天开始测试，也可在第13天或第14天。每天测一次，如果发现在逐渐转强，就要增加测试的频率，最好每隔4小时测一次。排卵往往发生在强阳转弱的时候。如果发现快速地转弱，说明卵子要“破壳而出”了！24小时之内一定排卵。测试前2小时不能喝水。不要用晨尿测，最好在10～20点测试。

排卵试纸使用方法：手持测试纸将有箭头标志线的一端浸入尿液中，液面不可超过MAX线。约3秒钟后取出平放，10～20分钟观察结果，结果以30分钟内阅读为准。

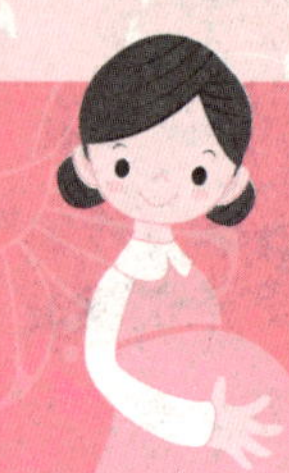

孕前要重视营养的储备

孕前吃对吃好，让身体倍儿棒

搞好孕前饮食的目的，是为了提高未来宝宝的身体素质和智力素质。为了生个健康的宝宝，孕前营养储备必不可少。为身体补充营养，让体内的营养成分处于均衡状态，这样才能算是成功的营养准备。当然，具体从何时起，增加什么，增加多少，还要因人而异。

营养状况一般的女性

应该从孕前3个月开始，注意多摄取含优质蛋白、脂肪、矿物质、维生素和微量元素丰富的食品，其中尤其不可忘记钙、铁、碘、维生素A和维生素C的摄入，多吃些水产品、骨头汤、瘦肉、动物肝和肾、新鲜蔬菜和水果等。

体质瘦弱、营养状况差的女性

孕前加强营养更为重要，最好在孕前半年左右就开始。除上述的营养内容要足够外，还应注意营养要全面，不偏食、不挑食，搭配要合理，讲究烹调技术，还要多注意调换口味，要循序渐进，不可急于求成，孕前营养达到较佳状态即可。

身体肥胖、营养状态较好的女性

一般来说，营养较好的女性不需要更多地补充营养，但优质蛋白、维生素、矿物质、微量元素的摄入仍不可少，只是应少进食高脂肪及高糖的食物。

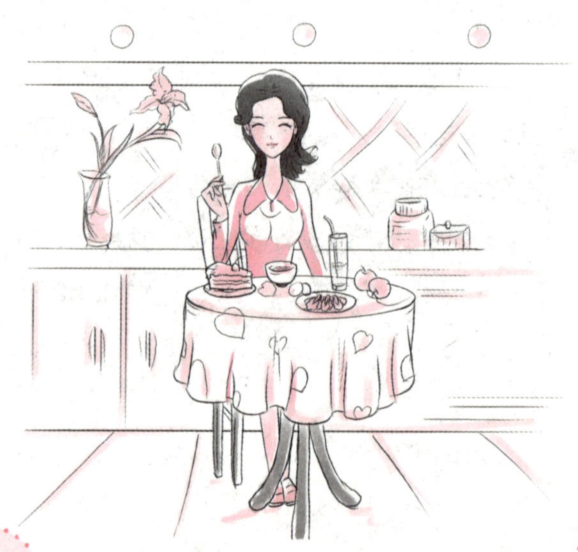

一定要注意补充维生素哦

维生素是人体生命活动中不可缺少的一种重要营养素。对于优生受孕来说，维生素更担负着不可替代的角色。

维生素C

维生素C又称抗坏血酸，是一种水溶性维生素，维生素C能促进氨基酸中酪氨酸和色氨酸的代谢，改善铁、钙和叶酸的利用，促进铁的吸收，对缺铁性贫血有辅助作用。

英国列斯大学研究发现，在那些曾服用多种维生素丸的女性中，她们卵子四周的液体中均含有丰富的维生素C和维生素E，这些液体负责给予卵子养分，对卵子的受精机会起重要作用。

美国学者报告，维生素C可使成年男子的精子免受有害物质引起的基因损伤。

一般情况下，成人每日摄取60～80毫克维生素C就能满足需要。其主要来源是柑橘和蔬菜。每100克含维生素C100毫克以上的食物有鲜枣、猕猴桃、菜花、草莓、橘子、蒜等。

维生素E

维生素E是一种脂溶性维生素，又称生育酚，是一种非常强的抗氧化剂，被誉为血管清道夫，是维持女性生育功能及人体心肌、外周血管系统、平滑肌正常结构必不可少的元素。

维生素E能促进性激素分泌，使男子精子活力和数量增加；使女子雌激素浓度增高，提高生育能力，预防流产。

富含维生素E的食物有：果蔬、坚果、瘦肉、乳类、蛋类、压榨植物油等。

B族维生素

对于准备怀孕的女性来说，最重要的一种B族维生素当属叶酸了。调查发现，在受孕前预先服用叶酸1个月以上，胎宝宝出生缺陷的发生率可减少50%。

孕前女性应至少提前3个月开始补充叶酸。这样到怀孕时体内叶酸已达到理想水平，以后天天服用，直至怀孕满3个月，使体内叶酸始终处于理想水平，确保胎宝宝发育的需要。

提前3个月就要补充叶酸

叶酸是在绿叶蔬菜、谷物和动物肝脏中发现的一种B族维生素，是女性在怀孕前必须补充的一种维生素。虽然女性身体对这种营养素的需求量并不大，但是它却对胎宝宝的发育和基因表达起着至关重要的作用。

怀孕最初的8周，是胎宝宝重要器官的快速发育阶段，当准妈妈意识到已经怀孕时，可能已经错过了小生命发育的最重要的时期。因此，欲孕女性应至少提前3个月开始补充叶酸。

准备要孩子的女性，孕前每天应摄入0.4毫克（400微克）的叶酸，妊娠期每日应摄入0.6毫克（600微克），对预防神经管畸形和其他出生缺陷非常有效。

我们日常生活所食用的绿叶蔬菜，如菠菜、生菜、芦笋、龙须菜、油菜、小白菜、甜菜等都含有丰富的叶酸。谷类食物中，如酵母、麸皮面包、麦芽等也富含叶酸。水果中，如香蕉、草莓、橙子、橘子等，以及动物的肝脏中都富含叶酸。

但是，由于叶酸具有不稳定性，遇光、遇热易失去活性，蔬菜储藏两三天后叶酸会损失50%～70%，不当的烹饪方法会使食物中的叶酸损失50%～95%。所以要提高叶酸的获取率，就要吃新鲜的蔬菜，同时注意烹调方式。柑橘类水果中叶酸含量也较多，而且食用过程中损失少，是补充叶酸的首选。

补充叶酸这种营养物质可以通过饮食来完成，也可以口服药物，如斯利安片或叶维胶囊。

专家叮咛

孕前女性的营养状况良好并不能代表体内叶酸水平理想。因此，只要计划怀孕，就要每天坚持补充叶酸0.4毫克，而食欲较差的女性也可服用叶酸补充剂或是强化叶酸的食品（如孕妇奶粉）。

均衡营养的关键是饮食搭配

不同的食物中所包含的营养都是不一样的。在一日三餐的饮食中，最好尽量吃得“杂”一些。要做到粗粮和细粮充分搭配，荤菜和素菜合理组合，保证补充每天身体所需要的营养素。

粗细搭配

据调查，我国约40%的居民不吃杂粮，16%的居民不吃薯类。鉴于当前饮食日趋精细化的发展趋势，专家们一致特别强调“粗细搭配”，建议每天最好能吃50克以上的粗粮。

荤素搭配

很多人认为，想健康长寿就必须做个“素食主义者”。其实不然。营养学家研究认为：人体每天都需要补充大量的优质蛋白质和必需的氨基酸。而素食中除豆类含有较丰富的蛋白质外，其他食物中的蛋白质含量都较少，难以满足机体对蛋白质的吸收利用。只有在日常饮食中将素食和荤食搭配食用，才能保证身体吸收到全面的营养，从而为孕育宝贝做好准备。

多品种搭配

人体对养分的需求是多种多样的，单靠某一类或某几种食物来满足人体需要的营养素是不可能的，而且至今还没有一种食物能够全面地满足人体对营养的需要，因此，需要从多种食物中摄取营养。

有的营养学家提出一个人每天应吃四十多种食物，为了健康，每人每天至少要吃十几种食物，不仅要有多类食物，而且同一类食物也要选择不同品种搭配。

生熟搭配

营养学家认为，在以熟食为主的情况下，适当搭配生食，这样有利于保留更多、更全面的营养素，可提高身体的免疫力，有利于优生优育。

孕前挑食偏食要不得

有些男性和女性喜欢偏食，遇到喜欢吃的东西就大吃一顿，遇到不喜欢吃的东西却一口也不吃。这种做法是不科学的。如果长期存在这种情况，就会导致不同程度的营养失衡，而营养失衡有可能会引起不孕，如果女性怀孕以后，还没有纠正这种情况，还会影响胎宝宝的生长发育。

男性一般比较爱吃肉，而不喜欢吃青菜。虽然精子的生成需要优质的蛋白质，但是，如果蛋白质摄入过多，而维生素摄入不足就容易造成体内呈酸性环境，使精子的质量受到影响，从而降低生育能力。

而有的女性，为了保持身体的苗条，不吃含有脂肪的食物，只吃蔬菜和水果，这样会导致营养不良，会影响卵子的活动能力，严重的还可能导致不孕。

所以，准备要孩子前一定要纠正偏食的习惯，做到饮食营养的均衡，有目的地调整饮食。

孕前老公可要注意补锌哦

现代医学认为，锌元素是人体中70多种合成酶的重要成分，并与200多种酶的活性有直接关联。特别是直接并广泛参与男性生殖生理过程多个环节的活动；维持和助长性功能，提高精子数量，参与睾酮的合成等。

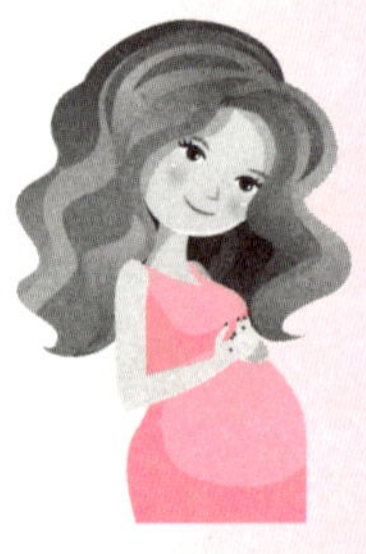

特｜别｜提｜示　TIPS

准备要孩子的男性，可适当食用一些含丰富微量元素锌、硒的海参、带鱼等海产品，对生殖系统的正常结构和功能的维护有好处，同时也有利于女性受孕。

据医学家们无数临床实验表明，正常男性精液中，锌的含量必须保持15～30毫克每100毫升精液的健康标准。如果低于这个标准，就意味着缺锌或失锌，从而造成锌缺乏症。

有效地防治锌缺乏症，关键在于平衡膳食，样样食物都吃。一般地说，只要不挑食、偏食、节食，就可以从平常膳食中摄取足够的锌。

能助孕的营养食谱

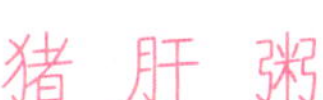

原料 粳米200克，猪肝100克，干贝25克，盐、鸡精、葱花、姜丝、料酒、香油各适量。

做法

1. 将猪肝洗净，切片；干贝洗净，用温水泡发后换少许清水，加入少许料酒蒸一下，撕碎备用；粳米洗净控水。

2. 将水烧开后放入粳米煮粥，待粥快煮好时放入姜丝、干贝和猪肝同煮，猪肝熟时熄火，再放入盐和鸡精拌匀，食用前加香油和葱花即可。

营养分析

猪肝含有丰富的蛋白质、维生素A、维生素B_1、维生素B_2和铁等营养成分；干贝含有丰富的蛋白质和少量碘。孕前女性食用猪肝粥可滋阴补血、益气健脾，有助于优生。

清蒸童子鸡

原料 童子鸡1只（重量250～300克），料酒、生姜、精盐、白糖各适量。

做法

1. 将鸡宰杀，剖洗干净，切成块，沥干水分，待用。

2. 生姜去外皮，清洗净，切成片，待用。

3. 将鸡放入大碗内，酌加料酒、生姜片、精盐、白糖抓匀，不放水，在蒸锅内蒸4小时。于每晚睡前食用。

营养分析

益肾填精，大补元气。适用于肾虚精亏，面色萎黄，形体消瘦，心悸失眠，饮食减少，疲惫劳乏，自汗盗汗，男子阳痿早泄，精液清冷，女子月经不调，久不孕育。

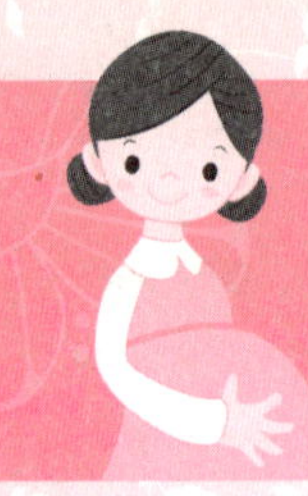

别让欠佳的身体影响怀孕

纠正贫血，气血旺旺好怀孕

患有贫血的女性如果不进行调养，怀孕后就可能导致营养不良，甚至还会加重贫血，其结果是造成胎宝宝宫内发育迟缓、早产或死胎；还可能引起准妈妈贫血性心脏病、心力衰竭、产后出血、产后感染等。

贫血对怀孕的影响

贫血是孕期常见的并发症之一。孕前贫血的女性妊娠后会加重贫血。贫血时准妈妈或胎宝宝都有危险。一般血红蛋白降至8克时为轻度贫血，如果降至6克以下则为重度贫血。

准妈妈贫血容易并发妊娠高血压综合征，情况也较严重。重度贫血时，会出现心慌、气短、呼吸困难、贫血性心脏病，甚至发生心力衰竭。

由于贫血，产妇分娩时常常发生宫缩乏力，导致产程延长而需手术助产，产后易发生出血性休克。

孕期女性如果贫血，可能导致红细胞输送氧气的能力下降，胎宝宝宫内缺氧，生长发育迟缓，容易发生流产、早产、低体重儿和死胎。

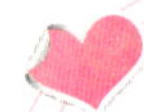

优生建议

专家指出，孕前期铁元素充足是成功妊娠的必要条件，孕前缺铁易导致早产、孕期母体体重增长不足以及新生儿出生低体重，故孕前女性应储备足够的铁为孕期利用。

建议孕前女性适当多摄入含铁丰富的食物如动物血、肝脏、瘦肉等，以及黑木耳、红枣等植物性食物。缺铁或贫血女性可适量摄入铁强化食物或在医生指导下补充小剂量的铁剂，同时，注意多摄入富含维生素C的蔬菜、水果等，在补充铁剂的同时补充维生素C，可促进铁的吸收和利用。

治愈口腔疾病，怀孕无后顾之忧

要保证孕期牙齿的健康，平时的牙齿护理不可忽视。同时，为了解除怀孕的后顾之忧，孕前女性有必要对口腔进行一次全面检查，治愈潜在的口腔疾患。

牙龈炎和牙周炎

研究证实，在孕前就患有牙龈炎或牙周炎的女性，怀孕后炎症会更加严重，牙龈会出现增生、肿胀、出血，个别人的牙龈还会增生至肿瘤状，称作“孕期龈瘤”，极容易出血，严重时还会妨碍进食。如果是中、重度的牙周炎，准妈妈生出早产儿和低体重儿的机会也会大大增加。

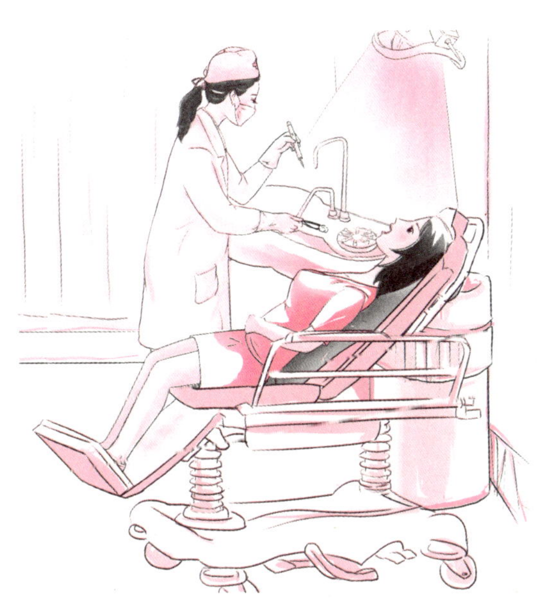

蛀牙

孕期生理的改变和饮食习惯的变化，以及对口腔护理的疏忽，常常会加重蛀牙的病情。有调查证明，母亲患有蛀牙，生出的小宝宝患蛀牙的可能性也大大增加。所以，怀孕以前治愈蛀牙无论对自己，还是对小宝宝都是有好处的。

阻生智齿

由于智齿多在18岁以后萌出，且智齿冠周炎又最容易发生在20～35岁，而这个年龄段恰好是育龄女性怀孕、生产的时间，所以要想防治这种疾病的发生，就应该在孕前将口腔中阻生智齿拔除。

优生建议

怀孕前，女性应该进行牙龈炎和牙周炎的检查和系统治疗；如果有蛀牙，最好提前治愈；如果有阻生智齿，应尽早拔除。

血压异常的女性应控制高血压

高血压患者怀孕后易患妊娠高血压综合征，而且症状严重，多见于年龄较大的准妈妈。孕前血压控制不理想者，最好不要怀孕。

高血压对怀孕的影响

怀孕前有高血压史或在怀孕20周以前检查发现血压高，血压超过17.3/12.0千帕（130/90毫米汞柱）持续24小时以上，病情较重者，眼底有不同程度的小动脉痉挛、动静脉压迫、视网膜渗血或出血，怀孕后常并发妊娠高血压综合征，血压增高，出现蛋白尿及明显水肿，常出现一些合并症，如心力衰竭、肾衰竭。患有高血压的女性因胎盘供血不足及血管病变，怀孕常不能顺利到达足月，会出现流产、早产、胎宝宝宫内生长迟缓及胎死宫内等情况。

优生建议

如果血压只是轻度升高，在医生的建议下适当注意休息，低盐饮食，进行药物调整，还是可以怀孕的。如果高血压已经持续一段时间，并且产生了一些并发症，就要暂缓怀孕，密切监测身体状况，待血压及并发症控制后再考虑怀孕事宜。

患糖尿病的女性要控制血糖

糖尿病是由遗传因素、免疫功能紊乱、微生物感染及毒素、自由基毒素、精神因素等各种致病因子作用于机体，导致胰岛功能减退、胰岛素抵抗等而引发的糖、蛋白质、脂肪、水和电解质等一系列代谢紊乱综合征。如果糖尿病没有得到控制就妊娠，母婴都会有危险。

优生建议

女性至少在糖尿病得到良好控制2～3个月之后，才能妊娠。这样可使流产等危险降至最小。同样，最好在孕前使肾脏和血压方面的问题得到控制。这就可能需要一天查好几次血糖。

因糖尿病引起的问题大部分发生在妊娠期的前3个月，或者是妊娠前13周。妊娠时体内胰岛素的需要量增加，对患有糖尿病的准妈妈有影响。

一般患糖尿病的女性是可以怀孕的，但是，怀孕对糖尿病以及糖尿病对怀孕的影响是比较复杂的，究竟能否怀孕或怀孕后有什么后果应该尽早请教医生。患有糖尿病的女性应控制血糖，稳定后再妊娠，否则母婴都会有危险。

患慢性肾炎，治愈后再怀孕

慢性肾炎是由多种原发性肾小球疾病所导致的以蛋白尿、血尿、水肿、高血压为临床表现的慢性疾病。病情严重者不但对准妈妈和胎宝宝带来严重后果，而且每次怀孕都会使准妈妈的肾炎加重。

怀孕会加重肾脏负担

怀孕以后确实会增加体内许多脏器（包括肾脏在内）功能的负担。另外，怀孕后并发的妊娠高血压综合征和肾盂肾炎，其病变的主要部位都在肾脏。所以，怀孕以后无疑会加重肾脏的负担。这对肾功能正常的女性来讲，问题还不大。如果肾脏有了病再怀孕，这势必使有病的肾脏雪上加霜，加重了肾脏原先的病情。除此以外，还使流产、早产、死胎和妊娠高血压综合征的发生率增加。

优生建议

急性肾炎患者如果怀孕了，不利于肾炎的治疗，而且，还容易造成流产、早产，增加妊娠高血压综合征的发生率。一般来讲，急性肾炎病愈至少3年后，方可受孕。

慢性肾炎是否能怀孕，需视病情而定。如果病情轻，肾功能又正常，是可以怀孕的。如果病情重，又伴有血尿、蛋白尿、高血压和肾功能减退，则不宜怀孕。能否怀孕应遵医嘱。

专家叮咛

肾脏病仅仅是肾脏患有疾病的总称，有肾脏病的女性能否怀孕，关键要看患的究竟是什么类型的肾脏病，是否伴有高血压，以及有无肾功能减退等。

月经异常，早检查早调理

月经异常是妇科常见病，它带给女性的不仅是自身的烦恼和痛苦，更会影响到能否正常受孕。孕前有月经异常症状的女性一定要及时检查。

月经异常的症状一般表现为：痛经、经期提前或经期推后、排卵期出血、月经血量过多或过少等。有些情况不利于日后怀孕。

月经周期一般为25～35天，如果超过40天或者不足20天，都属于不正常情况，要警惕子宫病变。月经持续3～6天属于正常，如果超出7天，就要怀疑功能性子宫出血、排卵不正常、子宫收缩不好，或者其他子宫病变了。

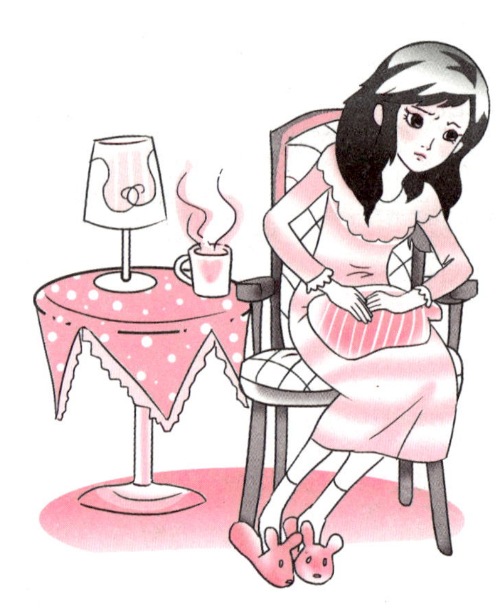

经血过多可能是内分泌失调造成的，也有可能是子宫肌瘤引起的。经血过少有情绪的影响、营养不良的原因，或者是口服避孕药的影响，也有可能是疾病引发的。

月经不调的女性应调理饮食，保证足够的营养摄取，时不时地给卵巢加加“油”。除此之外，还可采用中医饮食调理的方法顺畅月经。

开心乐园

昨天一同事问我，“节日”的“节”怎么写？

我回答：“草字头下面加一个‘节日’的‘节’去掉草字头！”全体人员爆笑！

月经过少的饮食调理

某些妇科疾病是引起月经过少的常见原因：如子宫内膜结核破坏了部分或全部子宫内膜形成疤痕，而致月经过少甚至闭经，因此首先应治愈有关的妇科疾病。

饮食上宜补气养血以养冲任，可用鸡血藤9～15克（干品），大枣10枚，瘦猪肉200克炖服。冬季在每次月经前连服5天，每天1次。

月经过多的饮食调理

当月经量多，特别是出现头晕、心慌、面色苍白等贫血现象时，应去医院检查。只有彻底治疗器质性疾病，才能从根本上治好月经过多。

月经过多时，饮食上宜补气摄血，健脾宁心。可用老母鸡1只，黄芪10克，艾叶15克，将老母鸡洗净，切块，同黄芪、艾叶（布包）清蒸或煮汤，分2～3次食用。冬季每逢月经期，连服2～3次。

月经延期的饮食调理

月经周期延长而排卵功能正常者，一般无需治疗，但如果因排卵期不规律而致不易受孕，就要积极进行治疗。

饮食上宜在冬令补血调经，可用羊肉500克，黄芪、党参、当归各25克，生姜50克。将羊肉、生姜洗净切块，诸药物用布包好，同放沙锅内加水适量，武火煮沸后改文火煮2小时，去药渣，调味食肉喝汤。冬季每逢月经后，每天1次，连服3～5天。

月经过频的饮食调理

月经周期短于20天称为月经过频。多见于有排卵型功能性子宫出血。在月经过频的女性中，有不少是由于妇科器质性疾病引起的，常见有子宫肌瘤，特别是黏膜下子宫肌瘤、子宫内膜息肉等。如因器质性原因引起月经过频，应彻底治疗器质性疾病。

饮食上宜在冬令双补气血。可于立冬后用乌骨鸡1只，当归、黄芪、茯苓各9克，将鸡洗净，把药放入鸡腹内用线缝合，放沙锅内煮烂熟，去药渣，调味后食肉喝汤，分2次服完。月经前每天1次，每个月经周期服3～5次。

治愈阴道炎，坐卧安宁享“好孕”

阴道炎不仅会给女性带来坐卧不宁的痛苦，还会因阴道内环境酸碱度的改变使精子的活动受到抑制，或因致病菌吞噬精子，引起不孕。

滴虫性阴道炎

滴虫性阴道炎由阴道毛滴虫所引起。一般表现为：白带增多，分泌物呈白色至绿色，同质性（即分泌物阶段性表象相同），有时脓性，较稀薄，有腥臭，带泡沫，病变严重时尚可混有血液；其次为外阴瘙痒，以阴道口及外阴最为显著，伴有烧灼感及性交痛。

治疗上采用口服杀滴虫药——灭滴灵（甲硝唑）。

优生建议

日常生活中，女性一定要做好卫生防护，远离阴道炎症。

• 严禁去公共场所洗澡或游泳。公共场所会使你感染此病或加重你的症状，因此如果已患此症，也不要去公共场所洗澡或游泳。

• 注意卫生。每日清洗外阴，勤换内裤。内裤、毛巾用后煮沸消毒，浴盆可用1%乳酸擦洗。如患滴虫性阴道炎，最好每天用0.5%醋酸或1%乳酸冲洗阴道一次，然后塞药。

• 切勿搔抓。有外阴瘙痒等症状时，可用中药外阴洗剂坐浴，切勿搔抓，以免外阴皮肤黏膜破损，继发感染。

• 停止性生活。治疗期间应停止性生活，且丈夫应去男科检查，如尿液中发现滴虫，应同时进行治疗。

• 忌辛辣食物，如辣椒、胡椒、咖喱等；羊肉、狗肉、桂圆等热性食物要少吃；忌吃海产品，如虾、蟹、贝等；勿吃甜、腻食物，这些食物会增加白带分泌，从而加重瘙痒。

真菌性阴道炎

真菌性阴道炎由真菌感染引起。如果外阴感到无比的瘙痒，有像豆腐渣一样的分泌物流出，排尿时有灼痛感，那么一定是患了真菌性阴道炎，一定要在医生指导下服用药物进行治疗。

细菌性阴道炎

细菌性阴道炎由白色念珠菌感染引起。主要表现为：白带增多。临床约有10%～50%无症状，有症状者多诉有鱼腥臭味的灰白色白带，阴道有灼热感、瘙痒。

目前较一致认为有可靠疗效的当属内服灭滴灵，疗程为7～10日。另外，使用pH为4的弱酸配方护理液清洁阴道，对护理细菌性阴道病的菌群紊乱也有作用。

外出如厕时要用女性卫生湿巾拭干外阴，保持外阴干燥，以抑制有害细菌的生长。

优生建议

如果已患真菌性阴道炎——

- 如果实在奇痒难忍的话，可以将维生素E胶囊剪开，用消毒圆头棉签蘸一些涂抹在阴道口，有一定的止痒效果。
- 在治疗期间不吃或少吃含糖分多的食物，治愈后也要少吃。
- 多喝酸奶（特别是那种有活性嗜酸乳酸杆菌的酸奶，能消灭掉有害的类酵母菌）。
- 不要使用身体除臭剂，及碱性强、含香水的浴液，这些都会刺激阴道。
- 穿棉质内裤，尽量不穿丝质内裤或连裤袜。
- 保持心情愉快，及时缓解精神压力。

优生建议

如患细菌性阴道炎，请注意：

治疗期间保持外阴清洁，禁止性交。保持外阴清洁干燥，避免搔抓。坚持每日换内裤，而且最好穿宽松的棉质内裤，以保持阴道透气、干燥。换下的内裤应用温水进行洗涤，并要放在阳光下晒干。切不可与其他衣物混合洗，避免交叉感染。

多食含有丰富活性嗜酸乳杆菌的酸奶，具有促使体内有益菌繁殖与生长、抑制有害菌生存的作用。不宜食用辛辣刺激性食品，但可使用肉桂和蒜汁作调料，能对抗感染，杀死造成尿道感染的白色念珠菌。

盆腔炎，也会影响怀孕哦

一般来讲，如果盆腔炎的炎症仅局限于盆腔内的结缔组织，则不会影响受孕；但如果盆腔炎累及了输卵管，使输卵管发生粘连，导致输卵管狭窄、堵塞就会影响受孕，因此导致不孕的情况也很常见。

急性盆腔炎的症状

常见的症状有高热、寒战、头痛、食欲缺乏和下腹部疼痛。有盆腔腹膜炎时可出现恶心、呕吐、腹胀、腹泻的症状。炎症刺激尿道可出现排尿困难、尿频、尿痛的症状；如刺激直肠可出现腹泻和排便困难症状。体检时可发现下腹部肌紧张、有压痛，阴道内有大量脓性分泌物、子宫颈充血，子宫两侧可摸到肿块并有压痛。

急性盆腔炎的护理与治疗

得了急性盆腔炎应卧床休息，最好取半卧体位，有利于脓液积聚在一起而使炎症局限。应摄入充足的营养及水分，疼痛严重时可使用止痛药。高热可用物理降温法。根据感染细菌的种类使用抗生素，如青霉素、链霉素、氯霉素、金霉素等。急性盆腔炎经过及时有效的治疗，绝大多数患者可以正常怀孕分娩，养育自己的宝宝。

宫颈糜烂，“好孕”的拦路虎

女性性生活频繁者，易使阴道和宫颈组织遭受病原微生物侵袭，引起感染，并产生大量阴道分泌物，使宫颈表面的鳞状上皮软化、脱落，为柱状上皮抢占地盘提供条件，从而形成宫颈糜烂。

一般来说，育龄女性得了宫颈糜烂后，宫颈分泌物会比以前明显增多，并且质地黏稠，由于含有大量白细胞，当精子通过子宫颈时，炎症环境会降低精子的活力，黏稠的分泌物同样使得精子难以通过。炎症细胞还会吞噬大量的精子，剩下的部分精子还要被细菌及其毒素破坏。如果有大肠杆菌感染，还会使精子产生较强的凝集作用以致丧失活力。以上各种对精子的毒害作用使精子能量消耗过多，寿命变短，这样既对精子的活动度产生了一定影响，同时又妨碍精子进入宫腔，从而降低精子和卵子结合的机会。因此，最好还是进行系统的根治以后再怀孕。

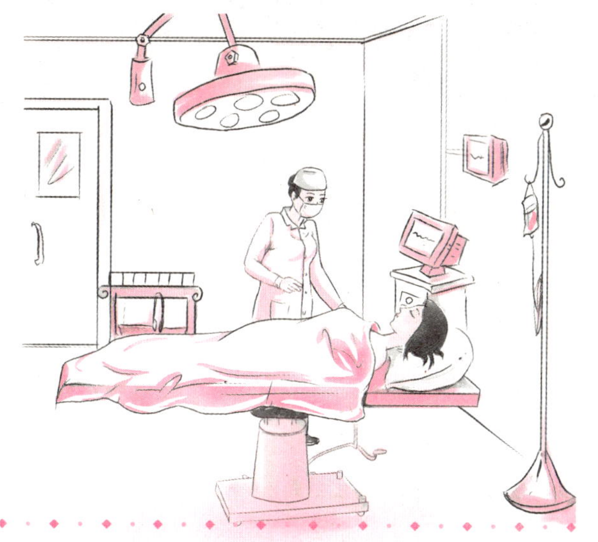

治愈输卵管炎，“好孕”一路随行

输卵管炎急性发作时常有下腹痛，坠胀；尿频尿痛；阴道排液脓血状；可伴寒战发热，还可能有腹胀、便秘或腹泻。若在月经期或流产后发病，则流血量增多，经期延长。

当输卵管等组织充血渗出，腔内脓性渗出物等流入盆腔，可引起盆腔腹膜炎，重者形成盆腔脓肿；炎症扩散到卵巢，形成输卵管卵巢炎或脓肿；若输卵管伞部粘连闭锁时可形成输卵管积脓，多见于慢性炎症急性发作。一旦形成慢性炎症，就会影响女性的正常排卵。因此，孕前一定要治愈输卵管炎。

优生建议

- 急性输卵管炎应卧床休息，取半卧位，避免感染扩散。
- 饮食以高热量、高蛋白、并富含水分及维生素的食物为宜。
- 进食少或不能进食时，应适当补充液体及电解质，注意纠正酸中毒。
- 应保持大便通畅，便秘时可用盐水或肥皂水灌肠。
- 腹痛较重者，在诊断明确的前提下，可给予止痛剂。

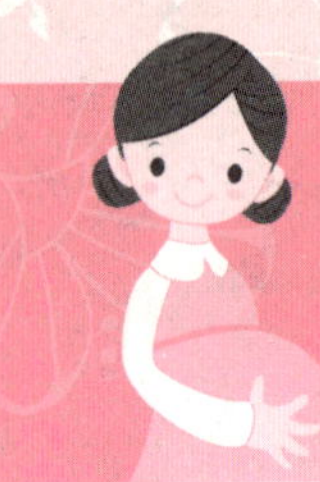

孕前就要做好胎教准备

提前了解什么是胎教

从科学意义上来讲，胎教就是给准妈妈创造良好的胎内外环境，多让准妈妈感受美好的事物，并始终保持宁静愉悦的情绪，通过母体与胎宝宝之间正常的信息交换，使胎宝宝受到良好的宫内教育，促进胎宝宝身心健康地生长发育。

从胎宝宝大脑发育角度来说，胎教就是要在胎宝宝大脑形成期给予充分的营养和适当的信息诱导。适宜的良性刺激能促进胎宝宝大脑细胞发育，而大脑越发育大脑皮质的沟回相应地也就会越多，孩子将来也就越聪明。

直接胎教

直接胎教又称“狭义胎教”，是根据胎宝宝各感觉器官发育成长的实际情况，有针对性地、积极主动地给予适当合理的信息刺激，使胎宝宝建立起条件反射，进而促进其大脑机能、躯体运动机能、感觉机能及神经系统机能的成熟。

直接胎教是以光照、音乐、对话、拍打、抚摩等胎教方法，使胎宝宝大脑神经细胞不断增殖，神经系统和各个器官的功能得到合理的开发和训练，最大限度地发掘胎宝宝的智力潜能，达到提高人类素质的目的。

直接胎教偏重于准妈妈的品德、精神与性情的涵养、陶冶和教育，进而促进胎宝宝智慧、情绪、品质等方面的良好发育。

间接胎教

间接胎教又称“广义胎教”，指为了促进胎宝宝生理上和心理上的健康发育成长，同时确保准妈妈能够顺利地度过孕产期所采取的精神、饮食、环境、劳逸等各方面的保健措施。包括环境胎教、情绪胎教、智力胎教、品格胎教，以及源自中国古代的气血胎教。所有这些胎教方法关注点不是教育胎宝宝本身，而是通过教育与胎宝宝有着直接联系的准妈妈来影响胎宝宝的身体、感情、智力和性格。

间接胎教有利于母亲和胎宝宝身体健康和精神健康，有利于保胎、养胎和护胎等保健措施的实行。

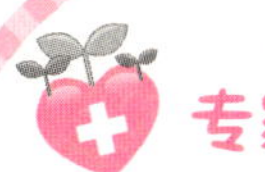

专家叮咛

欲孕夫妇对胎教应抱有科学的态度，要树立正确的胎教观。要相信科学的胎教，但不神化胎教；肯定胎教的结果，但不夸大胎教的作用。

PART 1 孕前精心准备，预约一个可爱宝宝

什么时候开始胎教最好

从广义上讲，胎教应该从择偶开始，因为父母的形象、修养、性格、气质和健康状况等对子女会有深刻的影响。从优生学的观点讲，胎教应从孕前3个月开始，以确保“种子”的优良和“土壤”的“肥沃”。

而从狭义、具体施加“刺激影响”方面来说，胎教应该从怀孕1～3个月开始。父母传送给胎宝宝的波动，具有决定孩子未来的作用。

也许你难以相信，胎宝宝具有大人已经失去的心电感应能力。胎儿期可以说是人类的一生中心电感应能力最强的时期。胎宝宝利用心电感应能力与父母沟通。在胎宝宝心电感应能力最强时对其进行胎教，就能让胎宝宝最大限度地得到有效的刺激，促进大脑细胞的增殖。

由上可知，胎教开始的最佳时期在怀孕1～3个月时，准父母们应该好好把握这个时间。

制订一个科学的胎教计划

怀孕初期，对胎宝宝而言是一个特别的时期。虽然准妈妈并不知道，但准妈妈带给胎宝宝的影响，将影响孩子未来一生。因此，在妻子准备怀孕时，丈夫就要和妻子一起制订具体的胎教计划。制订胎教计划包括选择好胎教方法、安排好胎教时间、准备好胎教工具、记录好胎教日记等几个方面。

↘ 胎教方法：主要包括语言胎教、音乐胎教、环境胎教、抚摩胎教、营养胎教、情绪胎教等。

↘ 进行胎教的时间：最好安排在早上起床后、午睡后或下班后、晚上临睡前。

↘ 胎教需要的工具：准备一些适合胎教的音乐唱片、磁带，以及一些胎教书籍——有趣的故事书、谜语书等。另外，胎教卡片也是一种胎教工具，准妈妈通过深刻的视觉印象将彩色卡片上描绘的图像、形状与颜色传递给胎宝宝的。如果打算怀孕，最好在孕前就准备好胎教卡片。制作胎教卡片的纸以浅色（纯白色、淡黄、淡粉、淡蓝等）为宜；写字的笔可以是深色的，可以是彩色的。

↘ 记好胎教日记：胎教日记是每个准父母都不可少的一项重要任务。最好每天都记。在怀孕期间，准妈妈的情绪状态可能会有所波动，通过写日记可以让准妈妈更好地把握自己的内心世界。任何正在影响你情绪的事情，高兴的、难过的、惊喜的、幸福的，都可以记下来。

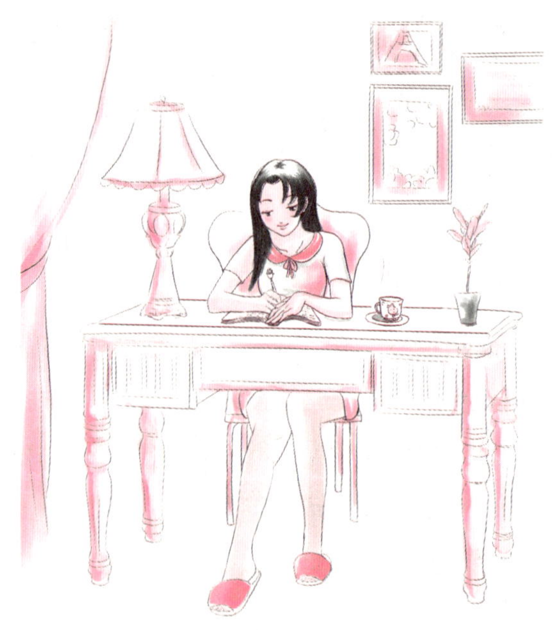

让胎教从憧憬和想象开始

但凡父母都希望孩子能继承自己的优点，生一个强壮、聪慧、俊美的宝宝。这是人之常情。而要实现这一美好的愿望，从孕前开始，夫妻俩都要怀着欣喜和期盼的心理随时准备迎接新生命的到来，让胎教在憧憬和想象中开始。

因为对未来生活的美好憧憬不仅可以愉悦孕前女性的心情，也会让妻子感受到丈夫对自己和小家庭的爱，从而对未来的宝宝倾注更多的爱。正是这份爱，将成就未来宝宝的一生。

以美好的心情迎接“好孕”

良好的受孕心理是胎教不可缺少的组成部分。从准备要孩子的那一刻起，夫妇俩就要开始有意识地进行心理调整，将情感和理智合二为一，让双方的心态都更加平和、更加愉悦。同时选择最佳受孕时机，创造最好的孕育条件，施行最积极的胎教手段，为即将降临人世的宝宝奠定良好的基础。这样就能给胎教一个良好的开端。

在选择好的最佳受孕日里，下班后应早些回家，夫妻双方共同操持家务，在和谐愉快的气氛中共进晚餐。饭后夫妻最好单独待在一起，再放上一曲轻音乐，一边听一边进行感情交流，体会对方的情感和需求，表达自己的感受，也可以共同回忆恋爱中的趣事，憧憬未来的家庭和孩子……当夫妻双方在情感、思维和行为等方面都达到高度协调时同房。

在同房过程中，夫妻都应有好的意念，把自己的美好愿望转化为具体的形象。带着美好的愿望和充分的激情进入角色，最大限度地发挥各自的活力，从而使最强壮、最优秀的精子与卵子结合。

怀孕第1个月，怀孕伊始就要开始胎教

怀孕让人如此的欣喜。当一个新生命的种子在你腹中萌芽后，或许你并不能第一时间捕捉到妊娠的喜讯，但你的那份期待和憧憬，早已让幸福的笑脸挂在了你的脸上。如果你们在计划要孩子之后有一段时间没有避孕了，随时都有可能怀孕，所以，一旦发现身体不适，首先就要考虑，你可能被“好孕”撞了一下腰。

一旦意识到自己可能怀孕了，就要主动调节情绪，以最佳的身心状态投入到胎教当中，为孕育一个健康聪明的宝宝开个好头。

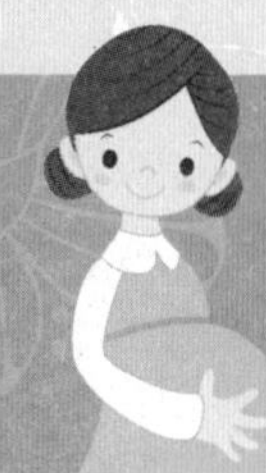

必做的产检与必知的妊娠常识

不要无所谓，产前检查很重要

怀孕是一个漫长而复杂的生理过程。由于胎宝宝的生长发育，准妈妈身体会出现一系列相应的变化。这些变化一旦超越生理范畴或准妈妈患病不能适应妊娠的变化，则准妈妈和胎宝宝均可能出现病理情况。

产前检查，是指对准妈妈做定期的常规健康检查，以了解母体和胎宝宝的一般情况，及时发现问题并给予纠正，是一种保健措施。

有些准妈妈不重视产前检查，认为自己没有异常感觉，也没有发现异常情况，定期到医院检查是多余的。但很多异常情况单凭主观感觉是发现不了的，如胎位不正、骨盆狭窄等。通过对准妈妈及胎宝宝的孕期监护和保健，能够及早发现并治疗妊娠并发症及妊娠合并症（如妊高征、妊娠合并心脏病等），及时纠正异常胎位和发现胎宝宝发育异常等，并可结合准妈妈及胎宝宝的具体情况，确定分娩方式，确保胎宝宝及母体的安全。

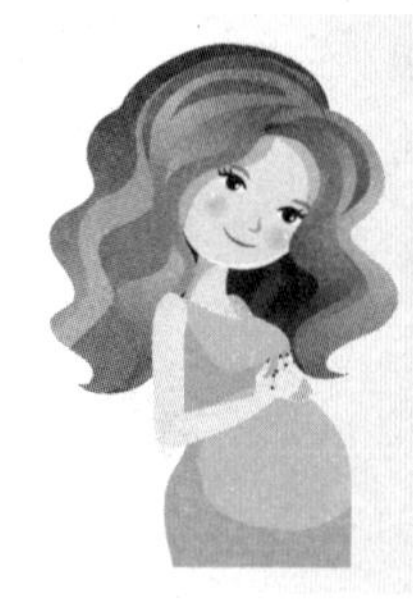

特｜别｜提｜示　TIPS

在整个妊娠过程中，如果发现异常应根据医生建议，增加产前检查的次数，按时检查以防止发生意外。

提前了解，产前检查的时间安排

已婚女性感觉有怀孕迹象时，必须尽早去医院妇产科进行检查以确认妊娠。最好是月经逾期两周左右前往检查。医生除了判断是否怀孕以外，也会确认是否为正常妊娠。

在初诊确定怀孕后，医生会告知“下次于某周后来检查”。从此以后，准妈妈必须定期前往医院，进行母体与胎宝宝的检查。

在初诊后至27周间，每4周检查一次，28周后每2周检查一次，到了36周后则为每周检查一次。即使准妈妈无任何异常情形，也必须依正常时间保证定期检查。定期检查可了解母体与胎宝宝的健康状况，请务必定期受检。

捕捉喜讯，了解妊娠的征兆

确定妊娠有时并不那么简单，尤其是怀孕的第1个月，有时候怀孕的迹象还不明显，即使经验丰富的妇产科医生也需要借助一些客观指标才能下结论。不过，作为了解自己身体的有心人，特别是有充分孕前准备的女性，完全可以捕捉到一些怀孕的重要征兆。

月经不至

正常健康女性的月经一向是按月来潮，如果月经过期不至，首先应想到有怀孕的可能。

乳房变化

在怀孕初期，乳房会增大一些，并且会变得坚实和沉重一些，此外，准妈妈会感觉乳房有一种饱满和刺痛的感觉，而乳头周围乳晕颜色加深，其上小颗粒则显得特别突出。

精神疲乏

在怀孕初期，许多准妈妈会感到浑身疲乏，没有力气，只想睡觉。不过这个时间段不会太长，很快就可以过去。

胃口改变

有些女性在月经延期不久的时候（1～2个星期）就开始发生胃口的改变。平常喜欢吃的东西，突然变得不爱吃了；有些人是吃过一次的食物第二次就不爱吃了；有些人简直不想吃或甚至看到食物都想吐；还有些人很想吃些酸味的东西，等等。

学一学，早孕试纸怎么用

许多女性习惯于用早孕试纸来检查自己是否怀孕，在实际的临床上认为，月经过后的9～14天进行早孕检测是最佳时间，这个时期检查的准确率会更高一些。那么，如何正确使用和看懂早孕试纸的检测结果呢?

使用方法：将试纸带有Max标记线的一端插入被检测女性的尿液中，取出平放片刻。20～30秒钟后，若试纸条上出现一条紫红色条为阴性（未怀孕）；若试纸条上出现两条紫红色条则为阳性（怀孕）。

但需注意，无论尿液呈阳性或阴性反应，试纸上端均应显示紫红色条，若无此条则表示试纸失效。紫红色条的有无及颜色深浅，表示被检测者尿液中人绒毛膜促性腺激素含量的多少，若色浅可延长至5分钟再观察，仍可得出结论。

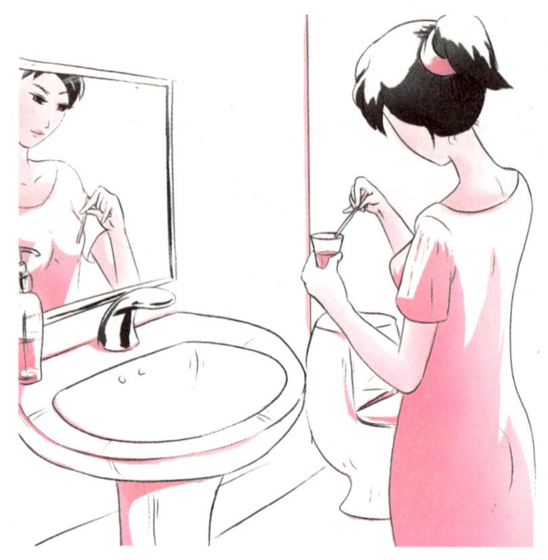

怀孕了，知道怎样计算孕周吗

因受精日期不易确定，因此在计算孕周时，一般都以女性末次月经的第1天作为妊娠的开始。从末次月经的第1天开始，整个孕期是10个孕月，每个月以28天计，共280天，每7天作为一个孕周，共计40个孕周。

有的女性会有疑问，认为不可能是来月经的那天怀孕的。这话很对，通常精子和卵子结合要发生在月经后的14天左右，也就是说，怀孕第1个月的前半个月女性并没有怀孕，直到排卵期同房，精子和卵子才有可能相遇、结合，成为受精卵，并不断地发育成胚胎、胎宝宝。这样，实际妊娠的天数就是280天减去14天，共266天，38个孕周。

对于月经周期规律的女性来说，这样计算并没有不妥之处。但对于月经不规律的女性来说，胎龄常常和实际停经的时间并不一致，这就需要结合如B超、阴道检查、早孕反应时间，第一次胎动时间以及测量宫高和腹围来确定孕周。

一定要知道的预产期推算方法

一旦确定怀孕，准爸妈一定会急切地想知道小宝宝将在什么时间出生，也就是推算预产期。那么，该如何推算预产期呢？

末次月经推算法

利用末次月经推算法就能知道大概的预产期。用这种方法推算预产期是最常用、最简便的方法。一般情况下，如果准妈妈月经周期规律，每28～30天行经1次，末次月经又记得准确，就可以用公式计算。

★末次月经推算法的计算公式★

预产期的月份=末次月经第一天的月份+9或－3

预产期的天数=末次月经第一天的天数+7

这样，所得出的时间就是预产期。例如，最后一次月经是2月8号，则月份2+9=11月，日期8+7=15日，那么预产期应该是11月15日。如果末次月经是在4月以后，则采取减3的方法计算。

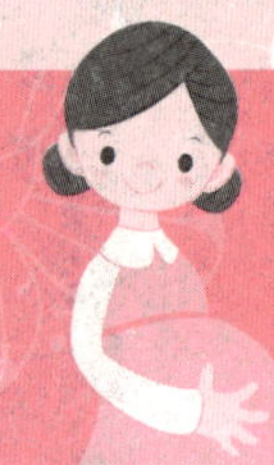

准妈妈要注意的生活细节

准妈妈的居室环境要适宜

如果说准妈妈子宫内是胎宝宝生长发育的小环境，那么，准妈妈所处的生活环境便是胎宝宝生长发育的大环境。准妈妈在怀孕期间需要拥有一个温馨的家居环境。

优美的家居环境对怀孕的好处

一般来说，新鲜空气、良好的自然光线、洁净以及雅致宜人的环境，能激活人的生理功能。对准妈妈来说，优美的家居环境可以调节准妈妈的情绪，有助于放松心情，促进准妈妈的睡眠。如果准妈妈能够安心、愉快地度过怀孕期，那么，宫内环境就会在孕期里维持平静、安好，从而给胎宝宝带来最好的影响。

孕育需要的家居条件

↘ 洁净舒适。房间要常开窗户通风换气，去除室内污浊的空气。室内不要堆放杂物，家具摆设简单、整齐清洁、美观大方。每天应打扫1次房间，擦洗1次地板和家具，保持室内清洁。室内还要定期消毒。

↘ 温湿度适宜。室内的温度保持在18℃～24℃，湿度保持在40%～50%为佳。

↘ 居室美观。怀孕后最好能对居室做一些简单的装饰（注意不是装修房屋），比如在墙上挂一些喜欢的画或色彩明亮的小饰品，阳台上养几盆无毒的美丽花草等。

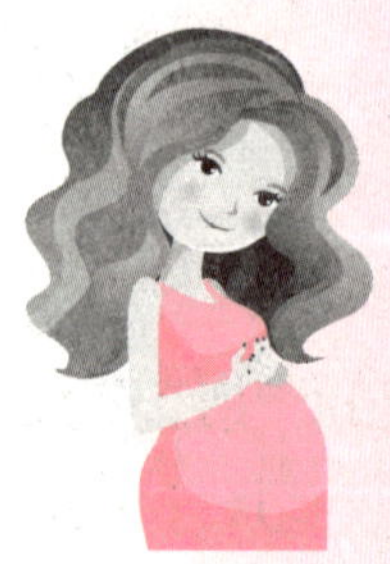

特|别|提|示　TIPS

准妈妈除了要生活在一个较好的物理环境中外，还要努力营造一个良好的心理环境，读书、听音乐、编织等，从而孕育一个气质好、聪明、活泼的宝宝。

千万不要把怀孕征兆当感冒

已婚女性若未避孕，随时都有怀孕的可能，所以一旦发现身体不适，首先就应考虑到怀孕的可能性，不要把怀孕初期的头晕目眩当成是感冒而服用感冒药，也不要以为腹部下方的疼痛是患了便秘而服用泻药，这些都会对胎宝宝产生不良影响。

已婚女性应随时注意自己的身体状况，并留意基础体温的变化。早日确认妊娠的喜讯，对家人而言是一个美妙的消息，同时调整自己的心理，以最佳状态进入优生优育的幸福里程。

孕早期，别让X光伤害胎宝宝

众所周知，X光给准妈妈带来的伤害是无法预估的。但仍有一些准妈妈在不知自己已经怀孕的情况下接受着X光的照射。这也是我们着重提出这一点的原因。

孕早期X光照射让胎宝宝伤不起

胚胎对放射线最敏感的时期是在受精后60天之内，尤其是最初15～56天，胚胎器官正在高度分化、形成中，接受X光照射极易发生畸形。

X光照射可导致胚胎细胞染色体的断裂、基因突变等，从而引起流产、死胎、新生儿死亡和小头、小眼、脑积水等先天畸形，以及发育迟缓、智力障碍等。因此，在怀孕头2个月绝对禁止X光照射，第3个月也应尽量避免。

避免胎宝宝受X光伤害的措施

↘ 月经周期14天内照射过下腹或盆腔的育龄女性，为了避免放射线对卵巢的影响，最好避孕1～2个月再怀孕。

↘ 有受孕可能的女性要避免X光检查。

↘ 孕15周前准妈妈要禁止接受X光检查，常规胸部透视应取消。必须进行胸部检查时，拍胸片较胸透要安全。

↘ 对接受过大剂量放射线照射的准妈妈应动员其终止妊娠。

一旦怀孕了，手机少用为好

准妈妈应少用或不用手机，更不能将手机长时间挂于胸前。手机通话是通过高频电磁波将电讯信号发射出去的，发射天线周围存在微波辐射。辐射由高到低依次为天线部、听筒部、键盘部和话筒部。手机本身所发射的高频电磁波对人体会产生危害，但人却感觉不到。胚胎和胎宝宝组织特别容易受辐射损伤，这种损伤的表现形式多种多样，可以表现为细胞受损，导致胎宝宝生长发育的缺陷，所以准妈妈应尽量少用手机。

另外，手机在接通瞬间及充电时通话，释放的电磁辐射最大，因此最好在手机响过一两秒后接听电话。充电时则不要收发短信或接听电话。

怀孕了，别让电视成天陪着你

电视机在工作时显像管可不断发出X射线，为安全起见，准妈妈应少看电视，即使偶尔看电视时，也不要离电视荧光屏过近，距离应在2米以上，以免引起流产、早产及胎宝宝畸形。

另外，准妈妈一次看电视不应超过2个小时，避免因久坐而影响下肢血液循环，导致身体不适。

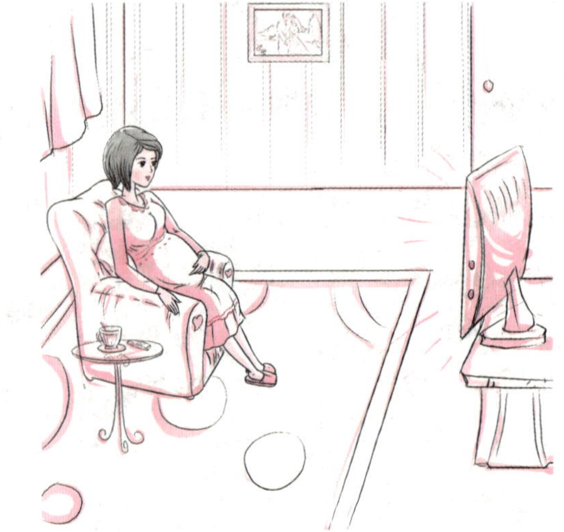

准妈妈还应避免看刺激性强的恐怖、紧张、悲剧性电视剧。一些想象力丰富的准妈妈，在看完恐怖片或侦探小说后，就会变得“神经过敏”，经常处于易感、担惊受怕中，这会对胎宝宝造成不良影响。

此外，不应在饱食后立即看电视，不要边看电视边吃零食，以免影响消化、吸收功能，不利于胎宝宝发育、生长。

一旦怀孕了，不要再长时间上网

一项研究报道显示，处在孕早期的女性如果每周在电脑前工作超过30小时，其流产率增高80%，畸胎率也会有所提高。尤其是在工作的电脑前打手机，所产生的辐射更强烈。

为了保护胎宝宝的健康，专家建议准妈妈尽量减少使用电脑的时间。如果必须用电脑，每天不要超过6小时，并每小时需要离开电脑10分钟左右。处在孕早期的准妈妈，每周使用电脑的时间不要超过10小时，过了孕早期，也就是当胎儿的重要器官基本发育完成后，每周使用电脑的时间也不要超过30小时。

另外，准妈妈在使用电脑时，还要采取一些基本的防护措施，如使用防辐射的电脑保护屏，穿上防辐射的马甲或围裙，并且要控制使用时间，工作完后及时关掉电脑等。

要护胎，防辐射服少不了

身处电气化的现代社会，电磁辐射无处不在，对于弱小的胎宝宝来说，稍强一些的电磁辐射都会影响其正常发育，因此，准妈妈为自己选购合适的防辐射服十分必要。

类　型	面料结构	屏蔽率	特　点
金属纤维面料	金属纤维含量30%、棉40%、涤30% 34～37DB	99.98%左右	透气、耐洗、舒适，还具有抗静电、抑菌、活血等特点
涂层面料	纺织面料上有防辐射涂层 45～50DB	99.99%左右	性能较好，放置夹层最佳，不宜洗
银纤维面料	银纤维54.80%，涤45.20% 45～55DB	99.99%左右	性能好，柔软透气，可洗，具备上述两种面料的优点

注：DB是一个纯计数单位，本意是表示两个量的大小，没有单位。在这里主要表示防辐射的强度大小。

怀孕了，睡眠时间要保证

正常成人一般每天需要8小时左右的睡眠，而准妈妈因身体各方面变化，容易感到疲劳，睡眠时间应比平时多1～2小时，最低不能少于8小时。如果原来生活不规律，从这个时候起一定要纠正。尽量不要熬夜，每天定时休息，保证充足睡眠，不要让自己过于劳累。如果准妈妈感到疲倦，建议不要做太多事，尽可能多休息、早睡觉。每晚要睡足8～9小时，午睡要保证1小时。

每天都要坚持午睡

准妈妈应坚持每天都午睡，午睡可使准妈妈精神放松，消除疲劳，恢复体力。但午睡时间最长不要超过2小时，一般半小时到1小时。

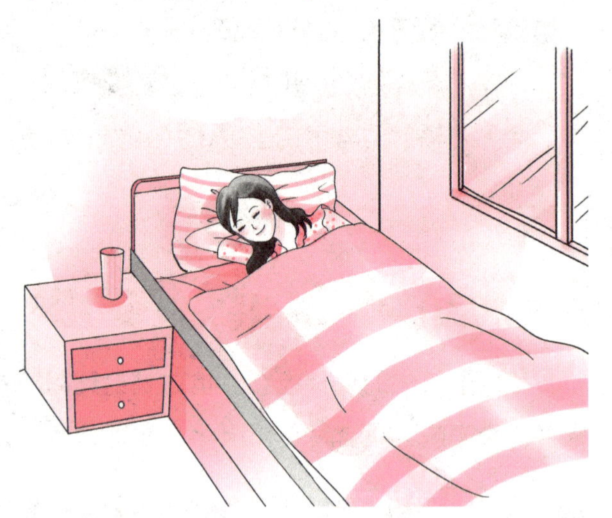

午睡要有规律，不要什么时候想睡就睡，或者睡的时间太长，应适当安排在午后固定的时间。如果无条件午睡，可躺下稍加休息。

孕早期，一定要杜绝洗热水浴

以往习惯洗热水浴或喜欢桑拿浴（指水温超过42℃）的准妈妈，从怀孕起就要暂时忍痛割爱。因为，怀孕最初几周里，小胚芽的中枢神经系统正处于分化和发育中，对于温度变化极为敏感，特别易受高温的伤害，严重的会导致胎宝宝畸形。

调查显示：凡妊娠早期（2个月内）行热水浴或蒸汽浴者，所生婴儿的神经管缺陷（如无脑儿、脊柱裂）比未行热水浴或蒸汽浴者大约高3倍。因此，准妈妈宜洗温水浴，水温在35℃～38℃为宜，每次时间15分钟，方式以淋浴为佳。

怀孕后，适度进行户外运动

女性怀孕之后，在生理上会发生很大的变化，容易出现喜静厌动的情形，这对怀孕会造成不利影响。准妈妈如能克服怀孕带来的惰性，并根据自己的体质状况进行适当体育锻炼，就能调节和增强神经系统及心肺的功能，帮助消化，促进腰部和下肢血液循环，减轻腰腿酸痛、下肢水肿等症状。

准妈妈在户外适当运动，还能呼吸到新鲜空气，获得充足的阳光，防止骨质软化症的发生。此外，适当的运动，还能促进肠蠕动，防治便秘。可以说，妊娠期女性很有必要适当运动以增强体质，为将来的分娩和哺乳打下良好的基础。

准妈妈如果平时没有运动锻炼的习惯，为了自己和胎宝宝，必须安排一些科学、适当的运动，如散步、做简易体操等，切不可整日静卧，懒懒散散。

为了胎宝宝，孕早期最好暂停性生活

怀孕早期，孕激素的分泌还不够充分，胚胎在母体子宫里的状态还没有稳定下来，性生活容易引起流产。而且这个阶段准妈妈一般都会有早孕反应，严重的生理反应会让身体很不舒服，最好以准妈妈身体和休息为重。

当然，早孕反应并非人人都有，各人情况也不尽相同，只要夫妻有意识保护，适度、适量的性生活并非严格禁止。

需要提醒的是，孕早期若有腹痛或阴道出血等情况，或医生认为有流产或早产可能的、有多次流产史或早产史的准妈妈，应当特别注意节制性生活。

开心乐园

我有次去买羊肉串，伸出4个手指对老板说：“来3根羊肉串。”老板蒙了，问：“几根？”我又伸出3个手指说：“4根！”……

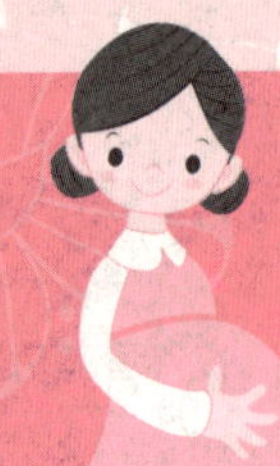

合理安排准妈妈的营养与饮食

孕早期，不要忽视摄取充足的营养

妊娠第1个月，准妈妈往往不知道自己已经怀孕，不太注意饮食营养。其实，在孕早期，胎宝宝的器官发育特别需要维生素和矿物质，特别是叶酸、铁、锌等物质，充足的营养有助于胎宝宝的健康发育。

保证优质蛋白质的供给

要选取易于消化、吸收和利用的优质蛋白质，如奶类、蛋类、畜禽肉类等食品，确保妊娠早期胚胎发育所需的蛋白质。

适当增加热量摄入

妊娠早期胚胎发育缓慢，母体组织变化不大，基础代谢增加不明显，因此热能需求量不多，但仍要适当增加热量的摄入，以保证胎宝宝所需的能量。准妈妈可适当增加面粉、稻米、玉米、小米、食糖、红薯、土豆等食物的摄入量。

保证维生素的供给

维生素对保证早期胚胎器官的形成、发育有着重要作用，准妈妈要多摄入维生素C、B族维生素等，尤其要多摄入叶酸。准妈妈平时要养成多吃蔬菜、水果及坚果的习惯。

保证矿物质的补充

妊娠早期准妈妈体内若缺乏矿物质，后果将难以弥补。如缺铜会引起胎宝宝中枢神经发育不良，缺锌可使胎宝宝生长发育迟缓。因而，在妊娠早期，准妈妈应注意摄入富含铁、铜、锌、钙的食品，如核桃、芝麻、畜禽肉类、奶类、海产品等。

量身打造，制订一套可行的营养计划

从妊娠开始，准妈妈就应该为自己制订一套合理而可行的营养计划。因为妊娠是特殊的生理时期，母体摄入的营养不仅要维持自身机体代谢和消耗所需，还要额外地提供给体内的小生命正常生长发育所需要的全部营养和热能，所以，充足而均衡的营养对准妈妈来说是非常重要的。所以准妈妈要注意在不同时期根据自己的情况合理均衡地摄入营养。

孕早期，是胚胎细胞分化和主要器官系统的形成期，因此均衡的营养是重要的。因为早孕反应的关系，饮食方面，应以清淡、稀软的食物为主，少食或不食油腻厚味的食品。

平时多吃有助于补充叶酸的食物

孕早期是胎宝宝器官系统分化、胎盘形成的关键时期，细胞生长、分裂十分旺盛。此时叶酸缺乏可导致胎宝宝神经管畸形，发生唇裂或腭裂，甚至出现无脑儿与先天性脊柱裂患儿。因此，准妈妈在补充叶酸剂的同时，平时还要多摄入一些富含叶酸的食物。

叶酸广泛存在于各种动、植物食物中。富含叶酸的食物为动物肝和肾、鸡蛋、豆类、酵母、绿叶蔬菜、水果及坚果类。

以下食物富含叶酸：

↘ 蔬菜：莴苣、菠菜、西红柿、胡萝卜、青菜、龙须菜、花椰菜、油菜、小白菜等。

↘ 水果：橘子、草莓、樱桃、香蕉、柠檬、桃子、李子、杏、杨梅、海棠、酸枣、山楂、石榴、葡萄、猕猴桃、梨等。

↘ 动物性食物：动物的肝脏和肾脏、禽肉及蛋类，如猪肝、鸡肉、牛肉、羊肉、鸡蛋等。

↘ 豆类、坚果类食物：黄豆、豆制品、核桃、胡桃、栗子、杏仁、松子等。

↘ 谷物类：大麦、米糠、小麦胚芽、糙米等。

专家叮咛

对食物中的天然叶酸，人体的吸收率较低，加上烹调过程中易损失，孕早期准妈妈最好每天服用叶酸制剂。

为了补充营养，主动调整饮食习惯吧

如果准妈妈在孕前饮食就很均衡，也许现在只需做少许调整。一旦妊娠了，准妈妈每天更重要的是要吃得好，而不是吃得多。

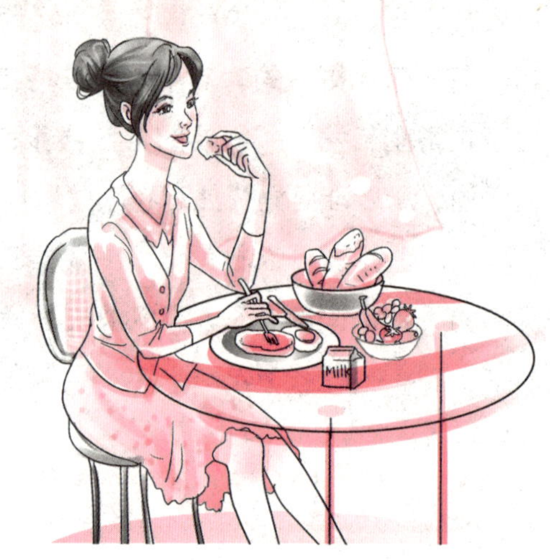

在饮食方面，准妈妈最重要的是要均衡食用7大类食物，包括奶类、鱼肉类、蛋豆类、五谷根茎类、蔬菜类、水果类以及油脂类。如果因工作忙碌或有害喜现象，无法从日常饮食中全面、均衡地获取这7大类食物，就需要注意调整饮食的品种，尽量从各类食物中摄取所需营养。

早餐很重要，怀孕后每天都要吃

有的准妈妈平时有不吃早餐的习惯，其实这对准妈妈本身及胎宝宝发育都不利。早餐对每个人来说都是不可缺少的，而且要吃饱吃足。不吃早餐的准妈妈，不但在早上饿了自己半天，而且也饿了胎宝宝。为了胎宝宝健康地发育，再忙的准妈妈也要坚持吃早餐，早餐尽量做到精简而营养丰富。

饮食规律，三次正餐要按时吃

对于三次正餐，不论多忙碌，准妈妈都应该按时吃。最理想的吃饭时间为早餐7、8点钟、午餐12点左右、晚餐6、7点钟。如果错过用餐时间，临时进食一些小点心即可，等到下次用餐时间再进食，切忌中途为补充营养大吃大喝，影响下次进食。

三餐之间最好安排两次加餐，进食一些点心（饼干、坚果）、饮料（奶、酸奶、鲜榨果汁等）或水果，有利于营养均衡，还可以适当补充能量，使下一餐用餐前不致太饿，这样增加进食次数、少量多餐的进食方式还可以减少血糖变化的幅度，有利于准妈妈的身体健康。

除按时吃饭外，准妈妈定量用餐也非常重要。准妈妈应该把全天的热量摄取与均衡营养，平分在一日各餐之中。各餐（尤其是早、中、晚三餐）都不宜囫囵或合并，应保质保量。

只吃精制米面易致营养缺失

微量元素是人体必需的，对准妈妈和胎宝宝来说，缺乏微量元素时后果很严重，准妈妈和胎宝宝不仅会营养不良，还会出现贫血、代谢障碍等疾病。

而米、面中含有的人体所必需的各种微量元素（铬、锰、锌等）及维生素B_1、维生素B_6、维生素E等，在精制加工过程中常常损失掉。所以，准妈妈应注意少吃精米和精面，尽可能以未经精细加工，或适当精加工的谷物作为热量的主要来源。

味精，准妈妈最好不吃

味精作为调味品，每个家庭在烹调中几乎都会用到。味精中的谷氨酸是氨基酸的一种，其中95%能被人体吸收。

但对于准妈妈来说，食用味精一定要掌握好用量。体重50千克以上的准妈妈，每天味精摄入量不能超过6克。由于味精在长时间受热后，会引起失水，生成焦谷氨酸钠，从而失去鲜味和营养价值，甚至有一定毒性，所以应在汤和菜做好之后，临出锅之前放入味精，避免味精中的谷氨酸因加热温度过高、时间过长而受到破坏。

怀孕后应少吃方便食品

现在市场上各种方便食品很多，如方便面、速冻食品等。有些准妈妈喜欢吃这些方便食品，觉得既方便，味道又好；也有的因工作繁忙，愿意将方便食品作为主要食品。这种做法对准妈妈与胎宝宝都不利。

如果准妈妈吃太少或过分依赖方便食品，就会造成营养不良，继而影响胎宝宝生长发育。研究表明，在怀孕早期，要想形成良好的胎盘及其丰富的血管，特别需要脂肪酸，脂肪酸对胎宝宝大脑的发育也非常有好处。若准妈妈过分依赖方便食品，就会使脂肪酸摄入不足。

油条，准妈妈最好别多吃

油条在制作时，需加入一定量明矾，而明矾是一种含铝的无机物。炸油条时，每500克面粉就要用15克明矾，也就是说，如果准妈妈每天吃两根油条，就等于吃了3克明矾，这样天天积累，其摄入铝的量相当惊人。这些明矾中含的铝，会造成胎宝宝大脑发育障碍，增加痴呆儿的概率。所以，为了胎宝宝的健康，准妈妈最好不要吃油条，也少用铝制餐、食具。

全麦食品，准妈妈的健康食品

全麦制品，包括麦片粥、全麦饼干、全麦面包等。特别是北方的准妈妈，把早餐的烧饼、油条换成全麦面包、麦片粥很有必要，虽然你多少会有些不习惯。麦片可以帮助准妈妈保持较充沛的精力，还能降低体内胆固醇的水平。

注意，不要买那些口味香甜、精加工的麦片，天然的、没有任何糖或其他添加成分的麦片最好。届时可以按照自己的喜好加一些干果、葡萄干或是蜂蜜。

全麦饼干类的小零食，细细咀嚼能够非常有效地缓解孕吐反应；全麦面包可以提供丰富的铁和锌。

孕1月准妈妈每日饮食安排

早餐：南瓜粥1碗，鸡蛋1个，蔬菜适量

加餐：自制果汁或酸奶配苹果

午餐：米饭1碗，黄豆炖牛肉、番茄炒蛋各适量，丝瓜鸡蛋汤适量

加餐：猕猴桃1个，坚果适量

晚餐：小米粥1碗，豆奶饼、炒茼蒿或炒萝卜丝、豆瓣鲫鱼各适量

全日烹调用油（植物油）：约20克。

孕1月益智安胎营养食谱推荐

开胃三丝

原料 黄瓜1根，大鸭梨1个，山楂糕100克，白糖适量。

做法

1．将黄瓜去蒂，洗净，用凉开水冲一下，切成细丝，放入盘内；山楂糕切成细丝，放在黄瓜丝上。

2．鸭梨去蒂，削去外皮，去核，切成细丝，放入盘内，与黄瓜丝、山楂糕丝轻轻拌均匀，再将白糖均匀地撒入盘中即可食用。

营养分析

清淡鲜香，爽口开胃，微酸微甜。此菜含有维生素C、维生素D、维生素B_{12}和胡萝卜素及叶酸、钙、锌、磷、碘、铁等矿物质，可提供孕早期准妈妈所需的营养成分。

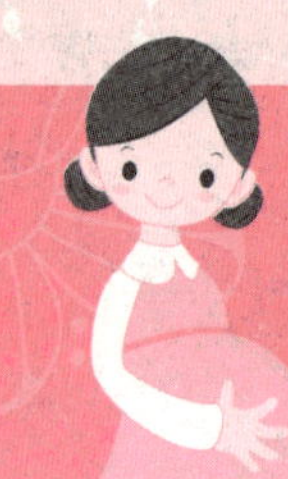

别让孕期不适及不当用药伤害胎宝宝

孕早期，如何应对疲倦乏力

在怀孕初期的几周内，由于身体各方面的机能尚未适应怀孕所引起的新状态，所以，准妈妈会比较容易疲倦乏力，变得想睡觉。还有，怀孕会促使孕酮（又称黄体激素）大量分泌，具有麻痹脑部特定部位的作用，准妈妈便因此变得昏昏欲睡，没有精神。不过这个时期不会太长，很快就会过去。

缓解疲劳的小方法

↘ 每天保持充足的睡眠：准妈妈应保持优质的睡眠，睡得好不仅可以消除一整天的疲劳，醒来后还能拥有绝佳的状态去面对新的事物。

↘ 按摩是缓解疲劳的一种好方法：准妈妈先闭目养神片刻，然后用手指尖按摩前额、双侧太阳穴及后脖颈，每处16次，可健脑养颜，缓解疲劳。

↘ 补充营养：有些食物也具有消除疲劳、提振精神、舒缓压力等功用。如饼干、巧克力、花生、杏仁、腰果、胡桃、牛奶、鲜果汁、蔬菜、水果、豆类、肉类、鱼类、银耳等。

孕早期，感冒了怎么办

在怀孕期间，准妈妈自己最怕的就是生病，尤其是一些季节性流行疾病，如感冒。在患感冒期间，自身的免疫力下降，胎宝宝受到病毒影响的概率也相应增加。孕早期是胎宝宝重要器官形成的时期，部分病毒对胎宝宝有明显的致畸作用。

预防感冒的方法

预防从家人做起。首先，经常同准妈妈密切接触的家庭成员，最好接种流感疫苗，包括其丈夫、父母等。

其次，要注意室内开窗通风，家中发现有人出现发热、咳嗽等流感症状后，要尽最大可能同准妈妈隔离。

在冬、春季节准妈妈要尽量避免到人多、空气污浊的地方去，尽量避开患感冒的人群。外出时，应戴口罩，回家后要先用淡盐水漱口。

勤洗手，尤其是在接触钱币、门把手、水龙头等后，要及时洗净双手。

准妈妈感冒后的对策

准妈妈患了病毒性感冒也不要紧张，应多休息，多饮水，多吃清淡易消化的食物，避免滥用药物。

对于轻度的感冒发热，不一定使用药物，可多休息，多饮开水，一般能很快自愈。也可以试一试中医食疗方。

如果准妈妈出现高热、烦躁、剧吐等症状时，应到医院就诊，在医生的指导下使用一些对妊娠没有影响的药物。退热可用物理降温法（湿毛巾冷敷，40%酒精擦颈部及两侧腋窝）。

白带增多要防阴道感染

白带是一种无味、有韧性的乳白色黏液，怀孕时白带开始增多。受精卵在子宫内着床，活动开始活跃起来，导致白带的分泌量增多，但如果白带太多，颜色深如巧克力色，同时有脓，则可能患有真菌性阴道炎或滴虫性阴道炎。

真菌性阴道炎的主要症状是：阴道有白色黏稠状分泌物，小便时感到疼痛，而且外阴奇痒，白带呈豆腐渣样或片状。

滴虫性阴道炎的主要症状是：白带增多，白带呈乳白色或黄绿色，有时为脓性白带，常呈泡沫状，有臭味，严重者有血性白带。由于分泌物的刺激，可有外阴瘙痒、灼热、疼痛、性交痛，也可有腰痛、下坠感。如侵入尿道则可发生尿痛、尿频、血尿。

为了避免交叉感染，每天要用温开水（最好用瓶、杯盛装冲洗）清洗外阴2、3次。

孕早期，有些出血别大惊小怪

许多准妈妈刚怀孕时，会因为偶尔发现阴道出血而感到惊慌，其实这并不一定表示你的妊娠出了什么问题。因为当你怀孕之后，随着胎盘的生长，会形成许多微血管，有时候一些微血管破裂，而使你有阴道轻微出血的现象。比如以下几种情况：

↘ 着床出血：通常在受孕后，胚胎进入血管丰富的子宫内膜着床后的2～4周内发生。这可能会被误认为是月经刚开始，尤其你的经期较不规则时。

↘ 月经出血：怀孕后持续生长的胎盘，会释放出激素以抑制月经的发生，不过由于前几周所释出激素的量尚不足以抑制即将到来的月经，因此你很可能在怀孕了一两个月时还会有少量、短暂月经。

↘ 性交后出血：这是准妈妈在怀孕期间常见的出血现象，一般没有大碍。

这3种出血多半无痛、短暂、微量且没有任何其他症状发生（不过在例行的产检中，还是应该向医生告知出血的状况），出血的颜色应是深红色或粉红色，不带有血块。

这些活疫苗最好不要打

准妈妈怀孕时，正遇上卫生部门为了遏制某些疾病流行，要求人们进行预防接种，就需要自己再三斟酌了。一般说来，这个时期如果不是必须注射的疫苗，应尽量避免接种。如果是病毒活疫苗，如风疹、麻疹等，更应绝对避免，以免引起对胎宝宝的感染。

麻疹疫苗

麻疹疫苗是活疫苗，注射后可能对胎宝宝造成不良影响，准妈妈不能注射。

一般来说，如果准妈妈从来没有得过麻疹，也没注射过麻疹疫苗，却又接触了麻疹患者，这时应马上注射丙种球蛋白。不过这种情况非常少见。

风疹疫苗

风疹疫苗，准妈妈也应禁用。

未患过风疹，在孕早期又接触过风疹病人时，可以考虑终止妊娠，因为风疹极易引起胎宝宝畸形，而免疫球蛋白的预防效果又不确定。

此外，水痘、腮腺炎、卡介苗、乙脑和流脑病毒性减毒活疫苗，口服脊髓灰质炎疫苗和百日咳疫苗，准妈妈都应忌用。

从计划怀孕起，用药须听医生指导

怀孕后不能随意用药，这是一个常识。在有可能受孕的时候（最易忽略的是妊娠30～40天），如果患伤风感冒、便秘、头痛、失眠等，不要随意用药，在这个孕月药物对小胚芽影响很大。必须及时就医，并告诉医生你可能已经受孕或怀孕的时间，以便选用效果好又对胎宝宝无害的药物。服药时一定要遵从医嘱，切不可擅自乱用。但是，也不能“讳疾忌医”，使病情加重，不要认为一服药就会致畸而拒绝用药，这样都会延误治疗，对胎宝宝的生长发育同样有害。

怀孕初期部分药物给胎宝宝带来的不利影响如下：

↘ 抗生素。卡那霉素、土霉素、链霉素及妥布霉素等抗生素会诱发胎宝宝畸形。

↘ 维生素。过度服用维生素A或维生素D会导致胎宝宝畸形。新陈代谢后留存的维生素积存在体内还有可能导致胎宝宝患小脑症。

↘ 胃药。大部分消化剂和制酸剂没有大的害处，但是仍应避免长期习惯性地服用。

↘ 精神神经安定剂。安定片、苯巴、米帕明等药物会导致胎宝宝畸形。

↘ 女性激素剂。避孕药或粉刺药等药物会对胎宝宝造成不良影响。

↘ 感冒药。部分感冒药中含有的成分（如咖啡因）会导致子宫收缩，造成胎宝宝畸形。

↘ 肾上腺皮质激素。长期使用类固醇制剂会导致胎宝宝畸形。

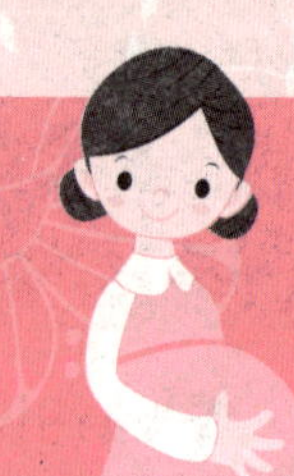

胎教进行时——准爸准妈一起来

努力营造一个好的胎教环境

大家都知道，胎教就是要为胎宝宝的生长发育创造一个优良的胎外环境和胎内环境。可以这样说，实施胎教的第一步就是要为了胎宝宝能够拥有一个好的生长环境而付出努力和爱。

对准妈妈来说，胎外环境对准妈妈的生活、情绪影响较大，从而通过神经、体液传递直接影响到胎宝宝发育的胎内环境。对胎宝宝来说，好的环境是指能够让胎宝宝平安度过10个月的宫内生活。如果准妈妈能够安心、愉快地度过怀孕期，那么，宫内环境就会在孕期里变得更好，从而给胎宝宝带来最好的影响。

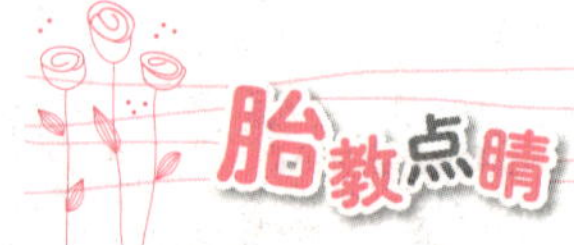

创造良好的胎外环境，除了有安静、卫生的起居条件和工作环境外，夫妻双方还要通力合作，安排好家庭日常生活。准妈妈要正确对待和善于协调夫妻关系、婆媳关系、邻里关系和其他人际关系，使自己和别人能有较多的心理交融，从而创造出一个良好的、有利于胎教的人际环境。

营养胎教，适度才是最好

一般来说，女性怀孕后，为了给腹中宝宝提供足够的养分，必须适当增加营养。但是大多数人错误地认为，妊娠期间吃得越多、体重增加越多对宝宝越好。于是，为了腹中胎宝宝的健康成长，大多数准妈妈愿意牺牲窈窕的身材，进食的时候毫不迟疑，彻底改变以往注意节制进食的习惯。

其实，妊娠期间进食过多、营养成分比例搭配不当，极易导致营养过剩，使体重超出正常的范围，即妊娠体重过重。准妈妈体重过重会引发许多病症，如妊娠期高血压、妊娠期糖尿病及其他并发症，也会增加孕育巨大儿的概率，增加分娩时的困难。

因此，准妈妈要防止暴饮暴食，每周测量1～2次体重，把体重控制在正常的增长范围内。

准妈妈精神不要太紧张

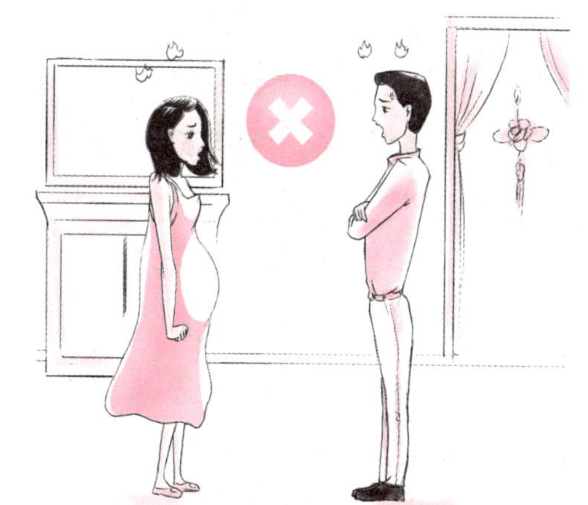

孕早期正是胎宝宝各器官形成的重要时期，如准妈妈长期精神紧张，就可能造成胎宝宝畸形。

具体来说，准妈妈的不良情绪对胎宝宝的影响主要有以下几个方面：

↘ 容易引起胎宝宝胎毒、斑疹、癫痫、惊悸、胆小、发育不全、内分泌紊乱等疾病。

↘ 容易致畸，出现兔唇等残疾症状。

↘ 容易影响胎宝宝智力，使孩子以后出现综合理解力差的现象，出现智力障碍。

常听音乐好处多多

音乐胎教能使准妈妈心旷神怡，心情轻松愉快，保持最佳精神状态，并将这种信息传递给腹中的胎宝宝，使其深受感染。优美动听的胎教音乐能够给躁动于腹中的胎宝宝留下深刻的印象，使胎宝宝朦胧地意识到世界的和谐与美好。

给胎宝宝“听”音乐，并给予适当的良性刺激，会使胎宝宝的心率随着音乐的节律而变化。经过音乐胎教训练的宝宝反应快、语言能力强、动作协调敏捷。

欣赏音乐《花好月圆》

这是一首采用有再现的单三部曲式的轻音乐作品，为ABA结构。全曲在热烈的快板引子中开始。

A主题柔和、轻盈，先由笛子以明亮音色呈示，然后转入高胡和二胡变化重复，描绘了一幅轻歌曼舞的画面。

B主题先在扬琴和秦琴上出现，轻快活泼；然后由笛子和二胡、高胡的变化重复；通过一个切分节奏的变音，乐曲由G调转入C调，低音乐器以深厚的音色演奏出有舞蹈性的节奏型，生动地表现了人们在月下花丛尽情欢舞的场面。

最后，乐队以快速的加花演奏，变化再现A主题，使乐曲在热烈欢腾的情绪中结束。

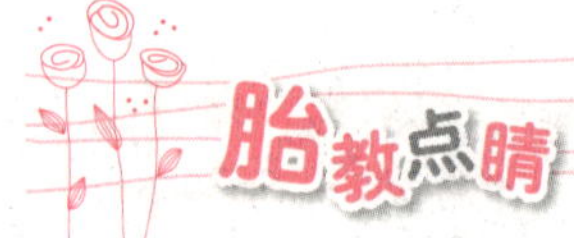

在孕早期，准妈妈感觉心情不舒畅，吃东西没有食欲时，听听这首民乐——《花好月圆》，一定会让你心情舒畅。

诗歌朗诵《开始》

开　始

“我是从哪儿来的，你，在哪儿把我捡起来的?”孩子问他的妈妈。

她把孩子紧紧地搂在胸前，含泪微笑着答道——

“你曾被我当作心愿藏在心里，我的宝贝。”

“你曾存在于我孩童时代玩的泥娃娃身上;每天早晨我用泥土塑造我的神像，那时我反复地塑了又捏碎了的就是你。”

“你曾活在我所有的希望和爱情里，活在我的生命里，我母亲的生命里。”

“当我做女孩子的时候，我的心的花瓣儿张开，你就像一股花香似地散发出来。”

“你的软软的温柔，在我的青春的肢体上开花了，像太阳出来之前的天空上的一片曙光。”

“上天的第一宠儿，晨曦的孪生兄弟，你从世界的生命的溪流浮泛而下，终于停泊在我的心头。”

“当我凝视你的脸蛋儿的时候，神秘之感淹没了我，你这属于一切人的，竟成了我的。”

“为了怕失掉你，我把你紧紧地搂在胸前。是什么魔术把这世界的宝贝引到我的手臂里来呢?”

（作者：泰戈尔）

适合孕早期的运动

孕早期，母腹中的胎宝宝还不是很大，准妈妈运动起来也不会太辛苦。低冲击性的适度运动对准妈妈来说是最合适的，如散步、做孕妇体操或打台球等。运动还可以调节准妈妈心情。准妈妈运动时，应慢慢开始，要动作缓慢，时不时地停下来休息一下，最后慢慢平静地结束。

孕早期因为胚胎还没有着床，准妈妈不能做剧烈运动，要避免频繁或大幅度牵拉运动。

准爸爸及时进入胎教角色

如果准妈妈在妊娠期情绪低落、高度不安，孩子出生后就会发生喂养困难、智力低下、个性怪癖、容易激动和活动过度等。为此，准爸爸现在就要进入胎教角色，用你深沉的父爱去培育妻子腹中的那个幼小的新生命。

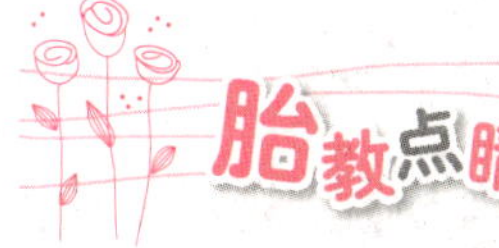

• 丰富生活情趣：早晨陪妻子一起到环境清新的公园、树林或草地上去散步。这样，妻子也会感到丈夫温馨的体贴，心情舒畅惬意。

• 风趣幽默处事：妻子由于妊娠后体内激素分泌变化大，因而情绪不太稳定，这时，丈夫唯有用风趣的语言及幽默、笑话宽慰及开导妻子，稳定妻子情绪。

怀孕第2个月，用音乐来缓解早孕反应

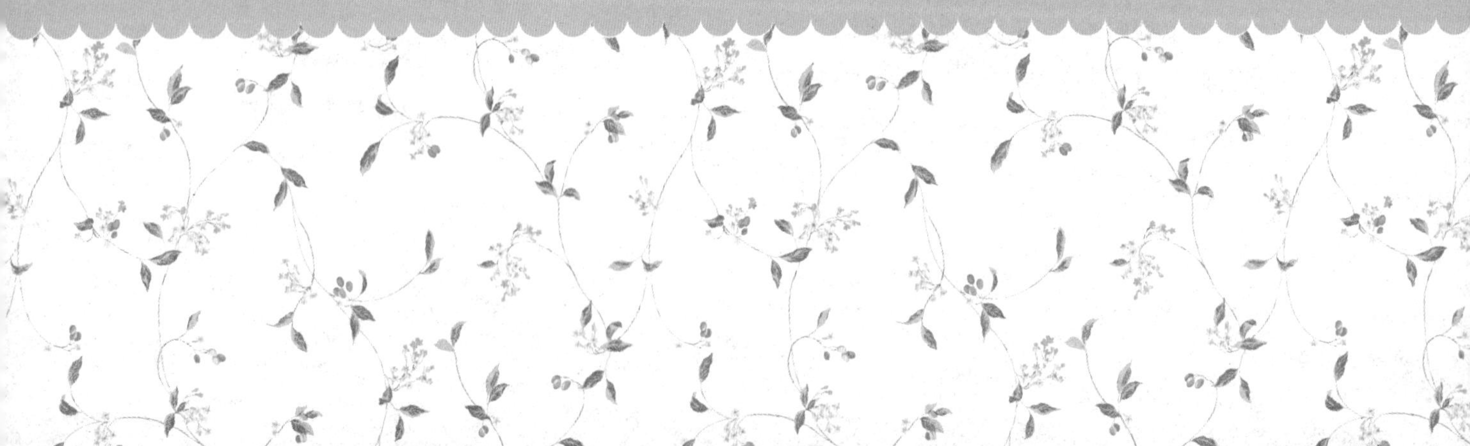

偶尔的一次晨吐也许并不能说明什么，但在连续几次晨吐以后，你就会意识到，“幸孕”降临了。虽然晨吐给人的感觉是如此令人难受，但幸福也如影随形，让这种难受的感觉淡化了。

在这个月里，准妈妈千万不要让孕吐影响到自己的心情，而应想法设法克服孕吐带来的身体上的不适，不妨外出散散步、听听音乐，同时还要注意休息，合理饮食，适当补充营养，让胎宝宝在母腹中健康地发育成长。

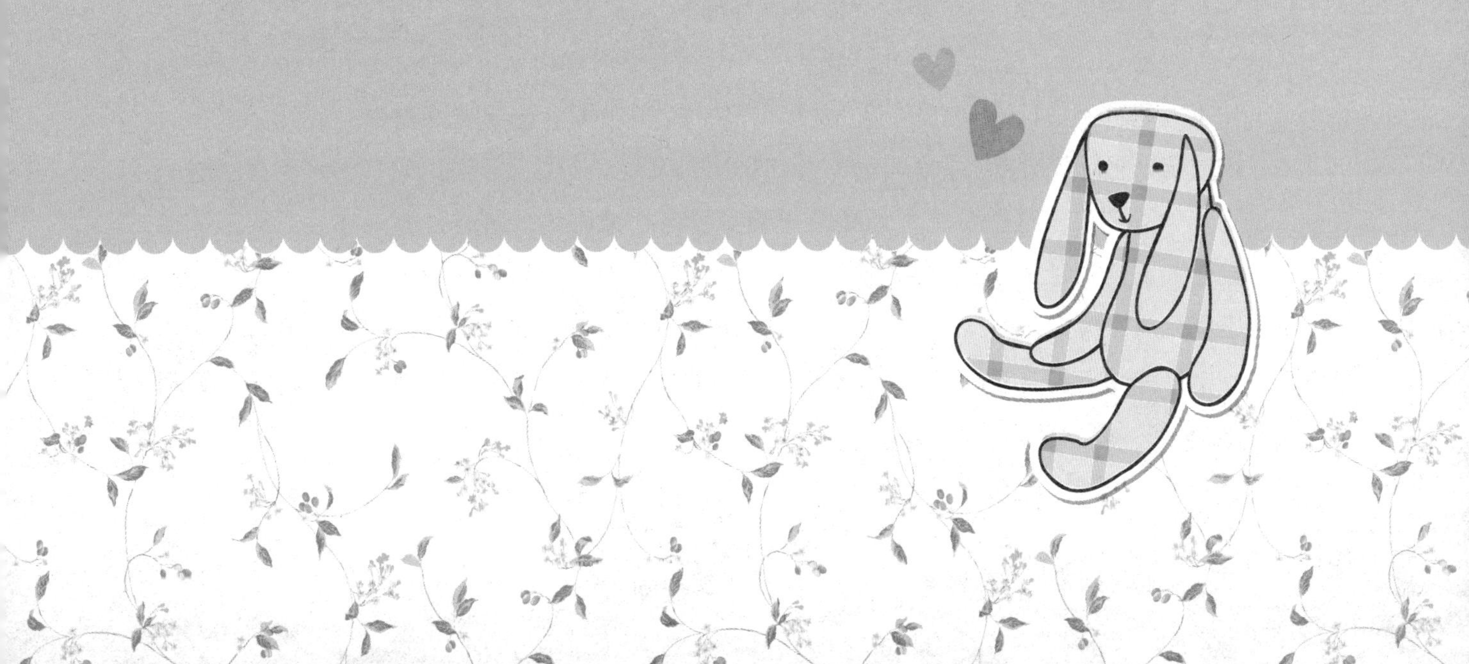

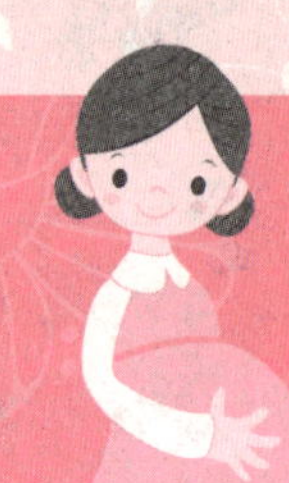

必做的产检与必知的妊娠常识

不容忽视的早孕检查

怀孕早期检查是准妈妈产前检查的一部分，早孕检查一般在停经40天后进行。如果准妈妈怀疑自己可能怀孕了，也可于这个月月末去医院进行早孕检查，明确是否怀孕、怀孕的天数以及是否适合继续妊娠。

通过第一次孕期检查以明确以下问题：

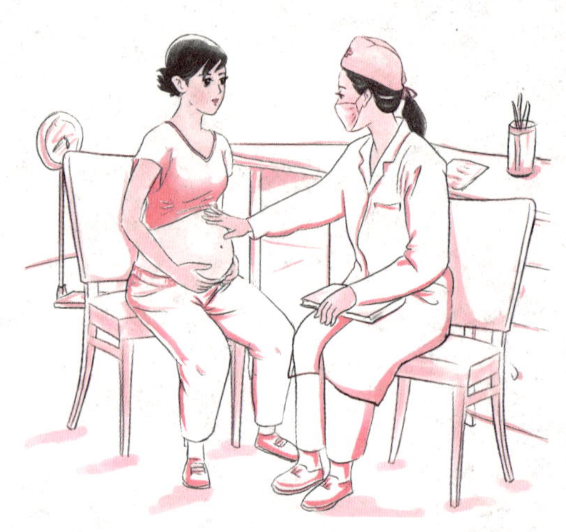

↘ 怀孕对母体有无危险，准妈妈能否继续怀孕。

↘ 准妈妈生殖器官是否正常，对今后分娩有无影响。

↘ 胚胎发育情况是否良好，是否需要采取措施。

↘ 化验血液、尿液，看有无贫血或其他问题。

↘ 肝功检查，如有肝炎应中止妊娠。

↘ 准妈妈有无妇科疾病，以便及时发现与治疗，避免给胎宝宝带来危害。

如果准妈妈对胎宝宝的生长发育有任何疑问或发现任何异常现象，可向妇产科医生进一步咨询。如果有以下这些情况，如高龄（35岁以上）准妈妈，曾有过病毒感染、弓形体感染、接受大剂量放射线照射、接触有毒有害农药或化学物质、长期服药等情况，或已生育过先天愚型儿或其他染色体异常儿的女性，有糖尿病、甲状腺功能低下、肝炎、肾炎等疾病的准妈妈，有特殊家族遗传病等，都应该进行相关的产前检查和咨询，以确保妊娠健康、顺利地进行。

去医院检查，让医生帮你确定妊娠

现在年轻的人，多半喜欢大型的医院，但是在等待看病的过程中，往往必须花费很多时间。因此，检查仔细、服务周到的妇产医院及私人诊所，也可作为一种选择。

各类医院的基本特征

↘ 教学医院：医术水准较高，但是由于病人多，医生非常忙碌，所以候诊时间较长。

↘ 综合医院：适合于有并发症的准妈妈。

↘ 妇产医院：精于妇科，专于产科。一般都开展了针对准妈妈的特殊服务，对准妈妈妊娠和分娩过程中可能会出现的一些突发状况应付自如。

↘ 私人诊所：必须具有和医生之间的强烈信赖关系，才会有安全的感觉。但是，有其他并发症的人，有必要仔细考虑。

妊娠的医学检查方法

↘ 妇科检查。妊娠期间，生殖系统尤其是子宫的变化会非常明显。月经刚过几天时进行妇科检查，如果发现阴道壁和子宫颈充血、变软，呈紫蓝色，子宫颈和子宫体交界处软化明显，以致两者好像脱离开来一样，子宫变软、增大、前后颈增宽而变为球形，并且触摸子宫引起收缩，则可断定已经妊娠。

↘ 宫颈黏液涂片。女性在妊娠后，卵巢的“月经黄体”不但不会萎缩，反而会进一步发育为“妊娠黄体”，分泌大量孕激素。因此，宫颈黏液涂片有许多排列成行的椭圆体，医生根据这些椭圆体就可断定妊娠。

↘ 妊娠试验。妊娠试验就是检测母体血或尿中有无人绒毛膜促性腺激素，如果有，说明体内存在胚胎绒毛滋养层细胞，即可确定妊娠。

↘ B型超声波（简称B超）检查。若受孕5周时，用B型超声显像仪检查，显像屏可见妊娠囊，孕7、8周时出现胎心搏动。

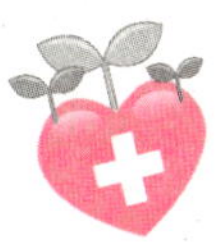

孕早期必做的常规检查

在孕早期，准妈妈应进行一系列化验检查，以便了解自己和胎宝宝的健康状况，需做的常规化验有以下几项：

血常规

通过血常规检查，可以了解准妈妈是否贫血及白细胞和血小板有无异常。正常情况下，孕前及孕早期血红蛋白≥120克/升，妊娠后6～8周，血容量开始增加，至妊娠32～34周达到高峰，血浆增多，而红细胞增加少，血液稀释，血红蛋白110克/升。

尿常规

了解准妈妈尿酮体、尿糖、尿蛋白指标，可以反映妊娠呕吐的严重程度，提示准妈妈是否患有糖尿病。

乙肝五项检查

了解准妈妈是否是乙肝病毒携带者，如乙肝表面抗原（HBsAg）呈阳性，则表明是乙肝病毒携带者，如果同时伴有e抗原（HBeAg）、核心抗原（HBsAg）阳性，则提示胎宝宝被感染的机会增加，新生儿出生后应及时给予主动免疫和被动免疫。

肝功能检查

了解准妈妈孕早期肝脏情况。急性病毒性肝炎患者不宜妊娠，如妊娠期患急性病毒性肝炎，可使病情加重，危及母儿生命安全。通过肝功能检查，还可对准妈妈其他肝脏疾病进行鉴别。

血型检测

通过血型检测，可了解是否特殊血型。如果准妈妈为Rh阴性血型，丈夫为Rh阳性血型，或如果准妈妈为O型血，其丈夫为O型以外的血型，胎宝宝就有发生溶血的可能。

优生四项检查

优生四项检查包括弓形虫、风疹病毒、巨细胞病毒、单纯疱疹病毒检测，如果以上病毒在孕早期感染，均可造成胎宝宝不同程度、不同器官的畸形。一旦检查出阳性，应及时就医。

读懂产检化验单

许多准妈妈看到化验单上的专业名词和符号，都会一头雾水。但如果学会了读懂化验单，就能迅速了解自身的妊娠状况，心态平和地接受医生给出的建议。

血常规检查结果

血红蛋白是判断准妈妈是否贫血的主要指标，正常值为110～160克/升。

白细胞在机体内起着消灭病原体、保卫健康的作用，正常值为（4～10）$\times 10^9$个/升，超过这个范围则说明有感染的可能。

血小板在止血过程中起到重要的作用，正常值为（100～300）$\times 10^9$个/升，如果血小板低于100×10^9个/升，就会影响准妈妈的凝血功能。

血型检查结果

血型检查项目包括ABO血型和Rh血型。一般医生会在化验单上写明准妈妈的具体血型，如A、B、AB、O 型等。

尿常规检查结果

主要检测尿液中的蛋白、糖及酮体含量，镜检红细胞和白细胞等。正常情况下，上述指标均为阴性。如果蛋白呈阳性，就提示有妊娠期高血压、肾脏疾病的可能。如果糖或酮体阳性，就说明有糖尿病的可能，需进一步检查。如果尿中发现有红细胞和白细胞，就提示有尿路感染的可能，需引起重视。

肝、肾功能检查结果

肝功能正常值：谷丙转氨酶0～40单位/升；谷草转氨酶0～55单位/升。

肾功能正常值：尿素氮3.2～7.1毫摩尔/升；肌酐25～10^6微摩尔/升。

梅毒血清学检查结果

主要做苍白密螺旋体血凝试验（TPHA）和快速血浆反应素环状卡片试验（RPR）。健康准妈妈这两项检查结果均应为阴性。当机体受到梅毒螺旋体感染后，会产生两种抗体，表现为RPR阳性和TPHA阳性。

艾滋病的血清学检查结果

检测艾滋病HIV抗体。正常准妈妈HIV抗体为阴性。如果感染了HIV病毒，那么检查结果为阳性。

异常腹痛和出血，孕早期要当心

怀孕早期，多数准妈妈出现程度不同的早孕反应是不需要治疗的。但如果出现以下异常情况，应引起准妈妈及家属的重视。

↘ 孕早期突然出现小腹剧痛，并伴有恶心、呕吐，甚至发生晕厥，或有少量阴道流血。遇到这种情况，应考虑到子宫外孕的可能性。特别是如为输卵管妊娠，管腔破裂，出血会很急，严重者在短时间内大量失血可导致休克，甚至死亡。如遇到这种情况，应立即送医院检查。

↘ 阴道流血伴有轻微腹痛，并有腰酸，则可能是先兆流产。出现这种情况要到医院检查。出现先兆流产后，如果医生认为胎宝宝正常，经过休息和适当治疗，流血可停止。

异位妊娠能检查出来吗

异位妊娠（俗称宫外孕）是一种比较危险的妊娠，如果不能及早发现，及时治疗，就有可能危及母子的生命。医学上通过以下一些检查方法可早期发现异位妊娠。

异位妊娠辅助检查

人绒毛膜促性腺激素测定是目前早期诊断异位妊娠的重要方法，通过检查准妈妈尿液中的人绒毛膜促性腺激素，来判断异位妊娠。

孕酮测定检测

异位妊娠的血清P水平偏低，但在怀孕后的5～10周会相对稳定，单次测定即有较大的诊断价值，尽管正常和异常妊娠血清P水平存在交叉重叠，难以确定它们之间的绝对临界值，但是血清P水平低于10纳克/毫升，通常提示异常妊娠，其准确率在90%左右。

B超检查

B型超声波检查常用于对异位妊娠的诊断。阴道B超检查较腹部B超检查准确性会更高一些。

腹腔镜检查

大多数情况下，异位妊娠的准妈妈通过病史、妇科检查、人绒毛膜促性腺激素测定、B超检查之后，都可以对早期异位妊娠作出诊断，但是，对于部分诊断比较困难的病例，在腹腔镜直视下进行检查，可以及时明确诊断，并可同时进行手术治疗。

诊断性刮宫

通过前面的检查不能排除异位妊娠时，就可进行诊断性刮宫检查，获取子宫内膜进行病理检查，但异位妊娠的子宫内膜变化并没有特征性，因而仅仅只靠诊断性刮宫诊断异位妊娠还有很大的局限性。

早孕反应，传递甜蜜的喜讯

一半以上的怀孕女性在停经40天到3个月左右出现食欲缺乏、恶心、呕吐、厌油腻及炒菜味、偏食、挑食、困倦、乏力、怕冷、流口水、头晕等症状，这些统称为早孕反应。大多数准妈妈都是因晨吐而怀疑自己怀孕的。可以这样说，早孕反应正是胎宝宝向母体传递的喜讯。

一般认为，早孕反应的原因与早期胚胎绒毛所产生的人绒毛膜促性腺激素密切相关，妊娠一旦终止，反应即可消失；此外，与准妈妈的精神状况有关，不良刺激、过度紧张等可加重早孕反应的症状。

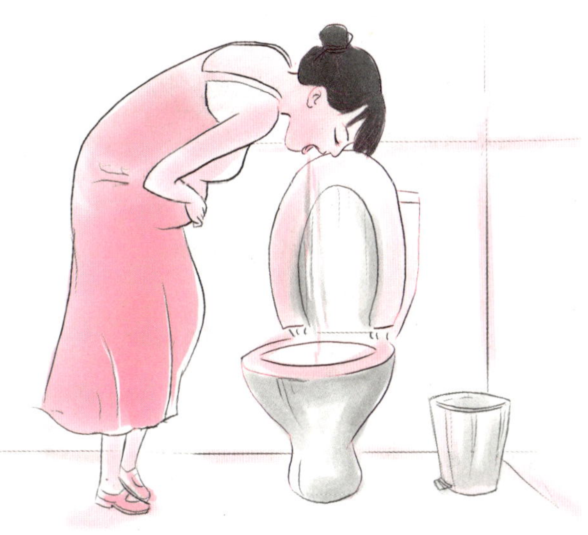

早孕反应一般对生活、工作和学习影响不大，不需要特殊治疗，多在怀孕3个月以后自然消失。虽然如此，准妈妈仍可采取一些适合自己的方法来减轻早孕反应，以避免早孕反应影响到自己的妊娠心境。

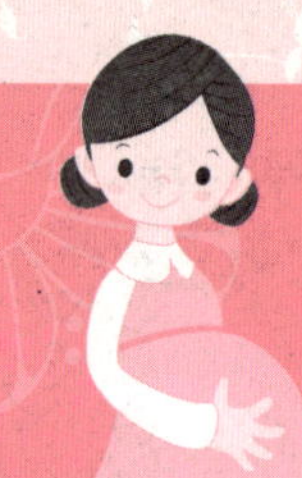

准妈妈要注意的生活细节

花花草草，居室摆放有讲究

我们知道，一般植物在白天都是吸收二氧化碳，排放氧气，但到了夜晚，摆放在室内的花草也和人一样吸收氧气，排出二氧化碳。如果卧室里摆放花草过多，就会出现花草与人“争氧”的现象，而准妈妈身体缺氧对胎宝宝来说是致命的伤害，轻则发育致畸，重则导致胎宝宝停止发育。

不宜长期放在室内的花卉

松柏类花木，如玉丁香、接骨木等；洋绣球花如五色梅、天竺葵等；丁香类花卉如夜来香；其他类如郁金香、月季花、紫荆花等，这些植物长期在室内摆放，其气味对人体健康均有不同程度的影响。

室内不宜放置的花卉

有些花卉不宜放在室内，如黄杜鹃、郁金香、一品红、夹竹桃、光棍树、五色梅、水仙花、石蒜、含羞草、虎刺梅、万年青、仙人掌、仙人球等。

居家要预防煤气中毒

一氧化碳俗称煤气，是无色、无味的气体。当空气中的一氧化碳浓度达到0.06%时，1小时便能引起中毒；如果达到0.32%，只需30分钟就可使人陷入昏迷而死亡，因此，要提高警惕，谨防煤气中毒。

在孕早期，一氧化碳中毒可影响胎宝宝生长发育，造成胎宝宝畸形、流产或胎死宫内。在孕晚期，一氧化碳中毒可造成胎盘早剥、早产、胎宝宝死亡。

辞职怀孕，并非明智的选择

一般来说，工作与怀孕并无冲突，怀孕后继续从事一些轻松的工作对怀孕还有帮助。一边怀孕、一边工作已经成为大部分女性的选择。一名健康的准妈妈选择一边怀孕一边工作，可以带来很多好处。

↘ 减少准妈妈独自待在家中产生的烦闷和担忧情绪。忙碌会冲淡这种情绪，尤其是当所有同事都表扬你："气色很好"、"育儿知识储备丰富"、"一定能生个漂亮聪明的宝宝"时，准妈妈的担心会不知不觉地消失，有时候会转忧为喜。

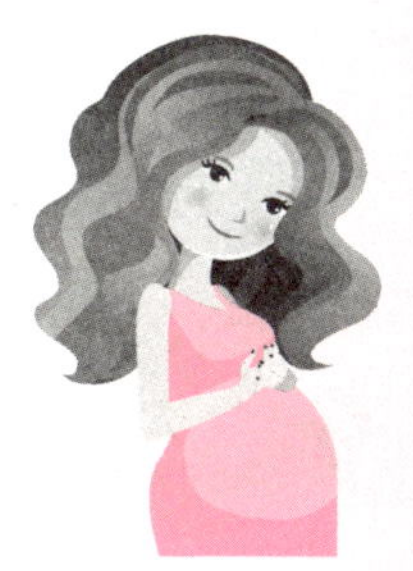

特｜别｜提｜示　TIPS

由于早孕反应和体内激素的变化，准妈妈在工作中会感到心情烦躁，特别是当遇到工作中棘手的问题时，此时准妈妈应注意控制自己的情绪，可走到窗户边，做一做深呼吸，暂时放下手头工作，调整一下。

↘ 增加运动量让准妈妈更乐观。保持适宜的运动量是增加未来顺产概率的关键因素之一，尤其在怀孕6个月以后，如果没有外出工作，人就会变懒，觉得一动就吃力。而"懒惰不思动"将导致体重激增以致难产概率增加。

↘ 脱离岗位的时间越短，"返岗恐惧症"发生的概率越小。随着竞争压力的递增，一旦放假松懈下来，人们普遍会对重返高强度的工作节奏产生畏惧。有些女性一怀孕就辞职或请假，孩子1岁了才考虑要重新工作，但长期与社会脱节更会加深"返岗恐惧症"。而孕期在身体允许的情况下继续工作，有利于产后顺利返岗。

因此，准妈妈在得知怀孕的喜讯以后，不要急着辞职，在家做专职的准妈妈。只要身体健康，继续工作不成问题。

有些工作岗位，准妈妈要暂离

女性怀孕后，应回避对身体不利的工作。除了注意避免劳动强度过大的工作外，还要考虑职业对胎宝宝的发育有无危害，必要时应暂时休假或调换其他的工作。特别是在孕早期，属于胎宝宝致畸的敏感期，更要加倍小心。如从事特殊行业，或准妈妈对工作或环境有顾虑的，应尽早向专业人士咨询请教。为了母婴健康，准妈妈应避免某些工作和环境。

↘避免接触有放射线和电磁波的工作，如操作电子计算机、放射科医务工作等。

↘避免某些化工行业的工作，如化工行业的女工常接触化学物质，有些化学物质会对母婴健康造成严重危害，极易造成婴儿先天畸形。

↘避免不良工作环境，避免在高温、低温、湿度过大及有强烈噪声的工作环境下工作。

↘避免重体力劳动和震动的工作，如搬运工作及其他过重的体力劳动，及剧烈的全身震动或局部震动的工作，如使用风动工具及机械操作等。

↘避免长时间站立的工作：如售货员、电梯服务员、招待员等，即使在办公室内进行较轻松的工作，也不要长时间保持一种姿势，应定时休息，活动活动手脚。

怀孕后，准妈妈要合理安排自己的工作

准妈妈要认真考虑一下能否胜任现在的工作，可以报告单位领导和同事，告知已怀孕或者预产期，让单位暂时安排适合你的工作，避免隐瞒情况，与同事一样工作而使自己吃不消。

有些季节性的工作会在某个时间段内特别忙，有些工作需要长期加班加点或熬夜，有的职业的从业者，如律师、商人、防治流行病的医生，会一时突然面临巨大的工作压力，怀孕后如果在这些行业工作，需要暂时适当调整一下工作强度和压力，如不能避免，最好暂休而不要硬撑。

频繁进食，可要注意口腔保健哦

女性怀孕后，由于分泌素的作用往往使口腔中的唾液变为酸性，对牙齿有腐蚀作用而造成龋齿，加之早孕时偏好酸性食物，胃部常反酸水至口腔中，由此加重龋齿。而且，口腔细菌分泌的毒素作用会引起牙龈炎，使牙龈平滑光亮、暗红色肿胀、容易出血，有时还形成触之易出血的硬肿块。因此，准妈妈要比以往更应注重口腔卫生。

↘ 坚持早晚及进食后漱口，如果吃酸性零食引起了牙齿过敏，可嚼川椒粒或选用脱敏牙膏，不能刷牙时可选用漱口水代替。选择刷毛柔软的牙刷，免得碰伤牙龈，少吃坚硬和刺激性的食物。如多吃软而富含维生素C的新鲜蔬菜和水果，以减少毛细血管的渗透性。

↘ 经常叩动上下牙齿，增加口腔唾液的分泌，其中一些物质具有杀菌和洁齿作用。

↘ 每次孕吐后用20%的苏打水漱口，中和胃酸对牙齿的腐蚀。发生牙龈炎时避免吃刺激性食物，要进食有营养的软食。

勤洗澡，准妈妈卫生胎宝宝舒爽

怀孕之后，准妈妈体内的新陈代谢加快，汗和分泌物增多，易疲劳。这时候，在天气允许的情况下，坚持每天洗澡就是缓解疲劳，让自己变得神清气爽的好办法。但是，孕期沐浴时应该采取立位，方式以淋浴为佳。最好不要在浴缸里坐浴或到澡堂泡浴。因为，妊娠后机体的内分泌功能发生了改变，阴道内具有灭菌作用的酸性分泌物减少，体内的自然防御功能降低，此时如果坐浴，水中的细菌、病毒极易随之进入阴道、子宫，导致阴道炎、输卵管炎等，或引起尿路感染。

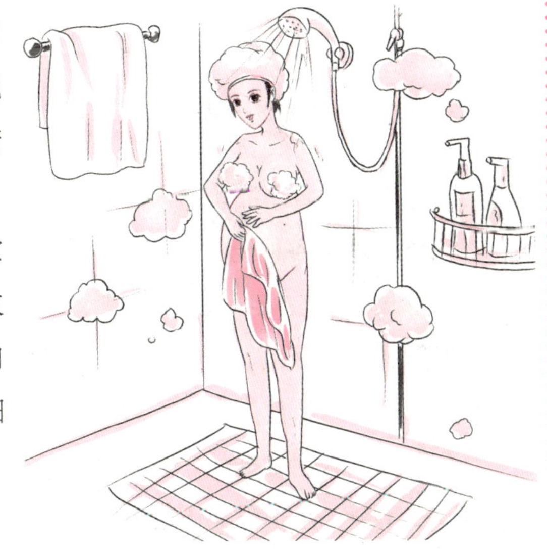

注意外阴卫生，准妈妈一“炎”不发

阴道是内生殖器官与外界相通的地方，它的位置十分不利，阴道的后方便是肛门，粪便里有大量细菌，极易污染阴道。特别是有些准妈妈患有外痔，大便后如不清洗，更易弄脏内裤，污染阴道及泌尿道。

准妈妈体内雌激素会随着孕周增加而逐渐增多，促使子宫颈、子宫内膜的腺体分泌，使白带越来越多。如果护理得不恰当，就可能引起外阴炎和阴道炎，导致胎宝宝在出生经过阴道时被感染。因此，准妈妈在白带增多时，每天用温开水清洗外阴2～3次，但不要清洗阴道内。

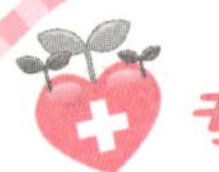

专家叮咛

怀孕后，准妈妈的内分泌功能会发生很多方面的改变，导致体内的自然防御机能降低，因此，除遵医嘱治疗外，不要坐浴。如果坐浴，水中的细菌、病毒极易进入阴道、子宫，影响母婴健康。

外阴出现瘙痒时，不要使用碱性大的肥皂清洗外阴，不妨请教医生并按医嘱进行护理。如果不幸被感染，应及早治疗，平时穿宽松的棉质内裤，直到症状完全消失为止。不穿紧身牛仔裤、体形裤或泳装等。

洗涤剂，胚胎的隐形杀手

洗涤剂作为日用品，对成人的健康影响不大，但对脆弱的胚胎具有致命的杀伤力。

洗涤剂包括各种洗衣粉、洗洁净、洗洁灵等。准妈妈经常接触这类化学洗涤剂，会对胎儿产生不良影响。洗涤剂中的一些化学物质能使受精卵变性坏死，受孕早期的准妈妈如果过多地接触各种洗涤剂，可通过透皮吸收，使洗涤剂在体内逐渐积蓄，洗涤剂中微量的化学物质极有可能造成流产。

准妈妈从这个月开始，就不要再接触洗涤剂。洗衣服最好用洗衣机洗，晾晒衣物时最好戴上橡皮手套；至于吃完饭后的盘碗洗刷最好是全权交给丈夫。

孕早期使用化妆品要小心了

爱美之心，人皆有之。准妈妈在美容化妆时，首先要考虑的就是胎宝宝和自身的健康，美观应放在第二位。

指甲油：美了十指却害了胎宝宝

爱美之心，人皆有之，更何况各位年轻、时尚的女性。几乎每一位女性都有涂指甲油的经历，更有很多女性把涂指甲油作为自己的必修课——在自己精心修剪好的指甲上涂上一层或透明、或绚丽的指甲油，有的还在上面描绘出各式各样美丽的图案，让指甲也如花儿一般美丽。但对准妈妈而言，这是“美丽”的错误，因为指甲油含有酞酸脂，容易引起胎宝宝生殖器畸形！对于男婴来说影响就更大，孩子长大后，可能会患不孕症或阳痿。

所以，为了孩子的健康，准妈妈要暂时把指甲油封存起来，不要为了一时的美丽而影响孩子以后的人生。

美白祛斑霜：导致胚胎发育异常

皮肤增白及祛斑类化妆品中因为含有无机汞盐和氢醌等有毒的化学物质，经常接触会导致染色体畸变率升高，还可能导致DNA分子损伤。

这些有毒物质还可经母体胎盘转运给胎宝宝，使胎儿细胞生长和胚胎发育速度减慢，导致胚胎异常。所以，准妈妈最好不要用美白祛斑的化妆品，尤其在怀孕的前3个月内。

口红：容易吸附有害物质

准妈妈应尽量少用口红，因口红是由各种油脂、蜡质、颜料和香料等成分组成。准妈妈涂抹口红以后，空气中的一些有害物质很容易被吸附在嘴唇上，并随着唾液侵入体内，使腹中的胎宝宝受害。其中油脂通常采用羊毛脂，羊毛脂除了会令空气中各种对人体有害的重金属微量元素吸附外，还可能吸附大肠杆菌并进入胎宝宝体内，而且还有一定的渗透性。鉴于此，不要长期涂口红，一旦怀孕后最好不涂口红。

怀孕了，暂时告别自行车

在孕2月，因为腹部还不明显，很多准妈妈会认为骑电动车和自行车没有问题，其实这是不对的。孕早期骑电动车或自行车都是很危险的，车的震动可能会影响到胎宝宝，一旦跌倒，则有可能引起流产。

此外，骑自行车上坡时需要用力蹬，这也极有可能造成准妈妈腹部用力而导致流产。所以，还是请尽量乘公交车、地铁吧，如果距离很近，也完全可以选择步行。

孕早期运动，缓慢是主旋律

孕早期，由于胎盘功能尚未发育成熟，特别是胎盘与母体子宫壁的连接还不紧密，很可能会因动作的不当使子宫受到震动，使胎盘脱落而导致胎宝宝流产，因此准妈妈应尽量选择慢一些的运动，运动时慢慢开始，要动作缓慢，时不时地停下来休息一下，最后慢慢平静地结束。

在运动过程中，当感到疲劳时应立即停止运动，并充分休息。特别要小心的是阴道出血，如有清水一样的分泌物从阴道流出，心跳明显加快，血压明显上升，腹部急剧的收缩或疼痛时，要立即停止正在进行的运动。

优生建议

在孕早期，准妈妈不要做背部的锻炼。背部锻炼会让给胎宝宝供血的血管承压增大，影响对胎宝宝的供血。

准妈妈要避免并远离那些可能撞击腹部的运动，如跆拳道、篮球、排球和曲棍球等。

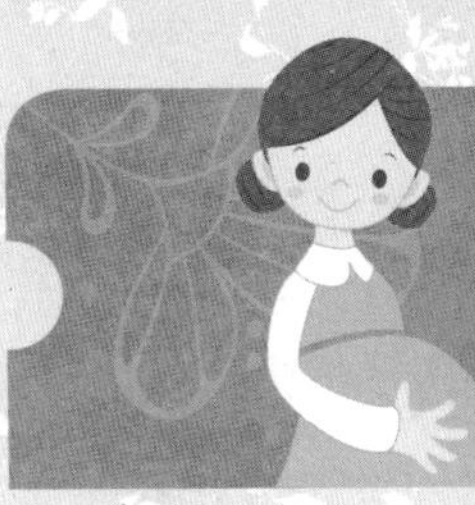

合理安排准妈妈的营养与饮食

补充蛋白质，荤素搭配营养加倍

孕早期蛋白质供应不足会影响宝宝脑细胞的生长发育。孕早期属于脑神经细胞激增的第一个关键期，需要准妈妈在这一时期特别要注意优质蛋白质的摄入。

这一时期，准妈妈对于蛋白质的摄取不必刻意追求数量，但要注意保证质量。可以考虑植物蛋白与动物蛋白搭配，但以植物蛋白为主。合理的食物搭配能使食物的营养加倍，得到1+1＞2的效果。同时，荤素搭配还可以保证脂溶性和水溶性维生素摄入平衡与充足，钙、磷处于最佳吸收比例。

荤食是指鱼、肉、动物内脏、鸡蛋、牛奶、虾等动物性食物。荤食富含优质蛋白质、磷脂、无机盐等人体健康必需营养物质。但荤食多偏酸性，吃得过多容易引起人体内血液“酸化”，同时含胆固醇也较多，容易引起动脉硬化，不利于准妈妈的身体健康。

素食是指各种蔬菜、豆类、豆制品、谷类、水果等植物性食物。素食中含有较多的维生素、纤维素、糖等，纤维素可以清除血管壁上的胆固醇，并促进肠蠕动，及时排除体内的废物，这些正是荤食较缺乏的作用。但素食中的蛋白质多为不完全蛋白质，含量少质量差，不能满足人体的需要。

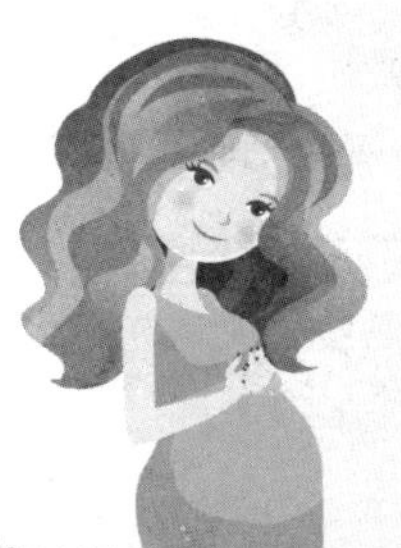

特|别|提|示 TIPS

如果准妈妈营养不良，胎宝宝的脑细胞分裂增殖就减少，会造成脑细胞永久性减少，同时胎儿脑细胞的体积增大和髓鞘形成均将受到影响，致使其智力发育产生障碍。

出现早孕反应，准妈妈千万别不吃东西

出现早孕反应时，准妈妈往往会出现厌食、食欲缺乏、厌油腻、恶心、呕吐等症状，有些准妈妈本来就食欲不好，如果再担心呕吐而不吃东西，就会导致营养不良，严重的甚至会影响到胎宝宝的发育。因此，准妈妈千万不要因为早孕反应而不吃东西。

轻度恶心、呕吐，可以不必治疗，更不要禁食或少吃。相反，还应该多吃一些食物，这样会感觉好一些，最好每天少吃多餐。准妈妈本身和胚胎都需要营养，呕吐减少了营养的摄入，再少吃则更为不利。专家指出，这一时期的重要任务就是克服孕吐，增进食欲，弥补因呕吐丧失的营养。

减轻早孕反应的饮食建议

孕吐期间，准妈妈膳食以清淡容易消化吸收为宜，少食油腻食物，可选择易消化和增进食欲的食品，如烤面包片、饼干、大米或小米粥及其他一些营养粥。每天可多吃几餐，每次食量要少些。吃时要细嚼慢咽。

不必强迫自己多吃

因孕吐造成没有食欲的准妈妈，不必像平常那样强调饮食的规律性，更不可强制进食。这一时期不必介意营养平衡问题，能吃多少就吃多少，能吃什么就吃什么。尽量采取少食多餐的方法，保证进食量，每天最好能吃150克左右的主食。

呕吐严重的准妈妈，进食不要受时间限制，吃完饭后就卧床休息20～30分钟，恶心时再吃几块饼干，这样感觉就会好一点。坚持在呕吐间隙进食，并及时补水。

在食欲好的时间增加进食量

如果早晨起床时有恶心、呕吐现象，这时可以先喝点水，到户外去呼吸新鲜空气，待恶心的感觉减轻后再进餐也不迟；或者准

备一些平时喜欢吃的面包、饼干，起床前先吃一两片，缓解一下恶心的感觉也可以。如果早晨没有食欲，可以少吃一点，而下午食欲好，就适当增加进餐的次数和食量。

孕吐期间要正确选择食物

吃些能够快速通过肠胃的食物：有些有营养的食物较容易消化，通过胃肠的速度也较快，像饮料、浓汤、酸酪乳等食物。

如果准妈妈喜欢吃酸的食物，可以选择橘子、柠檬、青梅等水果；也可以选择一些糖醋味的菜肴，如糖醋排骨、糖醋鱼等。

水分多的食物，不仅能帮助准妈妈减轻肠胃的负担，更能预防脱水与便秘——这是两个加重恶心的主要原因。可以试试瓜类、葡萄、莴苣、苹果、梨子、芹菜。

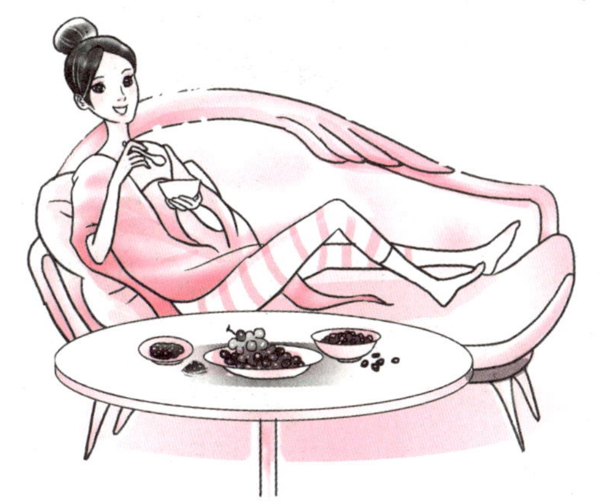

减轻孕吐，多吃富含维生素B_6的食物吧

维生素B_6参与身体内蛋白质、脂肪、糖类以及某些激素的代谢。对于各种病因引起的呕吐，尤其是妊娠呕吐的疗效最佳。

正常人每日需要维生素$B_6$1.6～2毫克。如果摄入不足，就可影响人体对蛋白质等3大产热营养素的吸收，引起神经系统及血液系统的疾病。准妈妈如果缺乏维生素B_6，会加重早孕反应，使妊娠呕吐加剧，反复呕吐不仅造成脱水与低血糖，而且导致胚胎早期凋萎。因此，准妈妈要注意摄入富含维生素B_6的食品。

维生素B_6在麦芽糖中含量最高，每天吃1～2勺麦芽糖不仅可以防治妊娠呕吐，而且使准妈妈精力充沛。富含维生素B_6的食品还有香蕉、马铃薯、黄豆、胡萝卜、核桃、花生、菠菜等植物性食品，动物性食品中以瘦肉、鸡蛋、鱼等含维生素B_6较多。

孕早期，准妈妈可多吃嫩玉米

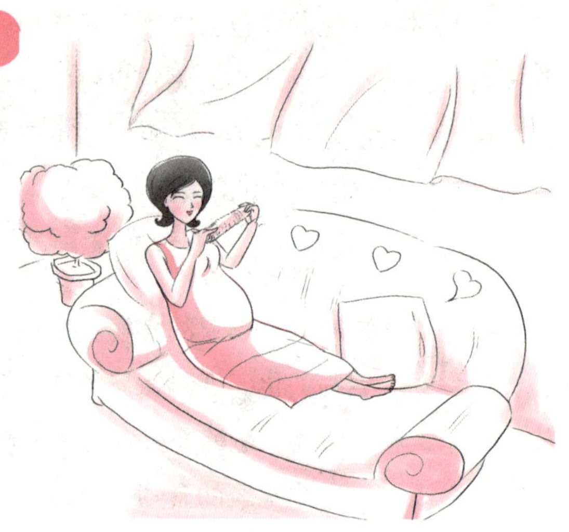

玉米是粗粮中常见保健佳品，经常食用玉米对人体健康极为有益。准妈妈在怀孕期间多吃玉米，可以有效缓解孕吐、腹胀、痔疮等疾病，还可以修复受损伤的毛细血管，滋养肌肤，抑制孕斑。

鲜玉米的胚乳中，含有丰富的维生素E，而维生素E有助于安胎，可用来预防习惯性流产、胎宝宝发育不良等。

嫩玉米还含有丰富的B族维生素，对预防孕吐十分有帮助，能增进食欲，促进胎儿发育，帮助胎宝宝的大脑发育得更加完善。

另外，玉米中的膳食纤维含量很高，能够刺激胃肠蠕动，加速排泄，防治便秘。

孕早期，适当吃酸有好处

在这个时期，有的准妈妈爱吃酸的食物，甚至无酸不欢。这是由于怀孕导致准妈妈胃酸分泌减少，消化酶活性降低，影响胃肠的消化吸收功能而引起的。此时准妈妈会产生恶心欲呕、食欲下降等症状，适当的酸性食物不但可以减缓这种症状，还有利于准妈妈吸收营养。

酸味食物还可以刺激胃液分泌，帮助提高食欲、摄入营养，其富含的维生素C还可增强母体的抵抗力，促进对铁质的吸收作用，预防贫血。

虽然带有酸味的食物可以缓解准妈妈出现的恶心、呕吐等现象，但并非所有的酸味食品都适合准妈妈食用。准妈妈在孕期吃酸应以既有酸味又营养丰富的新鲜水果为首选。如西红柿、樱桃、杨梅、石榴、橘子、酸枣、葡萄、青苹果等。这些酸味水果中不但含有丰富的维生素，还可提高钙、铁和维生素C的吸收率，是准妈妈健康的选择。

准妈妈应少吃山楂和桂圆

山楂开胃，桂圆补血，它们都是女性朋友爱吃的水果（或干果），但对于准妈妈来说，特别是在易流产的孕早期，准妈妈应尽量避免多吃。

少吃山楂

山楂中含有丰富的维生素和无机盐，准妈妈适当地吃些，能够增进食欲、帮助消化、增进食欲。但在孕早期不宜多吃，原因在于山楂具有活血化瘀、促进子宫收缩的作用，吃太多会增加流产的概率。

少吃桂圆

桂圆能养血安神，生津液，润五脏，是非常不错的食补佳品。但是，由于桂圆味甘性温，所以准妈妈不宜食用。

中医认为，妊娠期间，女性月经停闭，脏腑经络之血皆用以养胎，母体全身处于阴血偏虚的状态，因此准妈妈容易出现“胎火”。在这种情况下，再服用温热性的补品，会加剧孕吐、水肿、高血压、便秘等症状，甚至导致流产或早产。

准妈妈饮水应多于常人

水是人体必需的营养物质，它能够参与机体的物质运载和代谢，调节体内各组织间的功能，并有助于体温的调节。女性怀孕后，对水的需要量明显增加，准妈妈多饮水、多排尿不仅有助于保持泌尿系统洁净，还能及时补充丢失的体液，是减少及预防孕期便秘、痔疮、流产、早产的有效方法。

因此，准妈妈怀孕以后，饮水量要比常人稍多，必须从饮食、饮水中供给足够的水分。一般来说，准妈妈每天饮水（包括其他液体食物）1～1.5升为宜，最好不少于1.2升，最多不超过2升。饮水量应根据不同季节和气候有所改变，炎热的夏季就要多饮水。

孕2月准妈妈每日饮食安排

早餐：鸡汤馄饨1碗，煮鸡蛋1个，豆包适量

加餐：酸奶1杯，香蕉1根

午餐：米饭1碗，酱排骨、什锦炒蔬菜各适量，安胎鲫鱼姜仁汤适量

加餐：橘子1个，坚果适量

晚餐：桂花馒头1个，姜汁菠菜、荷叶鸡蛋汤适量

全日烹调用油（植物油）：约20克。

孕2月益智安胎营养食谱推荐

燕麦南瓜粥

原料 燕麦30克，大米50克，小南瓜半个，葱花、盐各适量。

做法

1．将小南瓜洗净，削皮，切成小块；大米淘洗干净，用清水浸泡30分钟。

2．锅置火上，将燕麦、大米放入锅中，加水500毫升，武火煮沸后转文火煮20分钟。

3．然后放入南瓜块，文火煮至南瓜软烂。

4．熄火后，加盐调味即可。

营养分析

燕麦含有丰富的维生素E、维生素B_1、氨基酸，且锌的含量在所有谷物中最高。燕麦中含有的一种燕麦精具有谷类特有的香味，能刺激食欲，特别适合孕早期有孕吐反应的准妈妈食用。

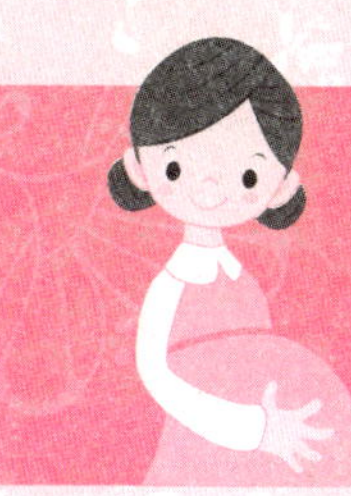

别让孕期不适及不当用药伤害胎宝宝

剧烈妊娠呕吐的应对方法

早孕反应症状轻重不一，少数准妈妈呕吐频繁，吃什么吐什么，甚至连喝水也吐；严重时可吐胆汁，呕吐物带血，体重明显下降，精神萎靡、脱水、酸中毒（尿有酮体），影响准妈妈的健康，称为“妊娠剧吐”。

一旦发生妊娠剧吐，千万不要视而不见或一忍再忍，一定要及时就医进行治疗，否则就会影响准妈妈本身的健康以及胎宝宝的生长和发育，甚至还可诱发准妈妈其他疾病或导致流产。

在就医之前，准妈妈可尝试下列方法缓解剧烈的妊娠呕吐：

↘ 如果准妈妈知道什么东西会让自己恶心，尽量避免碰到这些可能引起恶心、呕吐的不良刺激，如油、烟、异味等，尤其要保持室内的空气新鲜。

↘ 保持情绪稳定，消除思想顾虑，做到精神愉快，多做些有利于心情愉快的事。

↘ 指压内关穴。内关穴在手腕横纹向上5厘米处（手腕上三横指正中线），如果按压这个穴位，可以减轻因怀孕和其他情况（如晕船）引起的恶心与呕吐。

不宜凭借药物抑制孕吐

准妈妈出现孕吐状况的时候，正是最易流产的时段，也是胎宝宝器官形成的重要时期，在此期间的胎宝宝若是受到某种药物的不良刺激，就会产生畸形。

抑制孕吐的镇吐剂或镇静剂中，尤以抗组胺最具药效，因此经常被用来治疗孕吐，但是服用此种药剂可能使胎宝宝畸形，因此不宜凭借药物来抑制孕吐。

孕期胃灼热的对策

有一些女性从怀孕第2个月开始直至分娩，经常感到胃部不适，有烧灼感，出现“心口窝”痛，并在胸骨后向上放射；甚至在两顿饭之间不停打嗝；有时烧灼感加重，变成烧灼样痛，病痛的部位在剑突下方，医学上称“妊娠期胃灼热症”。

为预防胃灼热症，准妈妈在生活中应注意以少食多餐的方式来减轻胃的负荷。饭后避免平躺，尽量保持上身直立姿势至少半小时。避免食用容易引起胃灼热的食物。避免食用高油脂的食物。饭前可喝牛奶、吃乳脂或低脂冰激凌。乳制品可以在胃壁上形成一层保护膜，因而可有效减轻胃酸的烧灼。也可餐前服用含钙、低盐的制酸剂。

保护自己，避免先兆流产

先兆流产是胎宝宝发育不良的预警。

先兆流产一般发生于妊娠的前期。先兆流产的准妈妈，往往只表现出轻微的腹痛和少量的阴道流血，出血的颜色可能是红色或淡红色，以后逐渐变为深褐色。可能疼痛，也可能不疼，这种疼痛可能像月经痛，或轻微的背痛。出现先兆流产症状的准妈妈中的一部分比较幸运，可以继续妊娠；但有些可能会成为一次遗憾。

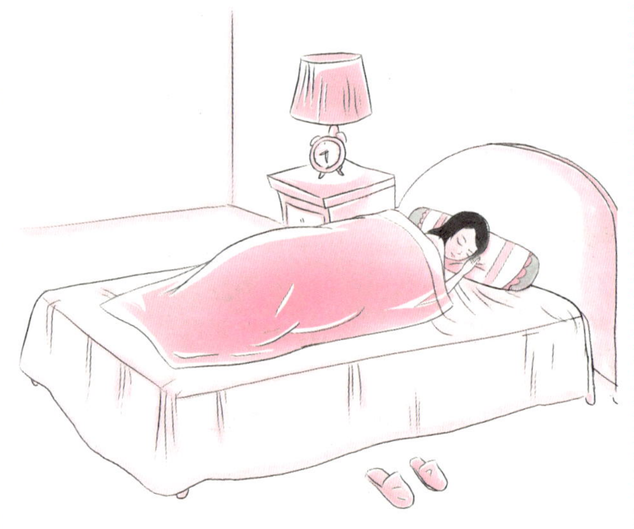

虽说活动并不会引起流产，但出现先兆流产症状的准妈妈最好卧床休息。没有任何手段或任何药物可以防止准妈妈先兆流产。

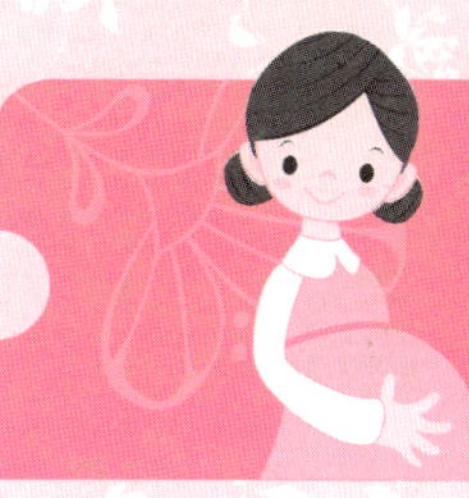

胎教进行时——放飞联想的翅膀

注意居室内的色彩搭配

根据心理学家对颜色与人的心理健康的研究表明，在一般情况下，颜色在一定程度上还能影响人的情绪和行为。

准妈妈如果在一个嘈杂纷乱的环境里工作，居室应用白色和淡蓝色布置最为理想。白色可以给人清洁、朴素、坦率、纯真的感觉，蓝色可以给人安静、深远、冷清、清洁的感觉。

如果准妈妈是在紧张、安静、技术难度高、注意力高度集中、神经高度紧张的环境里工作，居室应用绿色和粉红色最为理想。绿色可以给人以春意、健康、活泼、祥和的感觉，粉红色可以给人以秀丽、鲜艳、悦目、轻柔、希望的感觉。

在房间里适当放置几盆无毒无害的花卉、盆景，在墙壁上挂几张准妈妈喜爱的婴幼儿图片或风景画、油画，可以使劳累了一天的准妈妈尽快消除疲劳。

准妈妈越早补碘，宝宝将来越聪明

碘是人体必需的微量元素，是合成甲状腺激素最重要的原料。如果准妈妈缺碘，有可能会导致孩子出生后生长缓慢、身材矮小，甚至智力低下。

准妈妈补碘应充分，不能只以满足胎宝宝需要为标准。胎宝宝发育所需的甲状腺素，在妊娠的前3个月是由母体提供的，3个月后胎宝宝形成自主的甲状腺功能，此时母体内的甲状腺素已不能完全通过胎盘输送给宝宝，胎宝宝脑发育所需的甲状腺激素主要由胎宝宝自己合成。因此，怀孕前三个月缺碘时准妈妈不仅自己缺乏，而且会强有力地与胎宝宝“竞争”血碘，会加剧胎宝宝的碘缺乏，对宝宝以后的发育造成影响。因此，准妈妈充分补碘是非常必要的。

多吃坚果为胎宝宝补脑

坚果素有“强脑之果”的美称，含优质蛋白质、十几种重要的氨基酸以及对大脑神经细胞有益的多种维生素、钙、磷、铁、锌等。所以说我们应该多吃一些坚果，特别是孕期准妈妈，这样有助于宝宝将来更聪明。

核桃

核桃含有的磷脂具有增长细胞活力的作用，能增强机体抵抗力，具有补脑、健脑的功效。另外，核桃仁还有镇咳平喘的作用，其中含有很多抗忧郁营养素，有利于缓解孕早期消极的情绪。

花生

花生的蛋白质含量高达30%左右，其营养价值可与鸡蛋、牛奶、瘦肉等媲美，而且易被人体吸收。花生米上的皮还有补血的功效，可与黄豆一起炖汤食用。

榛子

含有丰富的不饱和脂肪酸，并富含磷、铁、钾等微量元素，以及维生素A、维生素B_1、维生素B_2、烟酸，有利于胎宝宝的健康发育。

瓜子

葵花子所含的不饱和脂肪酸能补充母体所需要的脂肪，还能起到降低胆固醇的作用；南瓜子能够帮助预防肾结石病；西瓜子味甘性寒，具有利肺、润肠、止血、健胃等功效，当零食食用是不错的选择。

松子

松子中富含维生素A和维生素E以及人体必需的脂肪酸和油酸、亚油酸，还有其他植物所没有的皮诺敛酸，具有改善人体新陈代谢、防癌抗癌的功效。

开心果

果仁富含不饱和脂肪酸以及蛋白质、微量元素和B族维生素，属于低糖类食物，中医认为其有理气开郁、补益肺肾的功效，每天吃几颗，味道也不错。

保持好情绪就是最好的胎教

妊娠第2个月正是胚胎腭部发育的关键时期，准妈妈保持豁达和轻松的心情，是保证胎宝宝美丽、健康发育的基础，同样也是本月胎教的重点。

好情绪可促进胎宝宝发育

如果准妈妈的心情宁静、愉悦，体内便会分泌出有益物质，如各种激素、酶、多巴胺、乙酰胆碱等。

↘有益物质让准妈妈的身体处于最佳状态，有益于胎盘的血液循环和营养供应，促使胎宝宝稳定地生长发育，不易发生流产、早产及妊娠并发症。

↘使胎宝宝的活动缓和而有规律，器官组织进行良好地分化、形成及生长发育，尤其是对脑组织发育有益。

↘宝宝出生后，性情平和，情绪稳定，不经常哭闹，能很快地形成良好的生物节律，如睡眠、排泄、进食等，一般来讲，准妈妈情绪稳定，宝宝将来的智商、情商较高。

不良情绪可致胎宝宝畸形

如果准妈妈心情躁动、不快，总处于不安、压抑、忧郁、焦虑、惊恐及愤怒之中，内分泌腺体便会分泌出有害物质，如肾上腺素、去甲肾上腺素等。

↘不良的内分泌可使准妈妈血压升高，发生暂时性子宫血液循环障碍，导致胎宝宝暂时性缺氧而影响身心正常发育。

↘可对下丘脑造成不良影响， 致使胎宝宝日后患精神病的几率增大，即使幸免， 出生后往往体重较轻、好动、爱哭闹、睡眠不安。

↘准妈妈若是情绪极度不安，特别是孕早期7～10周内，是胚胎腭部和脏器发育的关键时期，准妈妈的不安会引起胎儿兔唇、腭裂、心脏有缺陷等。

学会用舒缓的音乐调节情绪

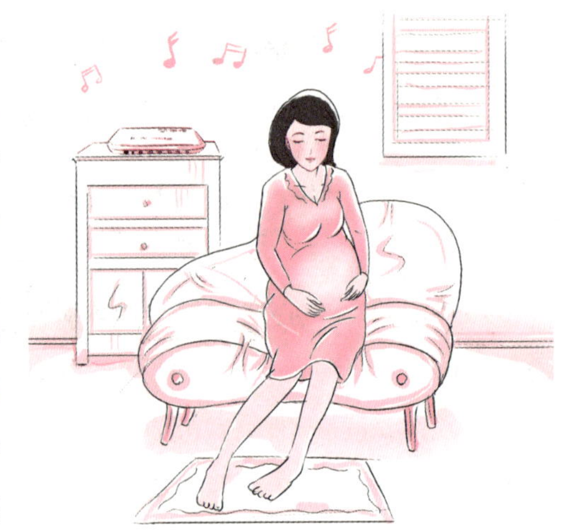

情绪不稳，容易敏感、脆弱，这是这个阶段准妈妈的心理和情绪的特点。听听轻松舒缓的音乐和优美柔和的乐曲，可以松弛、镇静、舒心、促进食欲，可以缓解妊娠反应带来的不适，对准妈妈和胎宝宝都大有裨益。

这一时期，准妈妈不妨听听民族管弦乐《喜洋洋》《春天来了》等乐曲，或各国摇篮曲，其曲调柔和平缓、优美细致，带有诗情画意，具有镇静作用；《锦上添花》《矫健的步伐》等乐曲，清丽柔美，可以帮助准妈妈消除疲劳；《欢乐舞曲》《花好月圆》等乐曲，可促进准妈妈的食欲。

音乐欣赏《春江花月夜》

《春江花月夜》原是一首琵琶古曲，1923年被改编为丝竹合奏曲，并且借用《琵琶行》中“春江花朝秋月夜，往往取酒还独倾”的诗句改名为《春江花月夜》。

丝竹合奏曲《春江花月夜》共分10段。改编者根据对乐曲内容的理解采用诗的语言为每段加了小标题，更令人们在欣赏音乐时产生美好的联想。

这首乐曲适合于孕早期准妈妈情绪烦躁时倾听，它能镇定准妈妈的情绪。

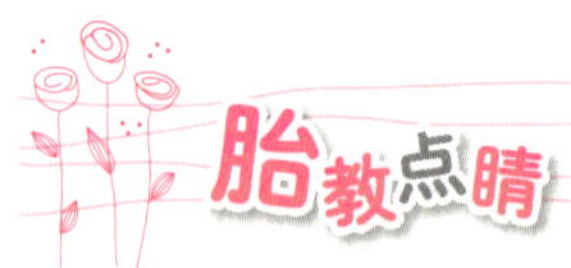

准妈妈在欣赏这首乐曲时，应将自己融入到月夜春江的迷人景色中，在优美柔婉的旋律里，除尽烦躁，洗练出一个宁静、甜美的心境，让自己的情绪在音乐绘就的这幅清丽、淡雅的长卷山水画中变得心旷神怡起来。

用想象塑造胎宝宝的外貌

进入怀孕第2个月，是胎宝宝的各个器官进行分化的关键时期，准妈妈可用联想胎教的方法，帮助胎宝宝发育得更加完善。准妈妈不妨想象一下未来宝宝的模样。

想象未来宝宝的样子

肚子里的胎宝宝是男是女，像爸爸还是像妈妈？常常看一些自己所喜欢的儿童画和照片，仔细观察你们夫妻双方，以及双方父母的相貌特点，取其长处进行综合，在头脑中形成未来宝宝清晰的印象。

美好的想象能美化胎宝宝

科学研究已经证明：在孕期设想的孩子形象在某种程度上相似于将要出生的宝宝，因此，许多准妈妈在家中的墙壁上都悬挂一些自己喜欢的漂亮的婴幼儿照片，天天看上几回。

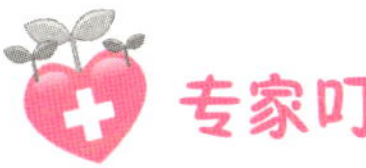

专家叮咛

进入第2个月，是胎宝宝的各个器官进行分化的关键时期，准妈妈可展开联想的翅膀，通过对美好事物和意境的联想，将美好的体验和心理暗示传递给胎宝宝，塑造理想中的宝宝。

避免不好的联想

由于联想对胎宝宝具有一定的“干预”作用，准妈妈的联想内容十分重要，美好的联想无疑会对胎宝宝产生美的熏陶；不佳的联想，则会起到反面作用，或把准妈妈本不想传递给胎宝宝的信息传递给了胎宝宝。这一点，准妈妈要千万注意。

准妈妈在妊娠期间一定要排除不良的意识和联想，尽量多想些美好的事情，将善良、温柔的母爱充分体现出来，全方位地关心爱护胎宝宝的成长。

怎样散步才能让母子受益

准妈妈散步可以提高神经系统和心肺功能，促进新陈代谢。为提高散步效果，准妈妈散步时要注意以下几点。

散步的地点

住在乡村的准妈妈，最好选择空气清新、尘土少、噪声小、污染轻的地方，置身于这样宁静恬淡的环境中散步，是很好的身心调节。

住在城镇的准妈妈，则可选择一些较为清洁安静的公园、街道，避开车辆多、空气污染较严重的闹市区，绿化带、河边去都不错，但一定注意安全。

适合散步的时间

城市里16～19点空气污染相对严重，不适宜散步。为了摄入足够的氧气以供胎宝宝发育之需要，早晨散步是最适宜准妈妈的运动，也是一种很好的胎教方式。这时候空气清新，负离子多，准妈妈边散步边吸入负离子，可增加氧的吸入量及二氧化碳的呼出量，既改善和调节大脑皮质及中枢神经系统的功能，又增强抵抗力，有利于胎宝宝的供氧。

散步的速度、距离因人而异

准妈妈可根据自身体力，以不感觉劳累为宜，最好有家人陪同，边走边聊天，步轻心旷，融运动和感情交流于一体。

散步时，一边漫步，呼吸新鲜空气，一边欣赏大自然的美景。同时通过自己的意念和思维，把自然界的知识和自己美好的感觉告诉胎宝宝。只要日积月累，持之以恒，就会对宝宝发育大有裨益。

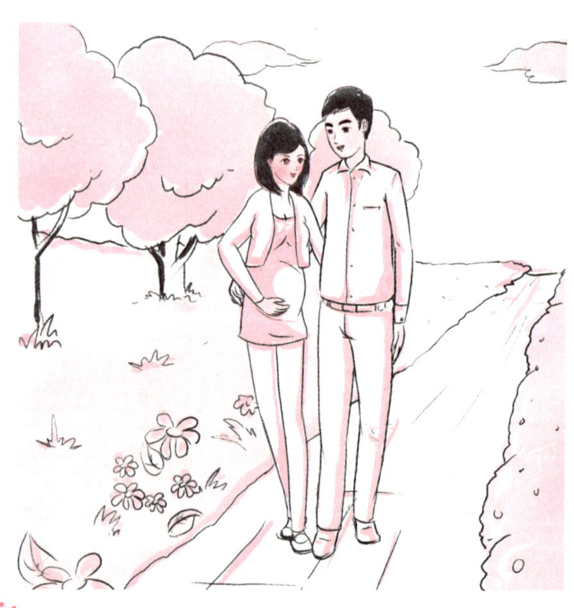

恩爱的夫妻关系有助于胎教

感情融洽是幸福家庭的前提，也是优生和胎教的重要因素。在幸福和谐的家庭中，胎儿愉快地生长发育，出生后孩子往往健康聪明。反之，如果夫妻不和睦，准妈妈长期紧张、忧愁、抑郁，会引起一些疾病，并直接影响胎宝宝。

妊娠期间，丈夫应承担更多的责任，处理好夫妻之间的一些矛盾，与妻子共同分担孕育的压力。夫妻双方应互相尊重，互相理解，耐心倾听对方的意见，理智地、心平气和地对待彼此间的分歧。以极大的爱心共同关注母腹中的小生命，注视着他的每一次蠕动，探寻他的每一点进步，讨论他的每一项教育。这样，随着孕程增加，夫妻双方将越发相互理解，越发亲密无间，使孕期变成一个相依相伴，充满爱情的又一个“蜜月”时期。

准爸爸应用爱抚慰准妈妈的情绪

妻子怀孕已成事实，怀孕所带来的喜悦是暂时的，接踵而来的是准妈妈恶心、呕吐、厌食等早孕反应，并伴有头晕、倦怠等症状，同时，由于身体的变化也会使心情跌宕起伏。准妈妈的情绪，不仅影响到准妈妈本人的身心健康，通过神经-体液的调节也对胎宝宝的发育产生影响。因此准爸爸在此时的作用很重要。

对准妈妈的呕吐、发脾气带来不和谐，准爸爸应马上以“爱、勤、乖”三字真言为指导思想，去改善和和谐。看到准妈妈要吐时，马上拿过痰盂，捶捶背，送过两句甜言蜜语，把准妈妈哄乐，化解准妈妈的不适和烦躁。

妻子怀孕后，丈夫对妻子的关爱与照顾尤为重要。良好的开端是成功的一半，妊娠早期准爸爸对准妈妈的精心照顾，能增强准妈妈妊娠的信心，增进夫妻的感情，这样有利于胎宝宝发育和今后的教养。

怀孕第3个月，预防流产保持好心情

怀孕第3个月，正处于胎宝宝器官分化发育的关键时期，也是流产的高发期。有流产史或做过人工流产的准妈妈更要小心，因为在流产易发期，疏忽大意有可能造成意外，是保胎的关键时刻。

准妈妈的情绪会影响胎宝宝的发育，因此，准妈妈应积极稳定自己的情绪，每天都要保持宁静愉悦的心情，和胎宝宝一起度过孕早期的最后一个月。想象自己宝宝调皮、可爱的样子，一定会发出会心一笑。

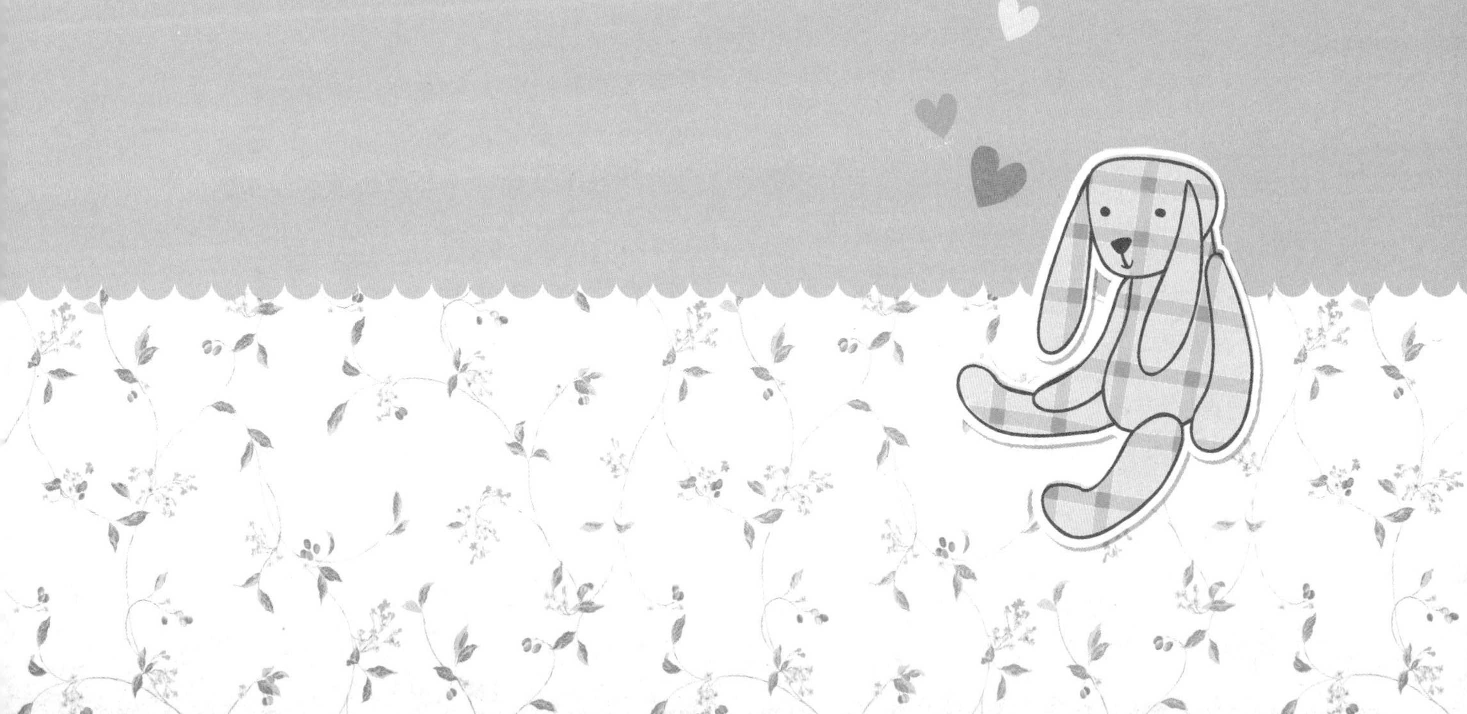

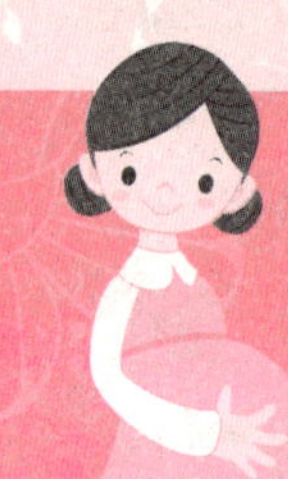

必做的产检与必知的妊娠常识

必须做第一次产前检查了

为了保护准妈妈和胎宝宝的健康，便于医师及早了解准妈妈的全面情况，及早发现潜在的不利于妊娠和分娩的各种因素，受孕后最迟不要超过3个月就应该到医院做第一次产前检查。正常情况下，怀孕28周前每4周检查1次；怀孕28周后，每两周检查1次；怀孕36周后，每周检查1次。若孕期发现异常，则应随时进行检查。

第一次产检，有些细节要注意

为了保证检查结果准确和检查方便，初诊检查前做些相应的准备是很必要的。一般来说，准妈妈应从以下几方面来准备：

↘ 初诊检查前日晚上休息好，保证良好睡眠。

↘ 检查时间一般选择在上午9点钟前为宜。不要吃早饭，也不要喝水，因为有些检查项目需要空腹。

↘ 选择适合自己的医疗单位进行初诊检查，这样既便于孕期情况的连续观察，又免去了转来转去的麻烦，不耗费精力。

↘ 检查当日穿着宽松易脱的衣服，以利于妇科检查。

↘ 带上一瓶纯净水，以便需要憋尿时喝；带上早餐，在空腹检查项目完成后及时进食。

↘ 因为医生接诊的患者较多，所以为了节省时间、保证就诊效果，最好事先明确末次月经时间、早孕反应开始时间等。另外如果你有什么疑问需向医生咨询，可以事先整理出来。

如何配合医生的问诊

准妈妈应该重视第一次问诊，事先做好相关的准备，了解医院、门诊、医生的情况，然后做好时间安排，顺利完成第一次问诊。

↘ 找个经验丰富的医生。怀孕后的女性对于第一次问诊都会显得比较紧张，既兴奋又忐忑，选择一个经验丰富的医生，可以尽可能详细地咨询女性怀孕的一些问题。

↘ 多和医生沟通。怀孕女性在和医生交流时，要像朋友一样，不要总是害羞、紧张，这样可能使医生得到一些错误的信息，影响检查。要相信医生的专业知识，很好地配合医生的问诊。

↘ 汲取更多经验。怀孕女性在问诊之前，也应该自己通过书籍、请教有经验的母亲等方法多了解一些孕期知识，这样和医生的交流上才会更加顺畅，也能使问题得到全面的解决。

孕期保健卡，母子平安的“护身符”

为了保证母婴的安全和健康，准妈妈在怀孕12周以内应到医院怀孕门诊或妇幼保健所建立孕妇保健卡，领取孕妇健康手册。

准妈妈凭保健手册在各医疗机构做定期产前检查，每次产前检查时均应由医生将结果填在手册中。住院分娩时应交出手册，出院时医生需将分娩及产后母婴健康情况填写完整，后交给新妈妈居住的基层医疗保健组织。这些医疗单位接到手册后将进行产后探访和检查。

另外，使用保健手册还可使各医疗机构和保健机构相互沟通信息，加强协作，做到防治结合，保证母婴的安全。

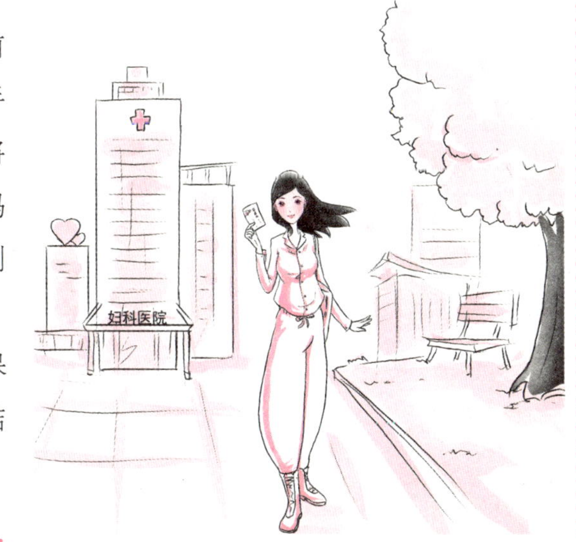

B超检查什么时候做最好

B超与X光不同，B超的不良反应与X光相比显得微不足道。所以，做B超检查是不会伤害胎宝宝的。

直到目前，尚没有B超检查引起胎宝宝畸形的报道。目前，多数专家认为B超是安全的，但也有少数专家指出，B超是一种高强度脉冲超声波，有很强的穿透力，对处于敏感期的胚胎宝宝也会产生一定的不良反应，所以，孕早期尽量不做或少做B超为好。

优生建议

准妈妈第一次B超检查最好安排在孕12～14周，第二次在孕28～30周，最后一次在孕37～40周。

不要盲目用黄体酮保胎

流产的原因是多方面的，胚胎发育不良、受精卵染色体异常、准妈妈全身性疾病、孕激素分泌不足、孕期跌跤、碰撞等均可导致流产。在孕期28周内，发育不良的胚胎多数自然流产淘汰，相反发育正常的胚胎不易造成流产。

保胎药的主要成分是孕激素，孕激素对妊娠起着重要的作用，如果孕期孕激素不足，会造成流产和其他不良后果。黄体酮是常用的保胎药，它可使子宫肌肉松弛，妊娠子宫对外界刺激反应能力减弱，利于受精卵在子宫内的生长发育。

专家指出，只有1/10左右的流产是由黄体酮

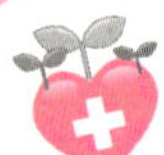

专家叮咛

保胎药并非多多益善，更不是人人都需要用保胎药。一般情况下孕期孕激素的量是足够的，不必补充。若出现异常情况，必须先经医师检查诊断，并在医师的指导下使用保胎药。

功能不足引起的。若准妈妈体内黄体酮功能不足引起先兆流产，可使用黄体酮进行保胎。但若胚胎已死亡，盲目使用黄体酮只会使子宫受抑制，减弱收缩功能，胚胎难以排出，引起不全流产或刮宫困难，造成出血增多、继发感染等。如果因疲劳、外伤引起先兆流产时，大剂量使用黄体酮还可导致女性胎宝宝男性化或胎宝宝外阴部发育障碍。

预防流产要做好产前检查

在怀孕早期流产的情况比较常见，引起流产的原因也很复杂，主要有遗传基因不正常或外界不良因素损害胚胎，如环境中的有害物质，包括化学物质和物理因素，如有机汞、汽车尾气中的铅、放射性物质、高温、吸烟等，使胎宝宝死亡流产。此外，在胎宝宝发育过程中因母体因素异常，如急性传染病、慢性消耗性疾病、内分泌失调等，或生殖器官疾患，都会导致胎宝宝无法在宫内继续生长发育，发生流产。

检查流产的方法

检查流产的方法主要有人绒毛膜促性腺激素测试和B超检查。人绒毛膜促性腺激素测试是一种检查早孕的方法。女性在怀孕后，尿液中的人绒毛膜促性腺激素会增高，而且随着孕期的增长，人绒毛膜促性腺激素逐渐增加，一般是在怀孕的两三月时最高，以后逐渐下降。如果在早期检查人绒毛膜促性腺激素，发现其处于低水平，或有下降的趋势，就要考虑是否有流产的可能。

通过B超检查，可以判断孕卵是否还生存，从而就能知道有无流产。

优生建议

有习惯流产的准妈妈一定要在怀孕早期做详细的检查，及时采取保护措施。一旦出现难免流产和不全流产之后，要及时到医院妇产科做详细的检查。

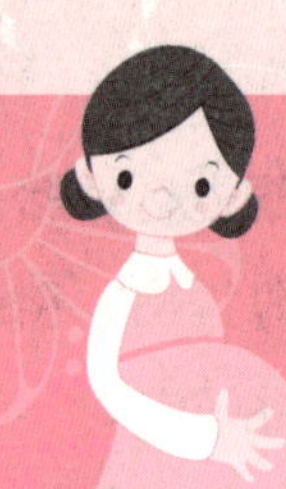

准妈妈要注意的生活细节

着装宽松才不会妨碍胎宝宝发育

现在有些青年女性喜欢穿紧身的衣服，以显示体形美，甚至在怀孕以后，还不愿穿对身体有利的宽大舒适的衣服。这不利于自己和宝宝。

女性怀孕以后，由于胎宝宝在母体内不断发育成长，会使得母体逐渐变得腹圆腰粗，行动不便。为了适应哺乳的需要，准妈妈的乳房也逐渐丰满。此外，准妈妈本身和胎宝宝所需氧气增多，呼吸通气量也会增加，胸部起伏量增大，准妈妈的胸围也会增大。

如果再穿原来的衣服，特别是紧身的衣服，就会影响呼吸和血液循环，甚至会引起下肢静脉曲张和限制胎宝宝的活动。

乳房胀痛也要戴乳罩

随着妊娠产生的激素变化，使准妈妈乳房增大、乳房胀痛、乳头变得异常敏感。于是，有些准妈妈怀孕后，害怕乳罩会压迫乳房造成乳头不适感而不戴乳罩，任其自然下垂；也有些准妈妈怕乳房长得过大而影响美观，因此戴上较紧的乳罩。其实这两种方法都是不可取的。怀孕期间准妈妈应该戴乳罩，但大小一定要合适。

戴小的、紧的乳罩会使乳房内血流不畅，导致乳房发育不良，产后乳汁分泌减少甚至无乳。乳罩应随乳房的变化随时更换大小合适的。原则是宁大勿小，宁松勿紧，晚上睡觉时脱下，白天再戴上，不能嫌麻烦。

尽早选择专用内裤，腹部保暖更护胎

怀孕初期，虽然准妈妈的腹部外观没有明显的变化，但自己可以明显感到腰围变粗了。这期间就应尽快将自己的内裤更换成孕妇专用内裤。

大部分的孕妇专用内裤都有活动腰带的设计，方便准妈妈根据腹围的变化随时调整内裤的腰围大小，十分方便。而裤长往往是加长的，高腰的设计可将整个腹部包裹，具有保护肚脐、保暖的作用。

浓妆艳抹会害到胎宝宝

有调查表明，每天浓妆艳抹的准妈妈导致胎宝宝畸形的发生率是不化彩妆者的1.25倍。化妆品所含的铅、砷、汞等有毒物质被准妈妈的皮肤和黏膜吸收后，可透过胎盘屏障进入胎宝宝的循环系统，影响胎宝宝的正常发育，导致胎宝宝畸形。另外，化妆品中的某些成分经阳光中的紫外线照射后，会产生有致畸作用的芳香胺类化合物质。因此，准妈妈最好不要因脸上出现色斑而用浓妆遮盖，这样会使皮脂腺受阻。准妈妈在孕期最好用些滋养型，对皮肤无损害的天然护肤品。

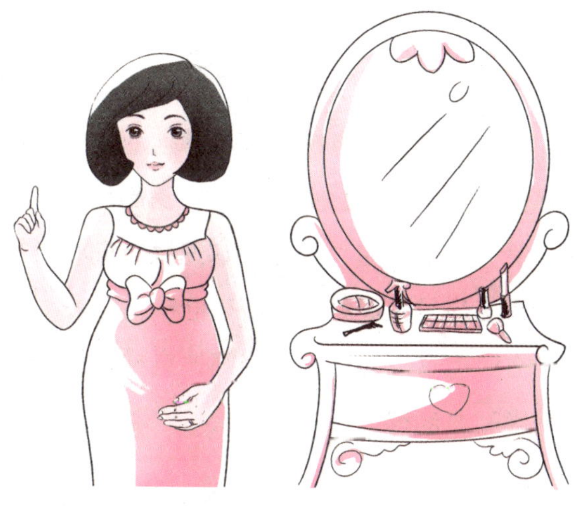

准妈妈应注意脸部清洁，不要让污垢、油脂和化妆品残留在毛孔内陪你过夜。早晚各一次用洗面奶洗脸，其余时间用清水冲洗即可。

有些首饰暂时收起来

准妈妈最好不要戴首饰。这是因为在怀孕过程中，准妈妈的体内环境会发生变化，雌激素、孕激素水平都会相应增高，并且分泌更多的生长激素。同时，准妈妈的新陈代谢也会有所改变，体内容易出现水钠潴留，形成组织肿胀。因而，很多准妈妈的手指、胳膊、下肢等都会相应变粗。

戒指会因太紧而影响肢体血液循环，手指变粗后，在孕后期水肿严重时，还可能会造成戒指太紧无法取下的后果。

由于肢体变粗，玉镯也会发生同样的问题，原先可以活动自如的玉镯勒住腕部无法拿掉，也会给准妈妈在手术室待产带来许多不必要的麻烦，如妨碍输液、静脉穿刺等。

高速电梯，准妈妈少乘为好

乘坐垂直升降电梯，在电梯启动或停止的瞬间，很多人都有一时性的眩晕等感觉，体质敏感的准妈妈感觉会更强烈，容易出现头晕、心慌、出汗等不适，其主要原因是，体内血液在垂直方向上产生了与电梯加速度方向相反的加速度，使血压特别是脑压随之变化所致。因此还是应该尽量避免乘坐高速电梯。

临床上有准妈妈因乘坐高速电梯而流产的病例，因此建议准妈妈尽量少乘电梯，尤其应少乘坐高速电梯。

上下楼梯，步步踏实更安全

怀孕后，准妈妈再也不能像以前那样随心所欲，“恣意妄为”，平时上下楼梯时一定要注意安全。

上下楼梯时不要弯着腰或过于挺胸腆肚，只要脊背伸直就行。要看清楼梯，踩实，一步一步全脚掌着地慢慢地上下，只用脚尖走是很危险的。特别是在妊娠晚期，行走、上下楼更要注意安全。如有扶手，一定要扶着走。夜间灯光暗淡，绝不能一个人单独上下楼梯。一定要注意踏空或滑倒，减少上下楼梯的次数。

乘坐公交和地铁，不要羞于要座位

对准妈妈来说，这个月最重要的任务就是防止流产，在日常生活中，准妈妈一定要处处小心，保证自己和胎宝宝的安全。

外出路途较短时，以步行为宜，尽量不乘公共汽车。远路需要乘车时，有地铁最好选坐地铁。不要选择在上下班的高峰时间，避免拥挤。乘坐公共汽车和地铁的准妈妈，为了自己的身体和未出生的孩子着想，千万不要羞于启齿给自己找个座位，因为急刹车失去平衡会使准妈妈摔倒。另外，要等车完全停稳后才能上、下车。

做家务量力而行，保护腹部

妊娠后干家务活也是一种运动，坚持适量的家务劳动可增加准妈妈活动量，增进准妈妈食欲，改善准妈妈睡眠、增强准妈妈体质，提高免疫功能，防止生病，还有助于预防发胖，有利于母婴健康。但孕期家务劳动要适度，要有选择，并且准妈妈要感觉愉快才好。心情不愉快，不愿干时不要勉力而为。

这个时期，准妈妈务必找一些可以稍微活动身体的事情来做。活动可以刺激胎儿的皮肤感觉，帮助胎儿脑部发育。平时可以做一些厨房的擦拭清洁或者更换床单等家务。但无论是做家务活还是做柔和的运动，都要注意保护腹部，千万不要让腹部受压或受到碰撞。

安全洗澡，有些事情要知道

对于爱干净的准妈妈来说，洗澡既能全面清洁身体，也能缓解疲劳，让自己变得神清气爽。但准妈妈在洗澡时，一定要注意安全。

浴室应通风透气

有些家庭，为了冬春季节的保暖，常常把浴室弄得密不透气，甚至安装沐浴罩。这对于一般人来说是可以适应的，但准妈妈在太过密实的环境内洗澡，很容易出现头昏、眼花、乏力等症状。这是因为洗浴空间相对封闭，水温较高，氧气供应量会越来越不充足。

此外，由于热水刺激，全身的毛细血管扩张，会使准妈妈的脑部供血量降低，容易造成昏厥。

不要锁浴室门

准妈妈洗澡时要注意室内的通风，避免晕厥，最好不要锁门，以防万一晕倒、摔倒可得到及时救护。

洗澡时间不要过长

在浴室或浴罩内沐浴，准妈妈很快会出现头昏、眼花、乏力、胸闷等症状。如果洗澡时间过长，这些不适症状就会加重，严重时会导致摔倒，引发不良后果。同时胎宝宝也会出现缺氧、胎心加快，严重者还可使胎宝宝神经系统的发育受到不良影响。

因此，准妈妈需要注意，每次洗澡的时间应控制在10～20分钟。

洗澡前后温差不要过大

洗澡前后的气温、水温温差过大，很容易刺激子宫收缩，造成早产、流产等现象。尤其是夏冬两季，冬天气温低，准妈妈应提前进入浴室，慢慢适应浴室内逐渐升高的温度；夏天气温高，准妈妈不能贪求凉快而洗冷水澡，洗澡的水温应适中。

软床和电热毯，准妈妈都不要睡

对于需要更多休息的准妈妈来说，选择一套舒适的卧具十分重要。怀孕了毕竟不同于往日，准妈妈应为自己选择合适的床铺，尽量让自己睡得踏实、安心。

尽量不要睡软床

妊娠期的女性脊柱腰部前屈较未怀孕女性更大，若睡弹簧软床仰卧时，其脊柱呈弧形，使已经前屈的腰椎小关节的摩擦增加。长期睡软床，造成脊柱位置异常，压迫神经，增加了腰肌的负担，不但不利于生理功能的发挥，也不能消除疲劳，使准妈妈常常感到腰痛。

另外，由于胎宝宝不断增大，准妈妈腹部隆起，翻身本就不方便，此时若睡软床，使身体深陷其中，更加不易翻身。这样的睡眠不但不利于消除疲劳，还会给准妈妈增加疲劳感。准妈妈最宜睡棕绷床或硬板床上铺厚棉垫。

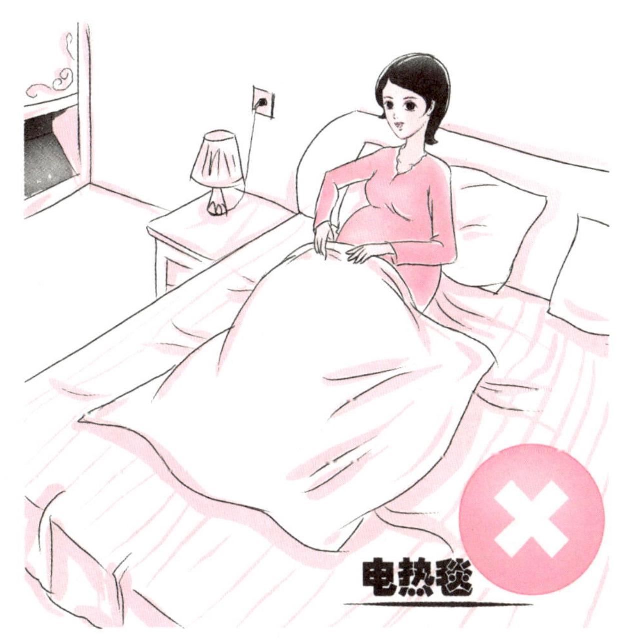

准妈妈避免睡电热毯

当电热毯紧贴准妈妈的身体时，虽然人体感觉不到电热毯产生的电磁场，但这种强烈的电磁作用，可以影响胎宝宝骨细胞的正常分裂，容易造成先天性骨骼缺陷。如果在孕早期使用电热毯，很可能还会诱发自然流产。

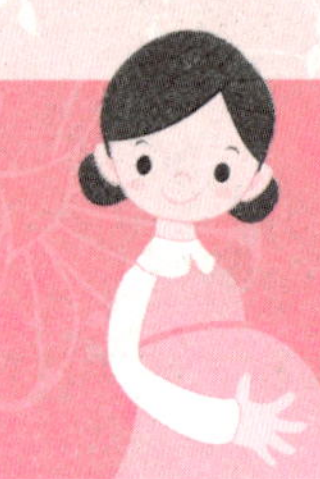

合理安排准妈妈的营养与饮食

饮食定时定量，准妈妈更健康

如何吃得既营养健康又不会发胖，是每位准妈妈的必修课题。三餐不定时，最容易发胖，也会导致身体营养不良。

定时定量，说起来容易，做起来确实是一件很难的事，特别是对于工作中的准妈妈。准妈妈一定要准时吃饭、定量进食习惯，不要饥一餐饱一餐，饥饿可导致眩晕、出虚汗等血糖下降的。如果准妈妈经常出现类似情况，无疑会发生胎宝宝营养供给不及时的情况。

对于准妈妈来说，定量饮食更为重要。准妈妈不要因为担心胎儿营养不足而过量进食，因为过量摄取营养，对准妈妈本身及胎宝宝都不利。增加营养应从饮食多样化、品质上下功夫。

准妈妈如果节食，胎宝宝遭殃

有人认为，怀孕时节制饮食，可使胎宝宝小些，便于分娩。另外，有的准妈妈怕产后过度发胖，也要在孕期节食，这些做法都是不正确的，会直接影响优生。

苗条的身材本来就不属于孕期，这个时候，准妈妈应该分清主次，一切以宝宝的生长发育为中心。怀孕期间，胎宝宝从母体流经胎盘的血液中汲取营养，使生长发育没有后顾之忧。所以，准妈妈应避免节食，尤其不要减少胎宝宝必需的营养成分的摄取。

孕妇奶粉，准妈妈的明智之选

要想使准妈妈补充足够的营养，又为胎宝宝健康成长提供必需的营养元素，同时又要不过量饮食，一个较好的办法就是喝孕妇奶粉。

孕妇奶粉是根据准妈妈孕期特殊的生理需要而配制的，它几乎强化了准妈妈所需的各种维生素和矿物质，能全面满足孕期的营养需求。比如，丰富的钙质是牛奶的3.5倍，可以为准妈妈和胎宝宝提供充足的钙质，防止发生缺钙性疾病。

过敏体质的准妈妈，选择食物要当心

有过敏体质的准妈妈可能对某些食物过敏，这些过敏食物经消化吸收后，可从胎盘进入胎宝宝血液循环中，妨碍胎宝宝的生长发育，或直接损害某些器官，如肺、支气管等。准妈妈预防食物过敏，可从以下4个方面注意：

↘ 以往吃某些食物发生变态反应现象，在怀孕期间应注意禁止食用这种食物。

↘ 不要食用过去从未吃过的食物或霉变食物。

↘ 在食用某些食物后如发生全身发痒、出荨麻疹，或心慌、气喘，或腹痛、腹泻等现象时，应考虑到食物过敏，立即停止食用这些食物。

↘ 不吃或慎吃可能引起过敏的食物，如海产品，鱼、虾、蟹、贝壳类食物及辛辣刺激性食物。

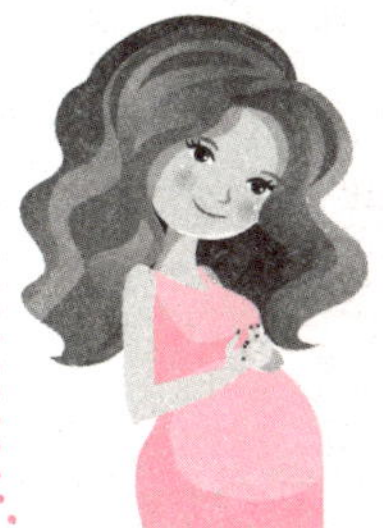

特|别|提|示 TIPS

引起过敏的食物范围很广，鱼、肉、蛋、奶、菜、果、面、油、酒、醋、酱等都可能引起过敏。但一般来说，常见的，也是最易引起过敏的物质主要是含蛋白质的食物，包括牛奶、花生、豆类、坚果、海产品等。

植物油，孕期烹调的最好选择

科学研究证实，人体所必需的脂肪酸，如亚油酸、亚麻酸和花生四烯酸等，人体自身不能合成，只能靠食物供给。而这些脂肪酸主要存在于植物油中，动物油中含量极少。人体缺乏脂肪酸，可引起皮肤粗糙、头发易断、皮屑增多等，婴儿则易患湿疹，因此，为了预防胎宝宝出生后患湿疹，准妈妈应食用植物油。

这个孕月，胎宝宝机体和大脑发育速度加快，对脂质及必需脂肪酸的需要增加，必须及时补充。因此，适量增加烹调所用植物油，即豆油、花生油、菜油等的量，既可保证孕期所需的脂质供给，又提供了丰富的必需脂肪酸。准妈妈还可吃些花生仁、核桃仁、葵花子仁、芝麻等油脂含量较高的食物。

从现在起减少每日食盐量

从现在开始，准妈妈要减少食盐量，因为盐中含有大量的钠。在孕期，由于肾脏功能发生变化，功能减退，排钠量相对减少，从而体内失去水电解质的平衡，引起血钾升高，导致心脏功能受损。如果体内的钠含量过高，血液中的钠就会由于渗透压的改变，渗入到组织间隙中形成水肿。多吃盐会加重水肿并且使血压升高，甚至引起妊娠高血压等疾病。

然而，长期低盐也会有副作用，正常的准妈妈每日的摄盐量以5～8克为宜。在注意盐的摄入时，还要继续食用各种富含维生素的食物，并保证铁元素的补充。

安胎时期，有些饮食禁忌要知道

对于正常的准妈妈和一个强壮健康的胚胎来说，饮食上并没有什么禁忌。但有些食物会刺激子宫，不宜长期、大量食用，特别在胚胎比较敏感的孕12周内，还是少吃为好。

性寒滑胎的食物要少吃

薏米、山楂、空心菜、苋菜、马齿苋、木耳菜、慈姑、螃蟹、甲鱼、豆腐皮、西瓜等食物属性寒凉，有活血、滑胎、利窍的作用，对安胎不利，准妈妈多食会促进子宫收缩，甚至导致流产，孕早期应少吃或不吃。

辛热刺激性的食物要少吃

胡椒、花椒、肉桂、辣椒、洋葱等食物性热味辛，具有很强的刺激性，多吃容易上火、燥热、耗气伤阴，破血堕胎，准妈妈不宜大量食用。

含咖啡因的食物要少吃

咖啡和浓茶中含咖啡因较多，如果准妈妈在怀孕初期过多摄入咖啡因，容易刺激子宫，导致流产，还有可能会导致婴儿肌肉张力降低，肢体活动力差，甚至出现弱智或痴呆。

准妈妈慎吃蟹爪

螃蟹肉味鲜美、营养丰富，含有大量蛋白质和脂肪，较多的钙、磷、铁、维生素等物质。它既是滋补品又是佳肴，很受人们的喜爱。但对准妈妈来说并不适宜食蟹。特别是蟹爪，作为一味中药有滑胎、利产的功效，因此准妈妈不宜多吃，有习惯性流产的准妈妈更应禁食。

热性香料，准妈妈最好不要吃

八角、茴香、小茴香、花椒、胡椒、桂皮、五香粉等都是属于热性的香料调味品，时下食品店出售的复合调味包中大都含有上述成分。这些调味品可以使食品色、味美好，刺激食欲。

准妈妈对这些热性香料最好不用或少用。热性香料性热，具有刺激性，可使胃腺分泌液减少，造成肠道干燥，大便秘结，不少准妈妈不适宜吃这些东西。如食后发生胃区不适、大便困难或有妊娠恶阻，有溃疡病或痔疮者，勿吃。

孕3月准妈妈每日饮食安排

早餐：什锦甜粥1碗，叉烧包1个，豆浆适量

加餐：坚果适量，橙子1个

午餐：米饭1碗，双耳鹌鹑肉片、番茄炒鸡蛋适量，营养牛骨汤适量

加餐：苹果1个，自制橘子汁1杯

晚餐：猪血豆腐汤、鸡蛋饼、香干芹菜各适量

全天烹调油（植物油）：约20克。

孕3月益智安胎营养食谱推荐

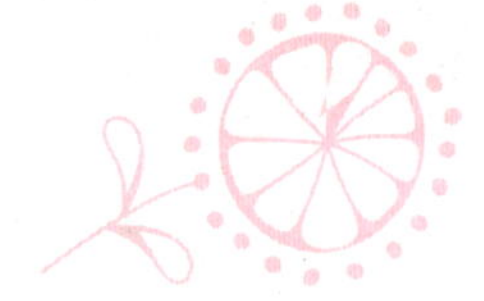

牛肉拌卷心菜

原料 卷心菜300克，酱牛肉150克，香油、盐、花椒粉各适量。

做法

1. 用保鲜膜把洗干净的卷心菜包起来，放在微波炉里加热两分钟后，拿出来切块备用。
2. 牛肉煮切片。
3. 把卷心菜、牛肉片盛入盘中，拌入香油、盐、花椒粉即可。

营养分析

卷心菜的叶酸含量很高，微波炉加热或者水煮都是非常正确的烹饪方法，高温炒、煮和油炸则容易破坏蔬菜中的营养成分。牛肉不仅是优质的动物蛋白的来源，而且富含铁、镁、钾等矿物质。适合孕早期的准妈妈食用。

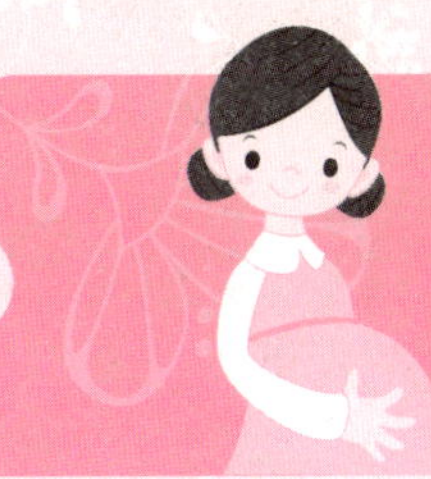

别让孕期不适及不当用药伤害胎宝宝

乳房胀痛的应对方法

怀孕后的准妈妈，会觉得乳房肿胀、瘙痒，甚至有些疼痛，偶尔压挤乳头还会有黏稠淡黄的初乳产生。并且随着乳腺的肥大，乳房会长出类似肿块的东西。不过这些都是做母亲的必然经历，自受精卵着床的那一刹那起，伴随着体内激素的改变，乳房也会做出相应反应，为以后的哺乳做好准备。

可以采用热敷、按摩等方式来缓解乳房的不适感。每天要用手轻柔地按摩乳房，促进乳腺发育。另外还要经常清洗乳头。

准妈妈要预防妊娠牙龈炎

妊娠期牙龈炎将随妊娠的进展而日益加重，但产后会逐渐自行消失。要注意勤刷牙，每次进食后都用软毛的牙刷刷牙，刷牙时注意顺牙缝刷，尽量不碰伤牙龈，不让食物碎屑嵌留。因为食物残渣会发酵产酸，有利于细菌生长，从而破坏牙龈上皮，加剧牙龈炎。挑选松软、不需多嚼和易于消化的食物，以减轻牙齿负担，避免损伤牙龈。多食富含维生素C的新鲜水果和蔬菜，或口服维生素C片剂。

准妈妈一定要注意口腔保健，避免引起口腔组织内感染。

开心乐园

上次去麦当劳，对营业员说："来一包薯片！"人家说没有。我说："什么店啊……连薯片都没有？！"说完转身就走了……

怀孕胎教一本通

孕期牙痛该怎么办

妊娠期对各种刺激的敏感性增加，即使轻微的不良刺激也有可能导致流产或早产。有习惯性流产、早产史的准妈妈更要注意，孕期严禁拔牙。

对于妊娠期间必须拔牙的准妈妈，拔牙时间要选择在妊娠3个月以后，7个月以前，并要在拔牙前做好充分的准备工作。要保证足够的睡眠，避免精神紧张。在拔牙前一天和拔牙当天可肌肉注射黄体酮10毫克，拔牙麻醉剂中不可加入肾上腺素；麻醉要完全，以防止因疼痛而反射性引起子宫收缩导致流产。

注意准妈妈发热对胎宝宝的影响

怀孕时准妈妈的新陈代谢比较快，体温也比一般人体温高，但是体温若上升到37.5℃以上，就必须考虑发热的可能性；若超过38.5℃的高热就要非常小心。怀孕期间发热是不正常的现象，有时候是滤过性病毒引起的感冒及伤风，但也有可能是泌尿系统的感染引起的。

妊娠早期发热对胎宝宝可能有影响，如病毒感染可导致先天性畸形，尤以风疹病毒的感染危害最大。发热是常见致畸因素，体温越高，持续时间越长，致畸可能性就越大。

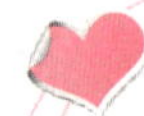

优生建议

准妈妈要多关注自己的冷暖，少去空气不良的场所，避免和呼吸道感染患者接触。一旦发热，及早去看医生，马上做降温治疗。

随时注意保暖御寒，不要感冒、中暑等，这是最容易引起发热的原因，因此，准妈妈要注意保护自己。

准妈妈发热，不得盲目服用退热药，这样做对胎宝宝很不利。发热期间，准妈妈应遵医用药，并充分地卧床休息，以减少体力的消耗。并多饮热开水，这样既可帮助退热又利于体内代谢物和毒素的排泄，并可缩短病愈的时间。

孕早期警惕流行性腮腺炎

流行性腮腺炎是比较常见的传染病。腮腺炎病毒是“细胞溶解性”病毒，可以通过胎盘感染胎宝宝。孕早期的准妈妈，如果患流行性腮腺炎，胎宝宝死亡率会明显增加。这些胎宝宝的死亡常发生于准妈妈感染此病后的2周内，死亡原因主要是由于母体的卵巢受到感染，黄体功能受到损害，导致孕激素分泌不足，不能维持胎宝宝生长所致。除此之外，腮腺炎病毒还可造成坏死性绒毛膜炎和胎盘血管炎而影响胎宝宝的血液供应，还可引起胎宝宝畸形。

因此，女性在怀孕的头3个月内，要注意预防流行性腮腺炎，不接触、不探视、不护理腮腺炎患者。一旦准妈妈感染腮腺炎，应及时就诊。

积极预防流产

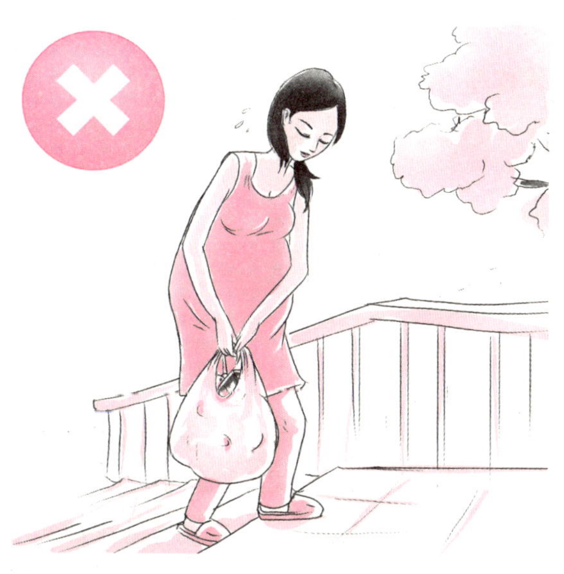

排除因胚胎先天性缺陷造成流产的情况，对于人为因素造成的流产，准妈妈及其家属需要加以防范。准妈妈应注意以下事项：

↘ 在日常生活中，准妈妈应禁止过于剧烈的运动，不要提拿、搬运重东西，不要长时间站立工作，避免下腹部用力等。准妈妈生活应有规律，尽量待在安静的环境里，精神不要太紧张，尤其有过流产史的准妈妈，更要有安定的情绪，注意劳逸结合。

↘ 注意孕期保健。准妈妈在怀孕后的头3个月里不要有性生活。在孕期患病应及时治疗，但要注意合理用药。

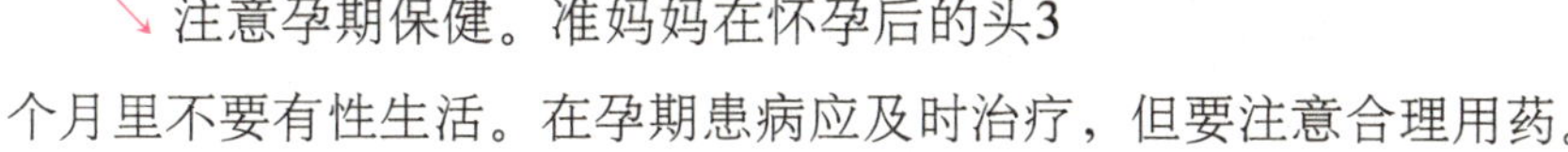

↘ 有习惯性流产史的准妈妈，除注意以上事项外，还应接受健康检查，仔细检查流产原因，查明原因后，即可对症预防，以便顺利孕育分娩。

孕早期预防膀胱炎

妊娠期间发生尿路感染很常见。尿路感染分为上尿路感染（肾盂肾炎）和下尿路感染（膀胱炎），常见的是下尿路感染，即膀胱炎。膀胱炎的症状包括尿痛（尤其在尿终时）、尿急和尿频。孕期尿路炎也可能是引起早产和婴儿出生体重过低的一个原因。

准妈妈平时不要憋尿，这有助于感染的预防。只要有尿意，就要排空膀胱。要多喝水。也可喝些新鲜的果汁，酸果汁有助于酸化尿液，避免感染。

大多数医生在准妈妈首次就医时会给你做尿检查。如果准妈妈有症状出现，医生会通过检查得知你是否有感染。

准妈妈如果自认为有感染，应去看医生。如果被诊断患有尿路感染、膀胱炎必须进行治疗。如果不治疗，尿路感染会加重，可引起肾盂肾炎，甚至导致肾组织损伤。如果患了肾炎，就比较严重了。

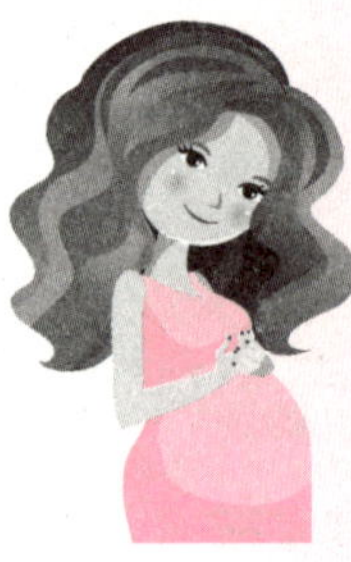

特别提示 TIPS

妊娠早期最容易出现的一个问题就是尿频。这个问题在妊娠期间持续存在，并使准妈妈夜间起床的次数增多。为避免膀胱感染，无论什么时候，准妈妈千万不要憋尿。

准妈妈尿频的对策

许多准妈妈在怀孕时出现尿频现象。老是想上厕所，总觉得尿不净，这到底是怎么回事呢？这里来看一下孕期出现尿频的原因。

怀孕早期（12周之前）子宫仍在骨盆腔内，随着子宫逐渐增大，会压迫到前面的膀胱，使膀胱容积变小，导致准妈妈常常会有尿急的感觉，而频频跑厕所。之后随着子宫位置移动，超出骨盆腔，症状会稍微缓解。

到了怀孕后期（37～40周）胎头开始进入骨盆腔时，又会出现压迫膀胱从而导致尿频现象。因肚子里胎宝宝的生长变化，而影响到膀胱容积的状况，这是非常正常的孕期生理现象。所以，准妈妈不要把这点当负担，一切不适都会随着一朝分娩消失！

对于孕期尿频，准妈妈该怎样处理呢？具体来说，应从以下几方面做起。

↘ 先排除病理性因素。先看是否符合容易产生尿频的怀孕周数，再看是否是因为有膀胱、尿路病变问题而尿频。

↘ 睡前不要摄入太多水分。因为孕期膀胱容量变小，所以晚上睡觉前一定要注意不要摄入太多的水分和利尿饮食（如咖啡、可乐、西瓜），避免晚上因为尿意而打断正常睡眠。

↘ 不要憋尿。白天尽量多去小便，不要憋尿，不可为了少跑厕所而不喝水，否则会增加膀胱和尿道感染的机会。

中草药也不可盲目使用

研究证实，有些中草药对准妈妈及胎宝宝有不良影响，如红花、枳实、蒲黄、麝香等具有兴奋子宫的作用，易导致宫内胎宝宝缺血缺氧，甚至引起流产、早产；大黄、芒硝、大戟、商陆、巴豆、芫花、牵牛子、甘遂等中草药，可通过刺激肠道，反射性引起子宫强烈收缩，从而导致流产、早产；有些中草药本身就具有一定的毒性，如斑蝥、生南星、附子、乌头、一枝蒿、川椒、蜈蚣、甘遂、芫花、朱砂、雄黄、大戟、商陆、巴豆等，所含的各种生物碱及化学成分复杂，可直接或间接影响胎宝宝的生长发育。在怀孕最初3个月内，准妈妈除慎用西药外，亦应慎用中草药，避免服用含上述中草药的中成药，以免造成畸胎。

准妈妈禁止服用的中成药	准妈妈慎用的中成药
牛黄解毒丸、大活络丹、至宝丹、六神丸、小活络丹、跌打丸、舒筋活络丸、苏合香丸、牛黄清心丸、紫雪丹、黑锡丹、开胸顺气丸、复方当归注射液、风湿跌打酒、十滴水、小金丹、玉真散、失笑散等	藿香正气丸、防风通圣丸、上清丸及蛇胆陈皮末等

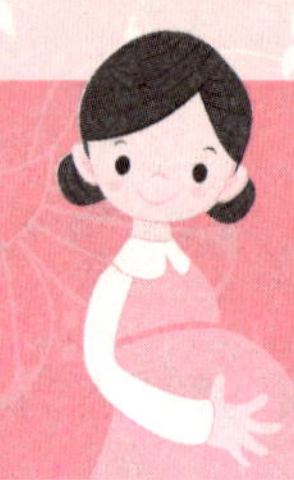

胎教进行时——好心情孕育优秀的宝宝

豆类食品有助于胎宝宝脑发育

豆类是重要的健脑食品，如果准妈妈能多吃些豆类食品，将对胎宝宝的脑发育十分有益。

大豆中含量相当高的氨基酸和钙，正好弥补米、面中这些营养的不足。又如对大脑极为重要的营养物质谷氨酸、天冬氨酸、赖氨酸、精氨酸在大豆中的含量均比米中含量多几倍，可见其含量之高，对健脑作用之大。

干大豆中蛋白质含量约为40%，不仅含量高，而且多为适合人体智力活动所需的植物蛋白，有利于健脑。大豆含脂肪量也很高，约为20%，在这些脂肪中油酸、亚油酸、亚麻酸等优质不饱和脂肪酸含量较多。

此外，每100克干大豆中含钙240毫克，铁9.4毫克，磷570毫克，维生素$B_1$0.85毫克，维生素$B_2$0.30毫克，烟酸2.2毫克。这些营养物质也都是智力活动所必需的。

准妈妈漂漂亮亮美育胎宝宝

美丽是每一位女性所追求的，准妈妈完全有必要精心打扮自己，靓丽的外表会给你带来一份愉悦的心情。

怀孕了，就更应精心打扮。这一方面是愉悦自己，对自己容颜、服装的关心会使你忘掉妊娠中不适反应；另一方面，打扮会使你显得气色很好，自己心里舒服，别人看了，对你称赞几句，你也一定会很高兴的。打扮会使你保持自信、乐观、心情舒畅，妈妈快乐胎宝宝也惬意。因此，美容、打扮无论对自己还是对胎宝宝都是很有意义的。

孕早期自我调节情绪的方法

进入怀孕3个月，准妈妈子宫里的宝宝已经成长一个可爱的小人儿了，小人儿不仅是有了人的模样，内在精神也开始产生。当然了，宝宝情绪的好坏，甚至是以后个性的形成，与准妈妈的胎教有着非常密切的关系。

积极快乐地生活

把生活环境布置得整洁美观，赏心悦目，挂几张健美的娃娃头像，准妈妈可以天天看，想象腹中的孩子也是这样健康、美丽、可爱。多欣赏花卉盆景、美术作品和大自然美好的景色，多到野外呼吸新鲜空气。

衣着打扮、梳洗美容应考虑有利于胎宝宝和自身健康。常听优美的音乐，常读诗歌、童话和科学育儿书刊。

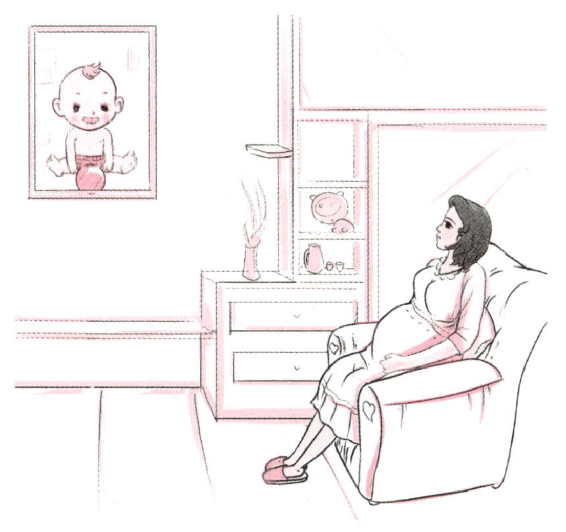

做家务活也可调节情绪

准妈妈可以找一些稍微活动身体的事情来做。厨房的擦拭清洁可以每天进行，床单也可以常常更换。这样不仅可以稳定自己的情绪，也可借机对胎宝宝说话。

用呼吸平复自己的心情

这里介绍一种简单的呼吸方法，对平复心情和稳定情绪很有帮助。具体步骤如下：

↘ 伸出左手，五个手指伸直，掌心向上。

↘ 用右手拇指按住左手掌心，其余四指握住左手手背。

↘ 慢慢呼气，意念集中在拇指上，慢慢地加大拇指向下的按压力量，双眼视右手拇指，此过程持续6秒钟。

↘ 慢慢地深吸气，静静地撤去右手拇指上的力量，此过程持续6秒钟。

↘ 左右手互换，重复3次。

每天给自己一个微笑

准妈妈保持愉快、平和的精神状态，正是本月胎教的重点。

微笑也是一种胎教。准妈妈的好情绪会感染胎宝宝，促进胎宝宝的发育和成长；而准妈妈的笑声则会促进胎宝宝智力的开发。微笑是开在嘴角的两朵花，我们都喜欢看微笑的脸。腹中的胎宝宝虽然看不见母亲的表情，却能感受到母亲的喜怒哀乐。

准妈妈在每天清晨醒来，呼吸一下新鲜空气，对着镜子给自己一个会心的微笑。并在心里默默地对宝宝说："希望你能跟妈妈一样笑对生活。"这样的微笑可以给宝宝神奇的心理感应，在潜移默化中，让宝宝也成为一个天生乐观的小孩。

开心乐园

某人吃了晚饭在阳台抽烟享受，忽见夜空中一个光点转瞬即逝地划过，内心一激动：流星！于是马上许愿……睁眼，发现烟已抽完，顺手扔出阳台。突然听到楼下一女孩的声音："哇，流星！快许愿。"

尝试享受音乐浴

音乐具有调节心理的作用。如果准妈妈经常享受音乐浴，不仅可以让自己保持轻松愉悦的心情，而且还可以潜移默化地给胎宝宝以积极的影响。

准备

坐在带靠背的沙发、椅子或躺椅上，双腿放在前面比座椅稍高的凳子上，手放在双腿两边，闭上眼睛，全身放松。打开收录机，音量开到适中，音乐选择自己喜爱的，节奏较明快为好，太快或太慢都会影响效果，也可先舒缓，后明快。音乐要连续播放10分钟左右。

享受音乐

随着音乐响起，全身自然放松，首先，感受到音乐如波涛般一浪一浪有节奏地向你冲来，你想象着动听的音乐冲走了疲乏，冲醒了头脑，血液在全身随着音乐节奏流动（时间控制在3分钟或一首乐曲为限）。然后，想象音乐如温热的水流自头顶向下流动，血液也在从头到脚顺畅地流动（时间约5分钟或一首乐曲为限）。最后，睁开眼，随着音乐的节奏，手、脚有节奏地晃动，时间约2分钟或一首乐曲为限。

结束

当音乐停止以后，起身走动走动。享受完音乐浴之后，头脑的昏沉感和身体的疲乏感会一扫而光，变得头脑清醒。

欣赏名曲《田园》

《田园》是贝多芬的F大调第六号交响曲，也是贝多芬最受欢迎的交响乐之一。这部作品1808年在维也纳首演，由贝多芬亲自指挥，在首演节目上，他说："乡村生活的回忆，写情多于写景。"

《田园》的灵感来自大自然，整部作品表达了对大自然的依恋之情，细腻动人、朴实无华、宁静而安逸。这首乐曲让人感受到人与自然和谐统一的佳境，大自然的千姿百态与音乐宏伟互相映衬，就像一幅用耳朵"看"的田园图画，美妙而令人身心舒展。

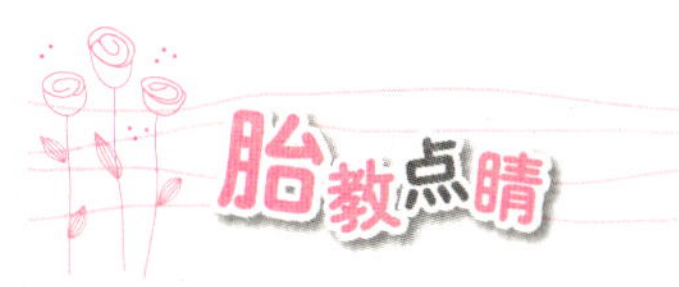

听一听这首《田园》，大自然声音及颜色会让你从心灵深处呼吸到那纯真清新的空气，和胎宝宝一起，美美地感受一下吧！

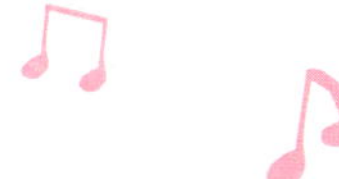

为胎宝宝哼一支优美的小曲

准妈妈的歌声能使胎宝宝获得感觉与感情的双重满足，来自录音机或是电子播放器的歌声，既没有母亲唱歌时给胎宝宝机体带来的物理振动，也缺乏饱含母爱的亲情对胎宝宝感情的激发。正如美国产前心理学会主席卡来特教授所说："孕期母亲经常唱歌，对胎宝宝相当于一种'产前免疫'，可为其提供重要的记忆印象，不仅有助于胎宝宝体格生长，也有益于智力发育。"

给胎宝宝哼歌时，准妈妈要注意以下几点：

↘轻声哼唱就可以了，不必放声大唱，以免对胎宝宝和自己造成不利的影响。

↘准妈妈哼唱时可以随着音乐轻轻摆动身体，但动作不宜过大。

↘不宜哼唱悲伤的音乐，哼唱悲调歌曲会令人产生负面情绪。

↘比较适合准妈妈哼唱的曲目有《世上只有妈妈好》《月儿明风儿静》《小宝贝》《绿岛小夜曲》等。

抚摩，宝宝出生前的抚触

胎宝宝皮肤的感觉在孕后8周开始出现，至12周左右便与成人一样发达了。因此，这个时候可以实施抚摩胎教了。

↘抚摩方法：每天睡前，准妈妈平卧、全身放松，用双手从上而下，由中间向两侧反复抚摩胎体，然后对胎宝宝轻轻一按，这时胎宝宝往往会主动迎上来。也可轻轻拍摸胎体，然后轻按，每天坚持5～10分钟。

↘抚摩的注意事项：抚摩动作一定要温柔，并且要身心投入，好像在抚摩你未来的小宝宝那样充满爱心和欣喜，但不是拍打或按压。抚摩胎宝宝时，准妈妈要避免情绪不佳，应保持稳定、轻松、愉快、平和的心态。如果准妈妈有不良产史，如流产、早产、产前出血等，则不宜使用抚摩胎教，可用其他胎教方法替代。

和胎儿一起做胎教体操

进入第3个月，胎儿的运动天赋就已经开始显露，宝宝会在妈妈的肚子里活动了，有时懒洋洋的，偶尔也会转个身或伸个懒腰，准妈妈不妨抓住这个大好机会来和胎宝宝一起来做个胎教操吧。

准妈妈在觉得比较舒服的时候，可以做一做深呼吸，放松自己的身体，然后，跟胎宝宝打一声招呼——“现在开始做操了”。喜欢音乐的准妈妈，还可以为胎教操配个音乐。

具体步骤：

↘ 找到子宫的位置，将双手放在两侧，先用右手轻轻向中间推，再换左手。

↘ 从右上开始，以顺时针方向，用手指肚的力量向下轻轻按压子宫的四个角，每次按2下，这样能对胎宝宝的全身进行抚触。

↘ 以顺时针方向用整个手掌对胎宝宝进行抚触。

↘ 以子宫的中心为线，两个手掌同时在子宫两侧画圆做抚触。

充满爱心地呼唤胎宝宝

父母通过声音与腹中的胎宝宝进行对话和呼唤训练，是一种积极有益的胎教手段。因为在这样一个呼唤的过程中，胎宝宝能够通过听觉感受到父母充满爱心的呼唤，同时增进准妈妈和胎宝宝之间生理上的沟通和情感上的联系，对胎宝宝的身心发育具有极大的好处。不过，在进行对话胎教时要注意以下两点：

↘ 用心和胎宝宝说话。对胎宝宝说话时，最好带着“我想给宝宝讲这个故事，送给他特大的喜悦”或“宝宝，我们一起开心啊”的情绪。说话时应张大嘴，准确地发音。

↘ 语速宜缓慢。据研究，语速快的人的声音难以清楚地传达给对方，对胎宝宝说话时，尤其如此，应当慢条斯理，这是对话胎教的要点之一。

诗歌朗诵《亲爱的三月，请进》

亲爱的三月，请进

亲爱的三月，请进，
我是多么高兴，
一直期待着你的光临，
请摘下你的帽子。
你一定是走来的吧？
看你累得上气不接下气的。
亲爱的，别来无恙，
你来的时候，大自然可好？
哦，快跟我上楼，
我有很多话要问你。
你的信我已收到，
而小鸟和枫树，却不知你已在途中。
直到我告诉他们，
他们的脸涨得多红啊！
可是，请原谅，你留下，
帮我在那些山山岭岭上涂抹色彩。

这首诗的作者是英国女诗人艾米莉·狄金森（1830～1886），她的诗歌纯净如水，透亮地反射出人性的本真，她的许多诗歌，只有用童心去理解，才能品味出滋味。今天，打开窗户，在清新的空气流淌进来的时候，准妈妈不妨将美丽的诗读给自己和胎宝宝听。

美文欣赏《露珠》

人们把你叫做露珠，不知道是赞誉还是贬义，然而，你确确实实是一种珠，晶莹澄澈的珠，璀璨绚丽的珠，是和价值连城的珍珠、宝珠迥然异趣。

你从不炫耀自己，总是趁着朦胧的夜色悄然降临，不声不响地栖息在青翠的绿叶上，栖息在鲜嫩的花瓣上，好似一粒粒融化的水晶，冰清玉洁，纤尘不染。

当东方天际升起灿若锦绣的朝霞，你也焕发出五彩缤纷的光辉，婉转圆润，艳丽清华，你闪着一颗颗欢乐的泪珠，迎接初升的光明，用无声的歌，吟咏着动人的晨曲，明知自己即将泯灭，却怡然自得，毫无憾恨。

太阳升起来了，大地上一切有生命的东西，全都活跃起来了，你却无声无息地消失了，有道是来去匆匆，从暮色苍茫，到阳光普照，你的生命历程竟是这样的短促，然而，你的心是透明的，你的品格是无瑕的，你的风姿是光彩照人的，你没有卑污的私欲，没有猥琐的邪念，无心和市井间的珠玉争辩，不屑与豪华绮丽的装饰为伍，只是用自己全部的生命滋润着花草、林木和心灵，你的一生仿佛是一种暗示，短暂的生命也能够是美好的。

（作者：杨子敏）

准爸爸陪准妈妈一起看娱乐节目

综艺节目最大的好处是轻松简单，主持人具有娱人娱己的精神，总能让人在欢声笑语中忘却烦恼，对调节气氛和舒缓坏心情特别有好处，几乎能有效调节各种不快。如果准爸爸能和准妈妈一起看，那笑料一定会更充分。所以，准爸爸不妨筛选几个在内容上合格（格调不要太低俗，场面不要太刺激）的节目，比如《天天向上》、《快乐大本营》、《我是歌手》等，事先了解当期节目的主题，然后安排一些时间陪准妈妈看一看。

准爸爸帮助准妈妈稳定情绪

准妈妈往往感情脆弱，爱生气，或为一些小事哭闹，发脾气。这时，准爸爸一定要注意自己的一言一行，千万别吵、别气、别责备，应该用亲昵爱抚的动作来表达理解和同情。当准妈妈在爱抚下情绪稍稳定后再用语言宽慰，一定会让妻子很开心的。

当然，为了让准妈妈情绪稳定，准爸爸自己首先要保持平静的心态，不要把自己的不快，毫无保留地全盘托出，也不要把外面的气撒在准妈妈身上，更不要把自己的脸变成“寒暑表”，一会儿晴一会儿阴。为了让准妈妈情绪保持稳定，准爸爸除了有男人的阳刚之外，还要多一些温柔，经常同准妈妈谈心，编故事，讲笑话……使准妈妈精神生活充满阳光，胎宝宝一定会从中受益。

怀孕第4个月，告别不适进入怀孕稳定期

随着早孕反应的消失，准妈妈的心情也变得好了起来。不仅能吃能睡，工作、活动不受丝毫影响，而且对胎宝宝的存在还没有实实在在的感觉，许多准妈妈偶尔会以为自己又回到怀孕之前的时光了。

这时候，准妈妈在保持情绪安定的前提下，要积极补充营养，为胎宝宝的大脑发育提供充足的营养。同时，也要着手进行一些实质性的胎教了，如音乐胎教、抚摩胎教、语言胎教、运动胎教等。

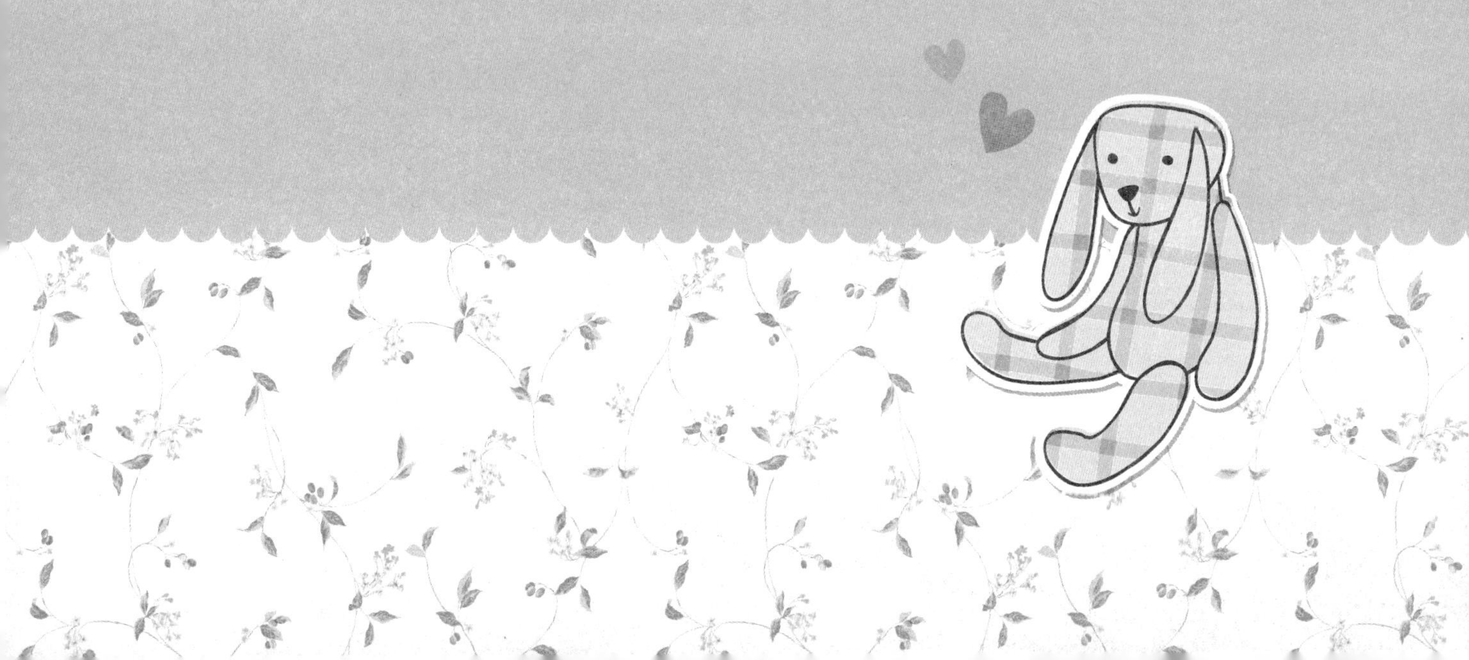

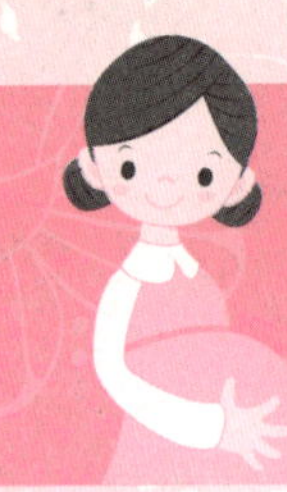

必做的产检与必知的妊娠常识

值得警惕的唐氏综合征

唐氏综合征又称先天愚型，主要原因是染色体异常，其临床表现为：患儿面容特殊，两外眼角上翘，鼻梁扁平，舌头常往外伸出，肌无力及通贯手，严重智力障碍并伴有其他严重的多发畸形，如先天性心脏病、消化系统畸形、听力与视力障碍和白血病等。

唐氏综合征筛查，你需要做吗

医学临床统计显示，唐氏综合征患儿的出生并不仅仅发生在高龄准妈妈中，所以规定对所有准妈妈都要进行先天愚型筛查。进入怀孕4个月的时候，准妈妈最好去医院做一个遗传筛查，排除胎宝宝患有唐氏综合征的可能。进行筛查的最佳时间是怀孕的第15～20周。

在孕14～17周取母血检测甲胎蛋白（AFP）、非结合型雌三醇和人绒毛膜促性腺激素（HCG），就可以筛查出21-三体的胎宝宝；在妊娠10～14周时用超声测量胎宝宝颈部的软组织厚度，也可筛查出21-三体的胎宝宝。

此项筛查的优点是可以早诊断早终止妊娠，以减轻准妈妈和家庭的创伤及社会的负担。

唐氏综合征筛查的方法

孕15～20周，准妈妈应进行染色体异常筛查，包括唐氏综合征（21-三体综合征）、18-三体、13-三体等。

筛查方法是抽取准妈妈的静脉血2毫升，检测母体血清中甲型胎儿蛋白和绒毛促性腺激素的浓度，并结合准妈妈的预产期、年龄、体重和采血时的孕周等，计算生出唐氏儿的危险系数的检测方法。这种检测方法安全简便，对准妈妈和胎宝宝均无损伤。

一般抽血后一周内准妈妈即可拿到筛查结果，如果概率大于1/270（分母数字越小，越具高危险），例如1/200、1/100等，则表示胎宝宝是唐氏综合征的机会很大，属高危险群。如结果为高危也不必惊慌，因为还要进一步做羊水穿刺和胎宝宝染色体检查才能明确诊断。

经过筛查，有一部分准妈妈会被归入高风险人群，高风险人群并不一定说明胎宝宝就存在染色体异常，但需进一步诊断。

羊膜穿刺，你需要做吗

羊膜穿刺检查是产前诊断中必不可少的一项。羊膜穿刺检查对于一般准妈妈来说并不是非做不可的一项检查，但是对于某些准妈妈来说，却是非做不可的检查。需要做羊膜穿刺检查的准妈妈主要有以下几类：

- 准妈妈自己或者准爸爸染色体异常或有遗传性疾病。
- 本身或者是直系亲属曾经生育过先天缺陷儿的准妈妈。
- 本次怀孕疑似有染色体异常的准妈妈。
- 母血筛查唐氏综合征异常的准妈妈。
- 怀孕年龄在34岁以上的高龄准妈妈。
- 有习惯性流产的准妈妈。
- 家族中有遗传性疾病的准妈妈。

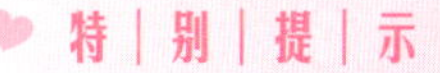

特｜别｜提｜示　TIPS

患有乙肝的准妈妈应避免羊膜穿刺，因为胎宝宝一旦与母体的血液、体液密切接触，就会很容易感染乙肝病毒，造成母婴垂直传播。

产检时，别忘了顺便看看牙医

牙科医生提示，最好能在怀孕前做一次彻底的牙齿检查和治疗，因为孕期不宜做牙齿治疗，即使牙齿出现紧急状况，也只能做暂时性的症状治疗，拔牙或任何侵入性治疗应拖至产后再进行。怀孕期间，建议每3个月检查一次牙齿。医生会提醒准妈妈注意以下牙科问题：

↘ 怀孕前期（前3个月）：这个时期是胚胎器官发育与形成的关键时期，如服用药物不当或X光照射剂量过高，就可能导致流产或胎宝宝畸形。所以，若非紧急状况，医师不建议孕期进行牙科治疗。

↘ 孕中期（第4~7个月）：若一定要治疗牙齿，此时期是比较适宜且安全的治疗时机，建议只做一些暂时性的治疗，如龋齿填补等。

↘ 怀孕后期（后3个月）：此时准妈妈不适合进行长时间的牙科治疗，因为敏感的子宫容易因外界刺激而引发早期收缩，再加上治疗时长时间采取仰卧姿，胎宝宝会压迫准妈妈的下腔静脉，减少血液回流，引发仰卧位低血压，同时使心脏输出量下降，产生脑缺氧，从而有晕厥、丧失意识的可能。

子宫颈机能不全要早诊治

孕期子宫颈紧闭，由子宫黏液封闭起来，所以在阵痛开始前，即子宫颈扩张前，胎宝宝安全地生活在子宫中。如果子宫颈机能不全，该采取什么措施呢?

若子宫颈机能不全，准妈妈的子宫颈口常常在临产前的第3或第4个月开放，使羊膜很容易脱入阴道而破裂，发生胎膜早破、流产或早产。是否患子宫颈机能不全通常在第一次流产后才能诊断出来。

如果考虑以前的流产或早产是由子宫颈机能不全所致，可在怀孕以前手术矫正，或在怀孕16~18周时，用柔软且不易被吸收的线进行子宫颈环扎术。

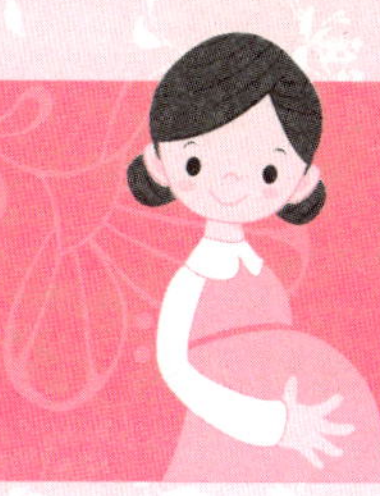

准妈妈要注意的生活细节

孕味初现，准妈妈巧选衣装

怀孕以后，随着身体渐渐发胖，选择孕妇服时，必须优先考虑的是舒适和便于活动。衣服应避免套头样式，而应当选择披肩和开襟上衣，这样可以方便准妈妈自己穿和脱。

↘连衣裙：春末至夏季，在腹部隆起比较明显的时候，如果希望自己保持端庄，穿连衣裙是最佳选择。在连衣裙上面再加穿薄衫或开襟毛衣，这样既舒适又保暖。

↘A字连衣裙："A"字形连衣裙由于腹部非常宽松，可以一直穿到妊娠末期。

↘背带装：背带装非常适合准妈妈日渐臃肿的体形，腹部和胯部的设计宽松流畅，背带长度可自行调节，四肢伸展自如。

↘裤子的选择：裤子应当选择弹性大的孕妇专用长裤或者可以任意调节裤腰尺寸的裤子。运动装的裤子既舒服又无约束，只需将裤腰的松紧带改为布带，就可以适应逐渐变大的腰围。

漂亮的高跟鞋要暂时收起

脚有"第二心脏"之称。脚的健康往往离不开鞋，对于准妈妈来说，脚上有双舒服的鞋就显得更加重要了。

女性在怀孕期不宜穿高跟鞋。因为腹部一天一天隆起，体重增加，身体的重心前移，站立或行走时腰背部肌肉和双脚的负担加重，如果再穿高跟鞋，就会使身体站立不稳，容易摔倒。另外，因准妈妈的下肢静脉回流常常受到一定影响，站立过久或行走较远时，双脚常有不同程度的水肿，此时穿高跟鞋更不利于下肢血液循环。因此，准妈妈不宜再穿高跟鞋。

为自己选一双合适的鞋子

怀孕时身体的重心前移，常需改变姿势才能平衡，一双舒适的鞋子会让准妈妈的行动更加安全。

怀孕3个月以后，准妈妈最好穿软底布鞋、旅游鞋、帆布鞋，这些鞋有良好柔韧性、弹性和弯曲性，穿着舒服、轻便，并可防止摔倒。为保持正常足弓，以减少脚部疲劳、肌肉疼痛、抽筋等，最好的办法是采用适当厚度的棉花团垫在脚心部位作为支撑。到妊娠晚期，脚部水肿，则要穿稍宽大一些的鞋。

穿鞋首先要考虑安全性。选择鞋时应注意以下几点：

↘ 鞋的宽窄、大小合适，透气性好、轻便，帮底柔软的鞋，有助于减轻脚部的疲劳。不要穿用松软的拖鞋、帮底较硬的皮鞋、高跟鞋和厚底“松糕鞋”。

↘ 鞋后跟宽大。

↘ 鞋底上要有防滑波纹，能防滑。

需要提醒的是，准妈妈最好在晚上买鞋，因为此时你的双脚肿胀，比白天要大。

头发变浓密，更要细心护理

妊娠期头发会发生一些变化，油性头发可能会更油，干性头发可能会更干、更脆、更易脱落。怀孕4个月的时候，准妈妈的头发处于最佳状态。这时的头发光洁、浓密，并且很少有头垢、头屑。但是如果因此忽视了头发的护理，可能会造成产后脱发的严重后果。所以要保持头发的清洁，不要频繁用力地梳理头发。

要做好孕期头发护理，准妈妈应该常洗头，保持头发清洁，最好自然晾干，按干型发质来养护；准妈妈的皮肤敏感性较高，应禁止染发、烫发，以免自己和胎宝宝受害；用适合自己发质的洗发水清洗头发，洗发时轻轻按摩头皮促进血液循环。

孕期注意皮肤的日常护理

妊娠期间由于内分泌的变化，皮肤或失去光泽，或满面油光，或皮肤变得敏感、粗糙，皮肤抵抗力降低，容易发炎，肌肤的类型有时也会发生改变。这是由于新陈代谢加速，皮脂较多造成的。因此，孕期更要加强皮肤护理。

↘ 勤洗脸。准妈妈的美容最基本的就是洗脸，早、晚各1次，使用平时常用的香皂或洗面乳，仔细清洗，洗净后涂上护肤品。

↘ 慎护肤。怀孕期间，由于肌肤很敏感，容易受到刺激，应使用平时常用的护肤品。即使是惯用的护肤品，如果出现皮肤粗糙过敏，也要停止使用。

↘ 按摩。每晚睡觉前，还可做做脸部按摩。按摩时，取用适量按摩乳（注意，如过敏马上洗净），用中指或无名指从脸中部向外侧做螺旋按揉，每次3分钟，结束时用热毛巾把脸拭净再洗净即可。这样既能加快皮肤的血液循环，保持面部皮肤的细嫩健美，又有利于产后皮肤机能的早日恢复。

该把隐形眼镜换成框架眼镜啦

医学研究发现，准妈妈在妊娠期间因体质改变，会造成眼角膜出现各种变化，所以应绝对禁止戴隐形眼镜。孕期角膜组织会轻度水肿，角膜中心厚度增加，戴隐形眼镜会加重角膜缺氧，易发生角膜损伤，使敏感度下降。孕期泪液分泌减少，而泪液中的黏液成分增加。戴隐形眼镜后眼前常有异物感、眼睛干涩等。

孕期眼部的小动脉会发生挛缩，血流量减少，此时发生结膜炎的可能性会比平时更高。孕期眼角膜弧度也会发生一些变化。有些准妈妈出现眼压下降、视野缩小现象。因此，戴隐形眼镜后会增加不适感。怀孕后女性最好将隐形眼镜更换成框架眼镜。

乳房保养，孕期不能忽视

妊娠4或5个月后，准妈妈应每日用温水擦洗乳头，然后在乳头乳晕上涂一层油脂，如橄榄油或润肤液，以防乳头皲裂。

为了使乳头坚韧，禁得起孩子的吸吮，孕期必须对乳房进行按摩。按摩还有增强乳头挺起、易于婴儿吸奶的作用。

按摩最好在洗澡后进行。方法是在乳头涂上油性护肤膏或橄榄油，用拇指和食指揉搓乳头和乳晕。不洗澡时，应先将乳头及乳头周围擦洗干净后再进行按摩。指甲要修剪，并洗干净手。每天按摩2次，每次5分钟。

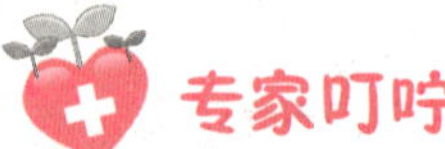

专家叮咛

不要用香皂清洁乳房，香皂很容易洗去皮肤表面的保护层，造成损害，使乳房表皮肿胀，皮肤失去细腻和质感。

妊娠晚期开始，每日应认真擦洗乳头2次，以保持乳头皮肤清洁，避免细菌侵入和哺乳期乳头皴裂、乳腺炎的发生。

左侧卧，孕期正确的睡眠姿势

妊娠中、晚期准妈妈宜采取左侧卧位。该睡姿可使腹肌放松，保持呼吸和血液畅流，避免增大的子宫对下腔动、静脉及肾脏的压迫，保证心脏排血量，维持肾脏良好的功能，减少水肿，改善子宫和胎盘的血液供给、胎宝宝氧和营养的供给，有利于胎宝宝的生长发育，降低早产率和胎宝宝宫内发育迟缓等并发症。同时，可使右旋子宫转向直位，利于纠正异常胎位。左侧卧位还可降低舒张压，预防、治疗妊娠高血压综合征。

准妈妈起床，千万不要一跃而起

准妈妈起床时，原来是仰卧的要避免直接起床，以免腹部受到挤压。应先将身体从其他卧姿转为侧卧位，然后以肘撑床，从侧面慢慢起身；或先取侧卧位，再半坐位，然后起来，禁止使用腹肌直接起身。下床时先用双手撑在床上，双腿滑下床来，坐在床沿上，稍坐片刻后再慢慢起身，千万不要猛地跳下床来。

体形改变，站立行走要小心

进入怀孕中期以后，准妈妈逐渐变得腰圆体胖，外形发生变化，为了保护自己和腹中的胎宝宝，准妈妈应采取正确的站立行走姿势，一切都应安全第一。

站立

站立时，使两脚的脚跟和脚掌都着地，两脚稍微分开，把重心放在脚心附近。双膝要直，向内、向上收紧腹部，同时收缩臀部，双臂自然下垂，放在身体两侧；头部自然抬起，两眼平视前方。

准妈妈不要绷紧双膝，要让你的体重均衡地分布于整个脚掌；不要久站，如果必须长时间站立，则隔几分钟把两腿的位置前后倒换一下，把体重放在伸出的前腿上，这样可以缓解疲劳。

行走

准妈妈行走时要背直、抬头，紧收臀部，保持全身平衡，稳步行走，不要用脚尖走路。可能时扶着扶手或栏杆行走。切忌快速疾行。

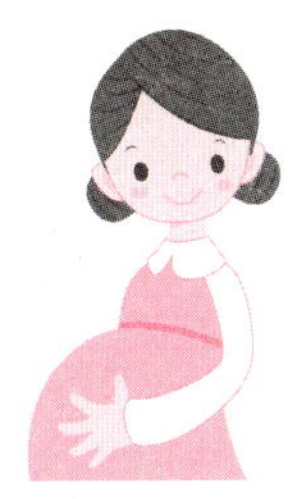

孕中期，运动轻缓更安全

孕中期，早孕反应大多消失，胃口变好，心情也舒畅了许多，这预示着妊娠进入了稳定期。此时胎盘已经形成，加上胎盘和羊水的屏障作用，可缓冲外界的刺激，使胎宝宝得到有效的保护。此时准妈妈可根据自己的情况进行适度的体育锻炼。除了游泳外，还可以做一些轻微的活动，比如散步、跳舞、简单体操等。孕中期的体重增加，还不能完全适应身体失衡的情况，切记不要做爬山、登高、蹦跳之类的运动。

↘ 散步：不仅能帮助准妈妈呼吸到室外的新鲜空气，调节自己的情绪，更重要的是能够提高神经系统和心、肺的功能，促进身体的新陈代谢。

↘ 游泳：游泳大大减轻了妊娠带给你的腰酸背痛，胎盘、子宫的血液循环在此时也达到最佳状态，有利于胎宝宝供氧。但要注意泳池和泳衣的卫生。千万不要在孕早期游泳，以免引起流产。

↘ 脚部运动：经常活动踝骨和脚尖的关节。由于准妈妈体重的增加直接影响到其腰部和下肢，因此，脚部运动应坚持经常进行。

孕中期性生活还是悠着点

妊娠中期（4～7个月）胎盘已经生长良好，与子宫紧紧相贴，随着子宫的逐渐增大，胎膜中的羊水量也逐渐增多，胎膜的张力也增大。此时骨盆腔及生殖器对性的刺激反应不明显，不会因性交的刺激引起流产，因此，妊娠中期过性生活是安全的。但要注意以下几点：

↘ 要适度节制。过性生活要有所节制，以少为宜。

↘ 性交时间不要太长，也不要过度兴奋。丈夫要尽量控制性冲动，不要将阴茎插入太深冲击子宫。

↘ 避免压迫腹部。性交动作不宜强烈和粗暴，避免压迫准妈妈腹部，否则会产生严重的后果。

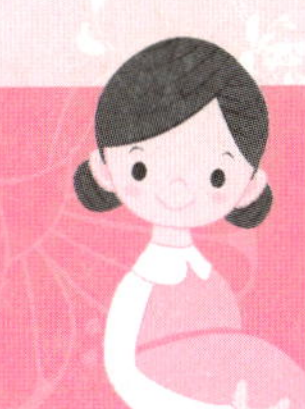

合理安排准妈妈的营养与饮食

胃口变好，但不要放开吃

早孕反应消失以后，准妈妈胃口变好、变得非常“能吃”。为了胎宝宝的健康成长，大多数准妈妈愿意牺牲窈窕的身材，进食的时候毫不迟疑，彻底改变以往注意节制进食的习惯。

一般来说，女性怀孕后，为了给腹中宝宝提供足够的养分，必须适当增加营养。但是大多数人错误地认为，妊娠期间吃得越多、体重增加越多越好。

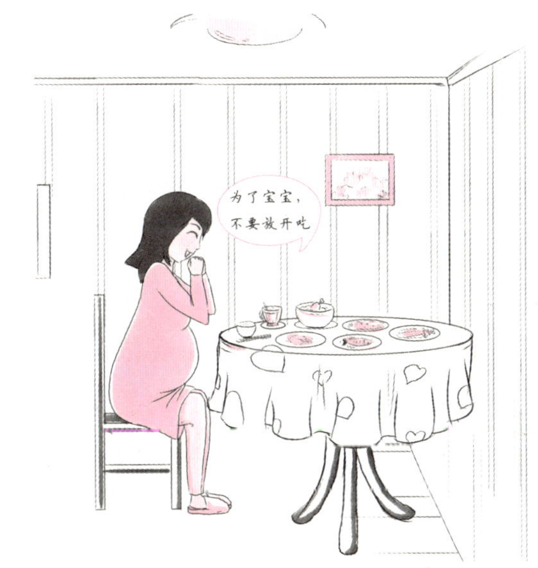

其实，妊娠期间如进食过多、营养成分比例搭配不当，极易导致营养过剩，使体重超出正常的范围，即妊娠体重过重。准妈妈体重过重会引发许多病症，如妊娠期高血压、妊娠期糖尿病及其他并发症，也会增加孕育巨大儿的概率，增加分娩时的困难。

这时准妈妈尤其要避免高糖分、高热量和高脂肪的食品。另外，由于早孕反应而养成的吃夜宵的习惯也应该改正，因为睡前吃进的零食很容易在体内转化成脂肪堆积起来。

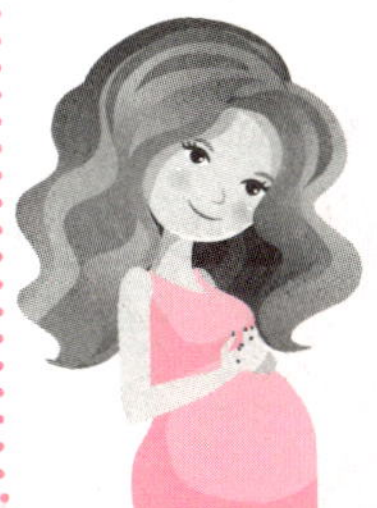

特｜别｜提｜示 TIPS

此时胎宝宝迅速发育，各器官逐步完善，其免疫系统的组织器官也随之发育，这个阶段饮食必须“重质不重量”，注意营养的均衡，并有意识地补钙、补铁、补锌和补碘。

准妈妈宜多吃丝瓜

丝瓜具有特殊清香，是人们夏秋季节常吃的食品。其实，丝瓜还有健脑、安胎的功效，准妈妈在孕期可适量多吃。丝瓜所含各类营养在瓜类食物中较高。丝瓜富含维生素C，可用于预防各种维生素C缺乏症；丝瓜中B族维生素的含量较高，有利于胎宝宝的大脑发育，让宝宝将来更聪明。

中医认为，丝瓜性甘味平，有清暑凉血、解毒通便、祛风化痰、润肌美容、通经络、行血脉、下乳汁等功效。此外，在清代著名的营养学专著《随息居饮食谱》中还记载了丝瓜可以安胎：丝瓜一名天罗，甘凉，清热解毒，安胎，行乳……清肿，化痰。准妈妈平时可适当多吃丝瓜。

适量补钙，母强子更壮

钙是人体必需的矿物质，是胎宝宝造骨的原料。据统计，妊娠期女性每日平均需要摄入钙1600毫克，整个妊娠期需要储备35～45克钙，以满足胎宝宝骨组织的生成发育及母亲生理代谢的需要。

准妈妈如果缺钙，母体的血钙浓度会降低，就会出现小腿肌肉痉挛、抽搐等症状，严重缺乏时，还会引起骨质疏松症和骨质软化症。胎宝宝缺钙则导致胎宝宝骨骼发育不良，会导致新生儿先天性维生素D缺乏性佝偻病和缺钙性抽搐。

孕期补钙，食补是最好的方法。富含钙及富含维生素D的食物有虾皮、牡蛎、淡菜、牛奶、沙丁鱼、三文鱼、海带、泥鳅、豆制品、芫荽、荠菜、花椰菜、芝麻酱、莲子、甜杏仁及鱼肝油、蛋黄、香菇等。

必要时可补充钙制品，同时要增加户外活动，如散步、多晒太阳，以增加体内维生素D的转化，帮助钙的吸收。实践表明，孕期补钙不仅有助于胎宝宝骨骼正常发育，还可降低妊娠高血压综合征的发病率。

孕期饮食不能没有鱼

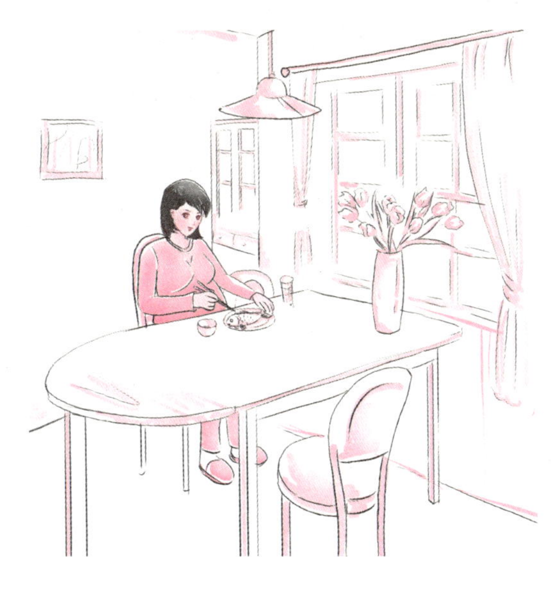

鱼肉的营养非常全面，不但富含优质蛋白质、不饱和脂肪酸、氨基酸、卵磷脂、叶酸、维生素A、维生素B_2、维生素B_{12}等营养物质，还含有钾、钙、锌、铁、镁、磷等多种微量元素，都是胎宝宝发育的必需营养物质。特别是鱼肉中的ω-3脂肪酸和牛磺酸能够促进胎宝宝脑部神经系统和视神经系统的发育。

经常吃鱼，你的宝宝会更聪明。因此，准妈妈在孕期可每周吃鱼2或3次，淡水鱼和深海鱼类都是不错的选择。

职场准妈妈工作餐怎么吃

现在，很多准妈妈还在工作，在紧张繁忙的工作中，吃着每日千篇一律的工作餐，自己和胎宝宝无法得到充分、均衡的营养。那么，上班族准妈妈如何才能吃得更健康、更营养呢？

↘ 慎吃油炸食物：工作餐中的油炸类食物，在制作过程中使用的食用油也许是已经用过若干次的回锅油。这种反复沸腾过的油中有很多有害物质，准妈妈最好不要食用。

↘ 拒绝味重食物：工作餐里的菜也许不是咸了就是淡了。准妈妈应少吃太咸的食物，以防止体内水钠潴留，引起血压上升或双足水肿。其他辛辣、调味重的食物也应该明智地拒绝。

↘ 饭前吃个水果：为了弥补吃新鲜蔬菜的不足，准妈妈可以在午饭前30分钟吃个水果，以补充维生素。

预防孕期贫血，注意补铁

胎宝宝的迅速生长发育及胎盘等附属物的生成都需要铁。铁是制造血液的必需材料，缺铁则会发生贫血。

准妈妈缺铁，就会使胎宝宝发育不成熟，出生后为低体重儿，或者发生流产或早产。准妈妈也易发生妊娠高血压综合征，还会使分娩时产程延长，出血量增多，产褥期抵抗力下降。

从孕4月开始，准妈妈和胎宝宝都要储备一定量的铁。准妈妈要准备分娩时用铁，胎宝宝为出生后储备5～6个月的用铁。

含铁丰富的食物有动物肝脏、动物血、瘦肉、禽肉、鱼类、豆类等。多吃些富含维生素C的食物，与铁同食，可增加肠道对铁的吸收。

菠菜，烹调不当会加重贫血

日本学者通过实验后发现，直接烹调的菠菜吃多了会加重贫血。其原因是菠菜的主要成分是草酸，它可使铁不被小肠吸收，反而使铁排出体外。铁吸收不足会阻碍血红蛋白的形成，从而导致贫血。菠菜吃得越多越妨碍小肠对铁的吸收，使贫血加重。

此外，草酸对锌、钙有不可低估的破坏作用。锌和钙是人体不可缺少的微量元素，如果人体缺锌，人就会感到食欲缺乏，味觉下降。婴儿一旦缺钙，就有可能发生维生素D缺乏病，有鸡胸、罗圈腿以及牙齿生长迟缓等现象。如果准妈妈多食菠菜，无疑对胎宝宝发育不利。

怎样去除菠菜中草酸呢？很简单，先煮烫菠菜，捞出控去水再烹调。这才是正确的烹调方法。

动物肝脏补铁，但要少吃

动物肝脏的含铁量较高，对准妈妈补铁非常有帮助。动物肝除含铁丰富以外，还含有丰富的消化酶以及钙、铁、锌、镁等，一些重要的维生素，如维生素D、维生素A、维生素B_1、维生素B_2、维生素B_{12}等在肝脏中含量也很丰富。但由于肝脏是动物的解毒器官，有些有害物质是在肝脏内降解消除的，有些未完全降解的毒物仍存留于其间。另外维生素A、维生素D等在某些动物肝脏内含量极高，准妈妈每天所摄入的维生素A量若超过15000国际单位则增加胎宝宝致畸的危险性。

因此，准妈妈食肝不宜过多，在妊娠期每周食用一次即可。在吃肝时，可多同吃富含维生素C或果酸的食物，如柠檬、橘子等，有助于增加铁在肠道的吸收率。

谨防食物中的营养素流失

想要吃得健康，食材新鲜只是第一步，如何正确料理也是重点。怀孕期间，准妈妈的营养需求比平时要多，因此，家庭烹饪要防止营养流失，尽量给准妈妈提供烹调合理、营养、可口的菜肴。

↘ 淘米时间不宜过长，不要用热水淘米，更不要用力搓洗。米饭以焖饭、蒸饭为宜，不宜做捞饭，否则会使营养成分大量流失。

↘ 煮青菜、煮豆以及做米粥时，严禁用小苏打（弱碱性），因为B族维生素、维生素C最不耐碱。

↘ 买回来的新鲜蔬菜不要放的太久才吃，最好一次吃完。制作时应先洗后切，清洗时，不要在水里泡的时间过长，以免造成营养物质流失。特别是维生素C和B族维生素，在水里泡的时间过长很容易损失。

↘ 炒蔬菜时应大火快炒，3～5分钟即可。如果慢火炒时间过长，无论从营养价值、颜色和口感上都会受损，准妈妈食欲也受影响，从而影响胎宝宝的营养供给。

特｜别｜提｜示　TIPS

体质过于瘦弱的准妈妈，应请医生指导，辅以一些营养药物和适当的补品。产前检查要按期进行，及时观察瘦弱妈妈的营养状况，及时调整饮食。

把好饮食关，胎宝宝才不会受伤害

怀孕期间，食品安全第一。因此，准妈妈要注意把好饮食关，避免不当饮食对胎宝宝造成伤害。

↘ 尽量选用新鲜天然的食品，时令蔬果是最好的选择。非时令食物可能会出现不当化学添加剂，应尽量少吃。

↘ 水果干、蜜饯、腌渍等加工食品，都可能过度添加防腐剂、色素、调味剂等物质，准妈妈应尽量避免。

↘ 色泽鲜艳或过度洁白的食物不要选。天然色素与合成色素的差别在于使用合成色素产品的颜色较鲜艳，着色力也较强，需多加小心。

↘ 选择海产品时尽量选择冰鲜食品，不要选水发、干制的半加工品。因为加工食品在加工时可能被加入一些有害物质，因此要特别小心。

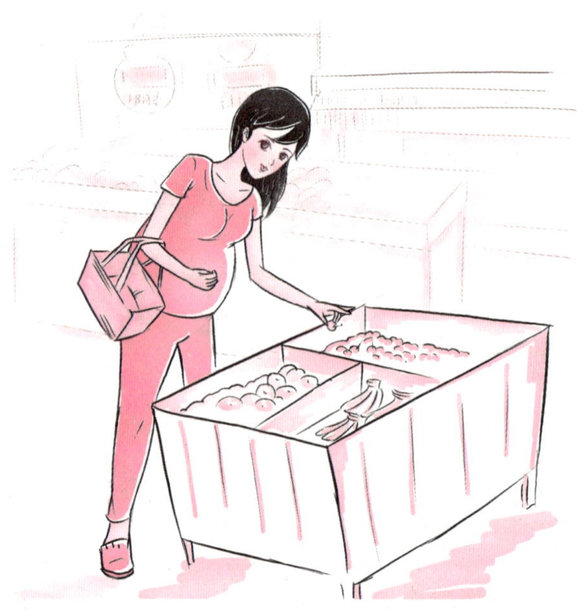

↘ 购买酱油、食醋、料酒等调味品时，要特别留意品牌、包装上的原料及辅料标识，如果有太多不熟悉、看不明白的名词时，慎重购买。

↘ 炊具用铁制或不锈钢制品，不用铝制品和彩色瓷餐具，以免铝元素、铅元素对准妈妈和胎宝宝造成伤害。

孕4月准妈妈每日饮食安排

早餐：红枣粳米粥1碗，煮鸡蛋1个，芝麻烧饼1个，蔬菜适量

加餐：坚果适量，牛奶1杯

午餐：米饭1碗，牛肉炖萝卜、虾皮炒菠菜各适量，蛋花汤适量

加餐：芒果2个，坚果适量

晚餐：二米饭1碗，清蒸鲈鱼、炒茼蒿或炒萝卜丝各适量，紫菜冬瓜肉粒汤适量

全天烹调油（植物油）：约25克。

孕4月益智安胎营养食谱推荐

墨鱼花生炖排骨

原料 墨鱼1只，猪排骨250克，花生50克，红枣50克，盐、味精各适量。

做法

1．将墨鱼洗净，去杂，放沸水里煮5分钟，取出洗净；将猪排骨洗净，煮沸，去除浮沫，捞出。

2．把墨鱼、花生、红枣、猪排放入汤锅内，加清水适量，烧开后改用小火炖2小时，加盐、味精即成。

营养分析

肉嫩甜香。墨鱼含多种游离氨基酸、蛋白质、脂肪及维生素、矿物质，具有养血补虚、健脾利水之功效。大枣可补中益气、养血健脾。花生是健脑食品，有利于胎宝宝脑细胞分化。

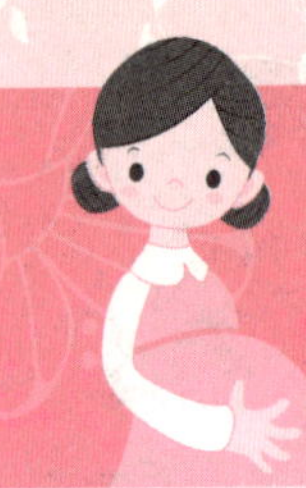

别让孕期不适及不当用药伤害胎宝宝

来去如风的头痛

就像恶心一样，头痛也是准妈妈最常抱怨的现象，在怀孕的过程中，或多或少都会有头痛的现象发生。不过准妈妈不必太多担心，因为头痛也是孕期的正常生理反应，一般不需要用药物治疗。但必须注意调理，要合理调配营养，补充优质蛋白质，多吃新鲜蔬菜、水果等。

专家认为，孕期疲劳也是诱发头痛的导火索，所以，准妈妈身体、精神都不要太过劳累，应保证充足的睡眠和适当的休息，尽量减少工作的时间。

准妈妈若早期出现轻度头痛，可在宁静的舒适环境中，喝杯温开水，慢慢地松弛神经，深呼吸、闭目休息，用双手食指指肚按压、轻揉两边太阳穴，力度以酸胀感为宜；转动头部，让颈部放松。慢慢按摩头部，然后耸耸肩膀。

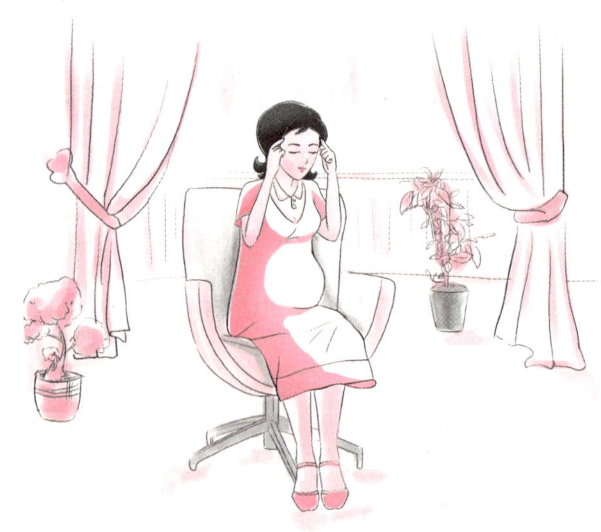

如果头痛真的很严重，自己撑不住的话，应在医生的指导下安全治疗。

为预防发生头痛头晕的情况，准妈妈应注意要站起来时速度要慢，并避免长时间站立。如果头晕，应慢慢坐下，或躺下休息一会。

准妈妈鼻塞不通的对策

怀孕除了使阴道分泌物增多之外，还使得你的鼻黏膜容易充血肿胀，而且比平常容易流鼻涕。准妈妈不妨在手头准备一些卫生纸。

一般体质的准妈妈常常会抽鼻子，其他那些患有气喘或花粉过敏体质的准妈妈则可能会有气喘发作、流鼻涕以及流泪等症状，因而感到十分不舒服。

使用加湿器很有帮助，尤其在冬天，暖气可使空气变得干燥。有些准妈妈则通过增加水的摄入量或使用润滑剂来缓解干燥，等到孩子出生后，鼻腔就可恢复正常。

孕期阴道炎的治疗与护理

由于胎宝宝逐渐长大，压迫盆腔，往往会使准妈妈盆腔充血。加上体内激素改变、新陈代谢旺盛，阴道常有较多的水样分泌物，浸渍、刺激外阴皮肤黏膜，引起炎症，表现为外阴皮肤黏膜潮红，有烧灼或刺痒感，排尿有灼痛，有的甚至可形成糜烂、溃疡及皮肤增厚，呈苔藓化，严重的还可引起阴道炎。单纯外阴炎可用1：5000高锰酸钾溶液坐浴，局部涂以紫草油或抗生素软膏，如四环素或金霉素软膏等。

妊娠期间如果发现阴道有白色黏稠状分泌物，小便时感到疼痛，而且外阴奇痒，白带呈豆腐渣样或片状，这是真菌性阴道炎的症状。

真菌性阴道炎可能出现在怀孕的各个时期，与体内激素的变化有关。它虽然发生在局部，但所出现的症状却可以影响到全身。许多患者常因阴道及外阴奇痒而坐立不安，甚至影响工作和睡眠。因此，一定要在胎宝宝出生前进行治疗，尤其到了妊娠中期，更要抓紧治疗。因为在生产时，它会感染新生儿的口腔成为鹅口疮，造成喂食困难。

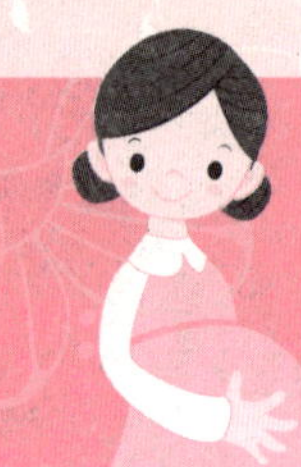

胎教进行时——可以开始胎宝宝的听觉训练啦

准妈妈需要良好的工作氛围

准妈妈在工作环境中，必须细心关注几个问题，就是工作场所有没有化学类的、光电类的、物理类的污染源，工作的节奏、性质、压力大小是否适合准妈妈的承受力，人际关系是否融洽。不要对此毫不在意，结果稀里糊涂受了伤害，影响了胎宝宝的健康。

工作环境中的人际关系好坏，也会极大地影响准妈妈和胎宝宝的身心。有人的地方就会有矛盾、有争斗，准妈妈如不小心卷入人际矛盾不可挣脱，唯一的办法是进行自我调节，把一切想开。怀孕期间万事皆应搁置，自己的健康和快乐第一，切不可一点小事就耿耿于怀、气急败坏、心胸狭窄，这样对胎宝宝的身心健康十分不利。准妈妈要努力为自己创造一个气氛良好的工作环境。

对于坚持工作的准妈妈来说，工作期间让自己的身体“动起来”尤为重要。准妈妈最好每坐40分钟就站起来活动10分钟，做做伸展运动，改善因久坐而形成的血液循环障碍。

补充DHA，让胎宝宝更聪明

DHA是一种大脑营养必不可少的多价不饱合脂肪酸，俗称“脑黄金”，它对大脑细胞有着极其重要的作用。它占到大脑脂肪的10%，对脑神经传导和突触的生长发育非常有益，是人的大脑发育、成长的重要物质之一。

营养学家主张，自怀孕3个月起，准妈妈就应当适当补充DHA。除了专门的DHA制剂外，能帮助准妈妈补充DHA的食物如核桃仁、榛子仁等多种坚果内含有丰富的天然亚麻油和亚麻酸，人体摄入后，经肝脏处理能合成机体所需要的DHA。

另外，海鱼、深海鱼肝油、甲鱼等也含有DHA，孕期可以有意识地适当摄入量。

准妈妈要加强自我情绪调节

妊娠4个月时，妊娠的早期反应已渐渐过去，这时准妈妈会将心思逐渐放到腹中的胎宝宝身上，慢慢会产生各种各样的猜测和担心：孩子是否有缺陷？长得像爸爸还是像妈妈？是聪明健康还是愚笨体弱？是男还是女……这些都会造成准妈妈心理上的压力。

这时的准妈妈，应以积极美好的遐想来体验做母亲的愉悦和对未来生活的憧憬，消除对胎宝宝不利的想法，也消除自己的心理负担。

↘ 在不愉快的事情中，可以这样劝慰自己:“这点小事算不了什么，有了宝宝我才不为这种事生气呢?”

↘ 在不良情绪实在无法排遣的情况下，可以离开使自己不愉快的环境，去做一些自己喜欢做的事，如唱歌、看书、郊游、画画等，使自己的情绪由烦恼转为愉快。

↘ 经常到大自然中活动，散散步，听听鸟鸣，嗅嗅花香，能使自己消除紧张情绪，心情变得舒畅。

开始试着给胎宝宝听音乐

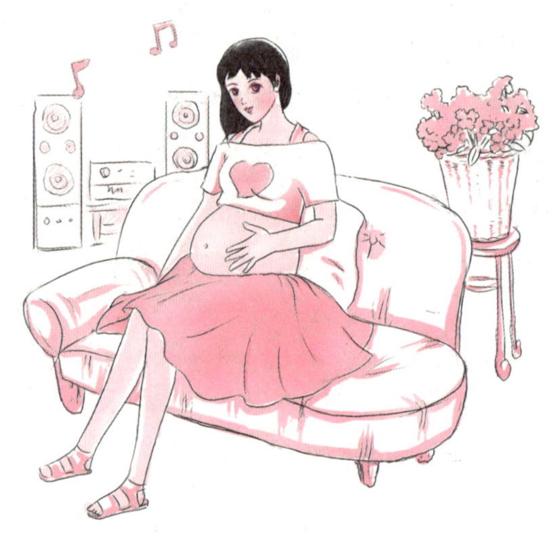

妊娠4个月后，胎宝宝对声音已相当敏感，能听到和分辨各种不同的声音，并能进行“学习”，形成“记忆”，应该利用胎宝宝听觉的重要成长，给予其良好的声音刺激，促进胎宝宝宫内听力的发展。

↘挑选自己喜欢的乐曲，在熟悉其内容、理解其内涵和社会背景的前提下，开始欣赏。欣赏前，可以告诉胎宝宝：“我们一起听音乐吧。”欣赏音乐时，应随乐曲产生美好的联想，并可将所想象的画面和联想告诉胎宝宝。

↘乐曲音量适中，与音箱保持适当距离。准妈妈最好坐在沙发或躺椅上，垫好，坐舒服。不要长时间取卧位，以免日益增大的子宫压迫下腔静脉，导致胎宝宝缺氧。

↘每日早、中、晚各听一次音乐，每次5～10分钟。若条件不允许，每日最好保证2次，早、晚各一次。每次听乐曲最好不要太多、太杂。

欣赏名曲《摇篮曲》

摇篮曲是抒情声乐曲或器乐曲。描写摇篮摆动的节奏，近似船歌，以中等速度的节拍最为常见。摇篮曲源于一种形式简单、节奏摇曳、为小孩催眠而唱的儿歌（又称催眠歌），后来才演变为一种音乐创作体裁。

摇篮曲——又译“催眠曲”，最早为母亲抚慰婴儿入睡时咏唱的歌谣，后由舒伯特、勃拉姆斯等作曲家发展为艺术歌曲。19世纪，摇篮曲成为一种特殊风格的器乐体裁。其特点为3/4拍或6/8拍、4/4拍，速度适中或徐缓，主旋律亲切温柔，伴奏音乐多模仿摇篮摆动的节奏。

摇篮曲，尤其是舒伯特的摇篮曲特别适合准妈妈在晚上与胎宝宝交流，让胎宝宝安静入睡，它能增进母亲与胎宝宝的感情，平静胎宝宝的躁动。

不妨给胎宝宝起个中性乳名

在与胎宝宝对话之前，是不是要给可爱的胎宝宝先取个名字呢？“小天天，你好呀！今天感觉怎么样？……”生活在母亲子宫中的胎宝宝已经是个能听、能懂、能理解父母，有生命有思想、有情感的谈话对象。作为父母应该不失时机地与胎宝宝交流，当然了，为了更好的实施胎教，最好给宝宝取个乳名，如“奇奇”、“乐乐”等较为中性的名字，因为你还不知道是男宝宝还是女宝宝。

如果家人经常喊胎宝宝的乳名并和他交流，胎宝宝就会知道当爸爸或妈妈发出声音时是在喊他，他就会做出回应。一般来说，从孕4月起，也就是胎宝宝醒来的时候，就可以用这个乳名和他交流了。另外，给胎宝宝起个乳名，可以有效地把胎教和幼教衔接起来。

平时多和胎宝宝说说话

准妈妈或准爸爸通过动作、声音和语言与胎宝宝对话，是一种非常有益的胎教手段。但每次时间不宜过长，一般以3～5分钟为宜。

“你爸爸做的早饭香不香？”一边吃早饭一边问问宝宝。

吃过早点，在车水马龙的上班途中，准妈妈不妨将自己小心行走的心意也告诉胎宝宝：“哦，宝宝，不要怕，我们靠右边慢慢走。”下班时间到了，准爸爸如果来接准妈妈，当准妈妈见到等候的准爸爸，则告诉胎宝宝：“宝宝，你爸爸真好，又来接我们了。”

准父母一起多聊聊胎宝宝

准爸爸要多与准妈妈谈论胎宝宝情况，多关心准妈妈妊娠反应的情况，与准妈妈谈论胎宝宝在母亲腹中非常舒适，自由自在的样子。要经常和准妈妈猜想宝宝的脸蛋长得多么漂亮，眼睛多么明亮，增加母子生理心理上的联系，增进母子的感情。实验证明，母亲与胎宝宝有着密切的心理联系，母亲对胎宝宝有任何厌恶的情绪或流产的念头，都不利于胎宝宝先天的身心健康。

妈妈爱游泳，宝宝更灵活

怀孕期间身体状况良好的准妈妈，在孕中、晚期都可以进行游泳运动。游泳对于准妈妈来说是一项相当好的有氧运动。孕期游泳可以给准妈妈带来这些好处：

↘ 可减少胎宝宝对准妈妈直肠的压迫，并促使骨盆内血液回流，消除瘀血现象，有利于防止便秘、下肢水肿和静脉曲张。

↘ 增加肺活量，并让准妈妈分娩时能长时间憋气用力，缩短产程。

↘ 经常游泳，可逐渐消耗体内过剩热量，防止妊娠高血压综合征。

↘ 准妈妈在水中体位的变化，有利于纠正胎位，促进顺产。

↘ 游泳时，全身肌肉都参加了活动；再加上水对皮肤血管的“按摩”，可使血液循环旺盛，既增强准妈妈体质，又有利于胎宝宝发育。

开心乐园

老婆：亲爱的，我给你做了一条内裤，看看喜不喜欢。

老公：没事干吗给我做内裤？有什么阴谋？

老婆：不是啊老公，我本来想给自己做条七分裤的，发现长了，就剪了一点，然后发现还是长，又剪了一点，然后就剪一点，剪一点……就变成内裤了。

欣赏美文《雪》

天地间有种东西叫做雪，从天而降，落地而化；人世间有种东西叫做爱，吸引中诞生，升华中融合。

上述这句话出自一位故友的语录，出了此言，他的女孩说道：“我也喜欢你，我答应做你的女朋友。”

什么是雪，雪便是纯洁。这来自天国的陌路者飘逝处，我们看到了大真、大善、大美。它的前身是水，我爱那水，不仅因为它的纯美，更在于它的洞府深处潜藏着的灵性。

水，无形，无态；水亦可以有形、任意态。这便是灵动的水，而雪继承了这种灵性。

天地间有东西叫做雪，散天漫舞，遁地无声；人世间有种东西叫做爱，相知时散飘，相恋时飞仙。

上述这句话出自我，出了此言，我依旧静静的等待，在路口久久守望。

什么是雪，雪便是虚无。这暗淡于地府的无名地精处，我们觅见了大喜、大悲、大空。它的前身是光，我爱那光，不仅因为它的明亮，驱散了黑暗，更在于它的心灵深处蕴含的的力量。

光，无影，无踪；光亦可以寻踪觅影，击碎所有的大悲、大喜，转化成为大空。这便是光，来去无踪，而雪继承了这种力量。（作者：莫名）

参观一些艺术展览

在这段时间，准妈妈可以多参观一些艺术品展览，如参观工艺美术展览、历史文物展览、中外美术作品展览等，也可以买一些名家画册，在闲暇时间慢慢观赏品味。西方的美术作品往往高度融合了人的内在美和形体美，给人美的享受，使人产生对生命和自由的渴望，如文艺复兴时期很多画家笔下的圣母像，圣母恬静优美，给人温暖的感受，令准妈妈体会到即将成为母亲的幸福感。

带着胎宝宝一起看画展

绘画作品欣赏的要点是欣赏其色彩、线条、造型、节奏，由此体会作品所包含的情调和哲理，这需要一定的文学、艺术修养，多看看、多想、多体会，艺术的影响是潜移默化的。在感受美的运动中，妈妈和宝宝都受到了陶冶。

欣赏绘画作品，给宝宝美的胎教

刚开始的时候，与其欣赏细腻的人物肖像，不如看那些一眼就可以了解画家基本意图的风景画，看到美丽的自然风景就如同倾听自然的声音一样，可以使情绪安定下来。

在去美术馆之前可以先了解一下正在展示的大概是哪些作品。掌握了画家和作品的基本信息之后再去参观，往往可以得到更多的感受。

知道画家何时创作了这幅作品，作品的名称是什么，这些基本信息会对准妈妈欣赏画作有所帮助，能有更多的感动和收获。只有感动了准妈妈，美的胎教才能真正有效。

和宝宝一起欣赏名画

去过一次画展，看了两眼画册并不代表着整个美育胎教过程就已进行完毕，多欣赏那些名画，多体会美的意境才可以使胎教变得更有效果。

准妈妈可以经常和胎宝宝一起去美术馆欣赏名画，并对喜欢的作品反复揣摩，多多步入艺术的境界，产生美的感受和遐想。

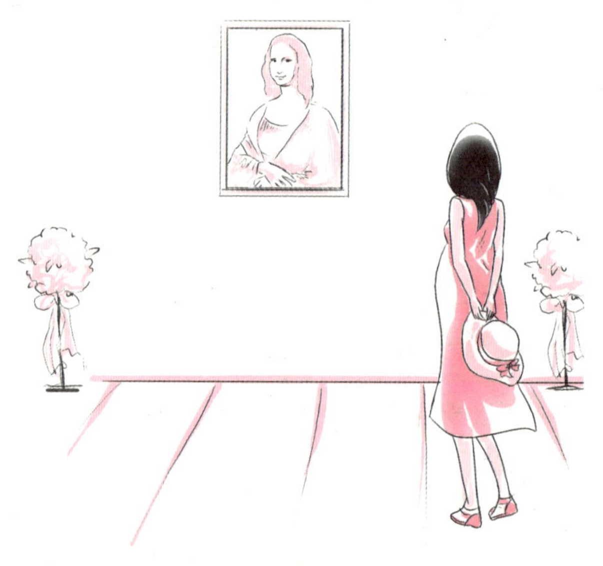

手工编织，练手练脑

如果准妈妈空余时间相对较多，那么不妨从现在开始就给未来的宝宝准备几件用毛线编织的小衣服吧。

胎教实践证明，孕期勤于编织的准妈妈所生的孩子，会比在孕期不喜欢动手动脑的准妈妈所生的孩子更“手巧、心灵”一些。

运动医学研究证明，在进行编织时，会牵动肩膀、上臂、小臂、手腕、手指等部位的30多个关节和50多块肌肉。这些关节和肌肉的伸屈活动，只有在中枢神经系统的协调配合下才能完成。管理和支配手指活动的神经中枢在大脑皮质上所占的面积最大，手指的动作精细、灵敏，可以促进大脑皮质相应部位的功能发展，通过信息传递的方式，可以促进胎宝宝大脑发育和手指的精细动作。

但是，准妈妈织毛衣时不要长时间坐着不动，每隔半小时左右起来走动走动，歇一会儿再继续。千万不要整天坐着不动。

爸爸妈妈和谐，胎宝宝安心

妊娠4个月时，胎宝宝大脑中枢内控制本能、欲望、心理状态的间脑或旧皮质部分已经形成。如果夫妻感情不和睦，彼此间长期的精神刺激，过度的紧张、忧愁、抑郁，则会使准妈妈大脑皮质的高级神经中枢活动受到刺激，引起一些疾病，并直接影响胎宝宝。

准爸爸应承担更多的责任，处理好夫妻之间的一些矛盾，与准妈妈共同分担所承受的压力。不要为了一些鸡毛蒜皮的事就和准妈妈着急，要尽量忍让一些，即使是准妈妈做错了事，也不要反应太激烈，准妈妈担负着两个生命，难免有时欠周全，有话要慢慢讲，心平气和地解决问题。

怀孕第5个月，胎动是最直接的胎教反馈

如果说这个月开始显怀的腹部让准妈妈感到有点难堪，那么第一次的胎动就能让准妈妈确确实实地感到胎宝宝的存在。

那神奇的一动，犹如蜻蜓轻抖翅翼，又犹如鱼儿掠过水面，绝对让你不胜惊讶，深深地感受到生命的神奇，从而让准妈妈对生命有了一个全新的认识。一种孕育生命的使命感与幸福感油然而生，对准妈妈情绪产生着积极的影响，让准妈妈自觉地与胎宝宝互动，如抚摩、对话等，向胎宝宝传递深深的母爱之情。

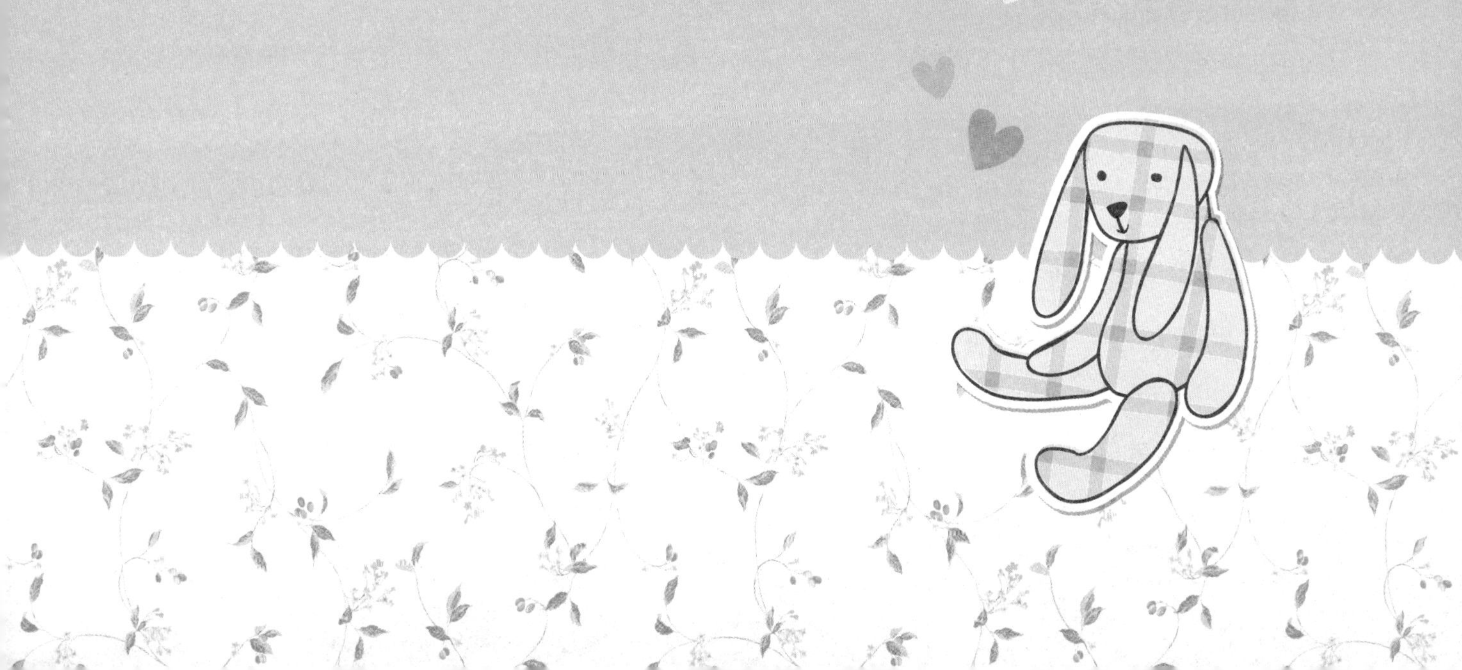

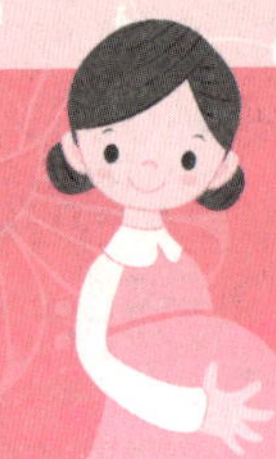

必做的产检与必知的妊娠常识

进行第2次产前检查

怀孕5个月末应该去医院做第2次产前检查，出门之前准备好卫生纸、围产保健本等。检查时要把这一段时间以来，身体有无任何不适告诉医生，特别是还有没有呕吐的现象，有无头痛、眼花、水肿、阴道流血或腹痛等症状。

检查的内容包括：体重的测量、腹围的测量、子宫底的测量、血压的测量、尿常规化验及骨盆外测量等。

神经管畸形筛查，你需要做吗

神经管缺陷是在胚胎时期由于某种原因使胚胎的神经管不能闭合而发生的胎宝宝畸形，最常见的神经管缺陷有无脑儿、脊柱裂、脑膨出和脑膜膨出等。

神经管缺陷胎宝宝由于不能吞咽羊水，同时脑脊膜暴露于羊水中，渗出液增多，准妈妈可出现羊水过多。

神经管畸形的检测

由于胎宝宝脑脊膜暴露于羊水中，脑脊液中的甲胎蛋白渗入羊水，使准妈妈羊水及血液中甲胎蛋白（AFP）浓度增高。通常在怀孕18～20周根据准妈妈血中甲胎蛋白检测和B超检查筛查神经管缺陷。

神经管畸形的预防

准妈妈在计划怀孕之前和妊娠早期常被

建议补充叶酸。研究证明，通过补充叶酸可以将脊柱裂的发生风险降低80%。

神经管畸形的治疗

神经管缺陷多发生在胎宝宝发育早期，脊柱裂是最常见的一种，会引起胎宝宝神经损伤和瘫痪。目前此病还无法治愈，但患者可以接受外科手术、药物治疗和物理治疗缓解病情。

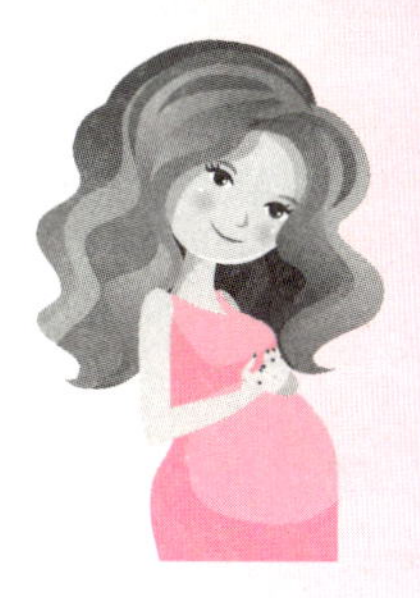

特|别|提|示 TIPS

部分准妈妈在怀孕20～24周突然出现羊水急剧增加，子宫过度膨胀，患者不能平卧，甚至出现呼吸困难等，这有可能就是胎宝宝神经管畸形的表现。

高危准妈妈要勤做产前检查

有以下情况之一的准妈妈应勤做产前检查，以便早期发现胎宝宝异常，及时采取措施。

出现以下情况的准妈妈应定期做产前检查，以便给胎宝宝检查提供依据。通过羊膜囊穿刺术、胎血化验、超声波检查等技术可早期发现胎宝宝异常，最好在孕中期进行检查。

↘ 35岁以上的准妈妈卵巢排出的卵子可能老化，甚至异常，其胎宝宝先天性畸形发生率较高，应做胎宝宝出生前检查。

↘ 生过畸形胎宝宝的准妈妈，特别是生过无脑儿、脊柱裂胎宝宝的准妈妈，再生同样病胎的可能性为5%～10%，所以一定要做胎宝宝出生前检查。

↘ 生过患新生儿溶血症胎宝宝的女性如果再次妊娠，胎宝宝的病情会更重，所以一定要做胎宝宝出生前检查。

↘ 多次流产或死胎的准妈妈，若父母一方有染色体异常，应对胎宝宝进行出生前检查。

↘ 孕早期准妈妈接受过腹部X光检查的，胎宝宝畸形的可能性较大，应进行检查。

↘ 近亲结婚者易发生各种遗传性疾病，要对胎宝宝进行出生前检查。

↘ 孕期服用过致畸药物或受病毒感染的准妈妈，胎宝宝畸形发生率高，应做检查。

做四维彩超的最佳时期

怀孕了，准妈妈的心思也随之多了起来，宝宝发育得健康吗？四维彩超什么时候做最好？

四维彩超就是四维成像技术（4D），能直观、立体显示人体器官的三维结构及动态，实时地观察立体结构，而以往的二维成像技术只能显示人体器官的某一切面。4D技术的应用，为临床超声诊断提供了更丰富的影像信息。尤其在妇产科方面，对胎宝宝进行超声检查能立体显示胎宝宝的皮肤颜色、颜面、各器官的发育情况，甚至胎宝宝在母体里的状态也可以观察到；对胎宝宝畸形，如唇裂、腭裂、骨骼发育异常、心血管畸形等能早期诊断。

做四维彩超的最佳时间在怀孕4～6月期间。因准妈妈的个体差异，个人检查的具体时间还请与医生商讨，按医嘱时间进行。因四维彩超对准妈妈和胎宝宝基本没影响，所以做检查时尽可以通过四维成像技术观察可爱的宝宝在子宫里的状态，享受将为人母的喜悦。

居家自己监测胎宝宝ABC

整个妊娠期，准妈妈不能时时在医生的监护下妊娠，因此，掌握一些自我监测胎宝宝的方法也十分重要。

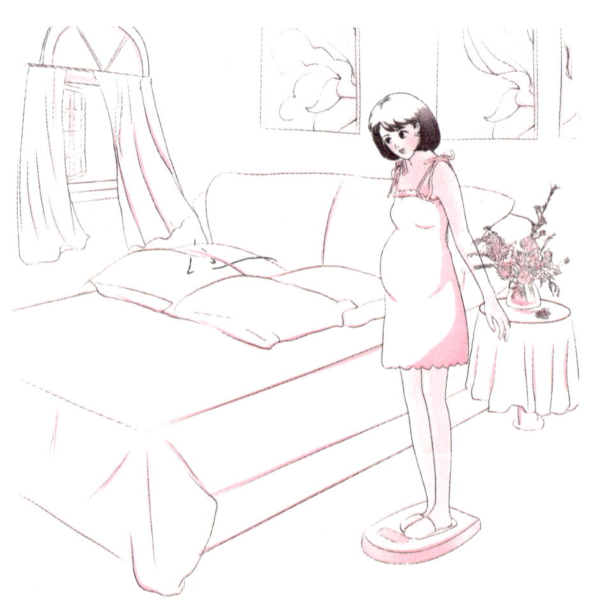

测体重

准妈妈的体重包括自身体重、胎宝宝、胎盘和羊水的重量。一般情况下怀孕1～12周，体重增加2～3千克；怀孕13～28周，体重增加4～5千克；怀孕29～40周，体重增加5～5.5千克。孕期准妈妈平均体重增加11～

13千克。怀孕中后期，每周体重增加450克。超过这个增长速度时，就应去看医生。

听胎心音

孕16周后，用听诊器可在准妈妈腹部的适当位置直接听到胎心音。孕晚期，在准妈妈腹部、胎背处直接用耳朵便可清楚地听到胎心音。一般胎心每分钟跳动120～160次。每日可数1次或数次，每次数1～2分钟。若胎心音超过160次/分钟或低于100次/分钟，应及时看医生。

数胎动

到怀孕20周左右，胎宝宝四肢活动明显增加，这时大多数准妈妈可感到胎动，夜间更为明显。胎动次数，个体差异较大，故只要胎动有规律、有节奏、变化不大，都说明胎宝宝发育正常。每个准妈妈最好掌握自己的胎动规律。

测量宫高的方法

子宫底高度是间接反映胎宝宝生长情况和羊水情况的指标之一，每周测量1次可监测胎宝宝的生长情况。自妊娠20周开始，子宫底高度一般每周增加1厘米。到36周时，由于胎头入盆，宫底上升速度减慢，或略有下降。宫底升高的速度，反映了胎宝宝生长和羊水量等情况，如有过快或过慢的情况，应当请医生检查。

准妈妈排尿后，平卧于床上，用软尺测量耻骨联合上缘中点至宫底的距离。一般从怀孕20周开始，每4周测量1次；怀孕28～35周每两周测量一次；怀孕36周后每周测量一次。测量结果画在妊娠图上，以观察胎宝宝发育与孕周是否相符。如果发现宫高间隔两周没有变化，要进行进一步检查。

测量腹围的方法

腹围也是反映胎宝宝生长情况和羊水情况的指标。一般来说，怀孕20～24周时，腹围增长最快；怀孕34周后，腹围增长速度减慢。

准妈妈排尿后，平卧床上，用软尺经肚脐绕腹部一周，这一周的长度就是腹围。测量腹围时注意不要勒得太紧。测量腹围的时间与测量宫高的时间相同，要将测量结果及时记录下来，与孕周标准相对照。如发现增长过快或过缓，则应考虑是否是羊水过多或胎宝宝发育迟缓。当然，腹围的大小受准妈妈怀孕前腹围的大小和体形的影响，应综合分析。

了解胎动的方式及规律

胎动指的是胎宝宝的主动性运动，呼吸、张嘴运动、翻滚运动等。在胎宝宝形成之初，胎动就已经存在了，不过，因为胎宝宝还太小，再加上有羊水的阻隔，准妈妈通常感觉不到。直到怀孕16～20周，准妈妈可以第一次感觉到胎动。

胎动在刚开始时并不明显，慢慢地会越来越明显且频繁。到怀胎20周左右，胎宝宝四肢活动明显增加，这时大多数准妈妈可感到胎动，夜间更为明显；孕29～30周为胎动最频繁的时期，此时胎宝宝在腹中的胎动日趋规律，一般每小时胎动3～5次，12小时内胎动次数为30～40次。一天之中，以早晨次数少，18时以后胎动增多，20:00～23:00胎动最活跃；接近足月，胎动略微减少。

准妈妈必知：孕期体重控制目标

为了防止准妈妈过胖、胎宝宝过大或生出低体重儿，准妈妈在妊娠期间要进行体重增加的“目标”控制。

↘ 女性一旦妊娠，如其体重超过标准体重20%，则妊娠期间体重增加目标为7000～8000克。在孕中期、孕后期每周体重增加不超过300克。

↘ 妊娠前体重正常的女性，且不准备产后哺乳，则增加体重的目标为10千克，孕中期、孕后期每周增加体重350克。

↘ 妊娠前体重为标准体重的90%者，且准备产后哺乳，增加体重的目标为12千克，每周增加体重400克左右。

↘ 妊娠前体重在标准体重的90%以下者，妊娠期体重增加目标为14～15千克，每周增加体重500克。

↘ 如果为双胎，则体重增加目标为18千克，自妊娠第20周开始，每周体重增加650克。

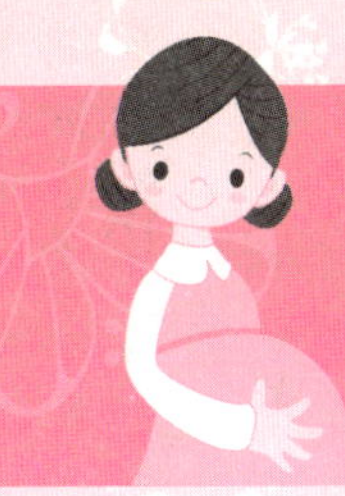

准妈妈要注意的生活细节

准妈妈安稳度夏

盛夏时节，准妈妈身体的新陈代谢加快，汗腺分泌增多，很易出汗。一般人都被酷暑所扰，准妈妈则更怕热，易出痱子。因此，准妈妈过夏更要注意日常保健。

↘ 降低室温。夏日准妈妈在室温25℃左右的环境中为好，湿度在50%左右为宜。

↘ 夏季要勤洗澡换衣，保持身体清洁卫生。最好每日沐浴，水温不要过冷或过热。

↘ 夏季服装要讲究，最好穿棉质吸汗的衣服，可宽大些，通气性好些。

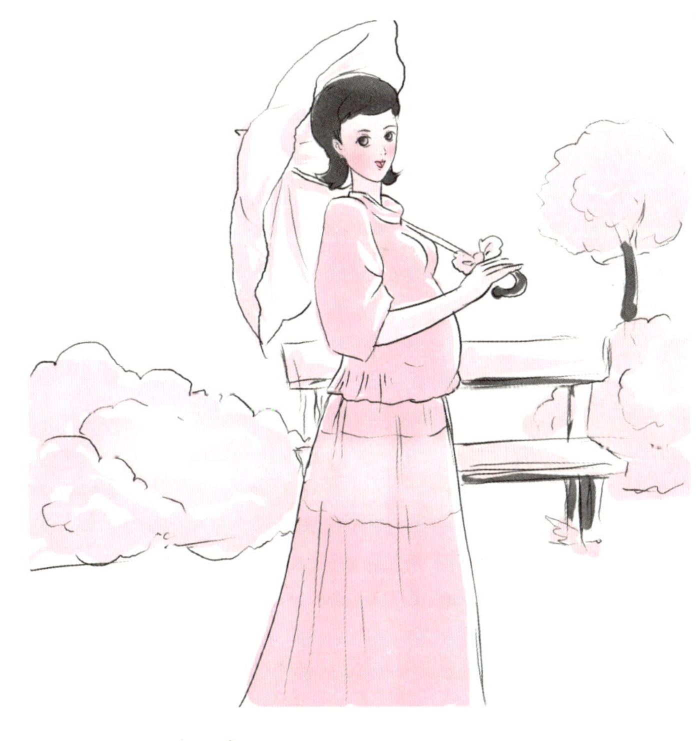

↘ 大热天要减少外出，避免阳光直射。准妈妈在阳光强烈时外出，一定要打伞或戴遮阳帽，最好涂抹不含铅的防晒霜，而在返回室内后要尽快洗净防晒霜。并保证午间睡眠时间。

↘ 夏天多雨，准妈妈外出有滑倒的危险，因此雨天尽量减少外出。

↘ 注意补水，白开水是最好的饮料，切忌口渴才饮水。少喝碳酸饮料，少吃冷饮。

夏季使用空调要掌握方法

准妈妈新陈代谢十分旺盛，皮肤散发的热量也有所增加，在炎热的夏季出汗很多，借助空调纳凉是必要的，但要注意方法。

温度与室外的温差约5℃，否则温差太大容易感冒；使用空调必须注意通风，每天应定时打开窗户，关闭空调，通风换气，使室内保持一定的新鲜空气，且最好每两周清洗空调机一次；也不要整晚开空调。

从空调环境中外出，应当先在有阴凉的地方活动片刻，身体适应后再到太阳光下活动；若长期在空调室内，应该多到户外活动，多喝开水，加速体内新陈代谢。

准妈妈平稳越冬

由于冬季气温低，风雪大，地上往往结冰路滑，准妈妈身体笨拙，行动不便，极容易摔倒和扭伤。所以风雪结冰季节，准妈妈尽量不要外出。如果外出，在走路或乘车时应格外小心避开地上有雪和冰的地方，严防发生意外。

冬季还要注意在保暖的同时，使室内空气流通，并保证居室的温度、湿度适宜，室内湿度以50%左右为宜。避免采用燃煤炉取暖，以免引起煤气中毒。

另外，北方来暖气后如果空气过于干燥，可采用加湿器加湿，或是在室内放置两盆水，也可以种些绿色植物，来调节室内的温度和湿度。

尽量让自己每天都睡好

随着腹部的凸出，准妈妈发现睡一个好觉也变得不太容易了，为了能够睡好，准妈妈可以试试下列办法：

营造良好的睡眠环境

↘室内环境：卧室应宁静清爽，不嘈杂喧闹，空气新鲜，有条件的可配合使用室内空气净化器，经常进行室内空气净化。温度、湿度适宜，适宜的室内温度为17℃～23℃，适宜的室内湿度为40%～60%。不要开灯睡觉，睡前将窗帘拉上，营造一个便于入睡的睡眠环境。

↘舒适的卧具：对于准妈妈来说，过于柔软的床垫，比如软型的席梦思床并不合适。棕床垫或硬板床上铺9厘米厚的棉垫为宜，并注意床单、被褥干净卫生，枕头松软，高低适宜。

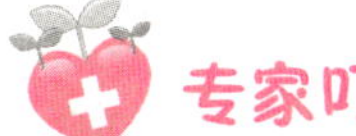

专家叮咛

电灯光会对人体产生一种光压，长时间照射可引起神经功能失调，使人烦躁不安。在紧闭门窗的室内开灯睡觉，还会造成室内空气污染，影响准妈妈的健康。

养成良好的睡眠习惯

在怀孕期间，准妈妈应养成良好的睡眠习惯，早睡早起，不熬夜，以保持充沛的精力。还要改变以往不良的睡眠姿势，如趴着睡觉或搂抱一些东西睡觉，因为趴着睡觉或搂抱东西睡觉可造成腹部受压，导致胎宝宝畸形，更严重的会导致流产。

有些准妈妈怀孕后不需要工作，成天呆在家里，导致白天睡觉的时间比较多。如果白天睡太多，就有可能导致夜晚睡不着。因此，准妈妈应尽量白天睡眠不要超过2小时的，以保证夜晚睡眠。一旦发生失眠的情况，偶尔一两次可以自行调整，如经常失眠就要咨询医生，找到原因并予以解决。

有助入眠的小经验

↘睡前“三温暖”。睡前洗个温水澡。被褥常晒，冬天如觉冷，睡前用暖水袋把被窝焐暖，肩膀用枕或被垫塞，以防着凉。

↘为了能够熟睡，要注意睡眠姿势。随着子宫逐渐增大，睡眠时应取左侧卧位。

↘不要烦躁。睡不着时不要烦躁，因为越着急越睡不着。睡前喝1杯热牛奶，有镇静安眠作用。睡前喝牛奶还可促进钙的吸收，达到补钙的效果。

孕期正确洗脸ABC

怀孕后，由于体内激素的变化，准妈妈脸上出现了相应的变化，可能由原来的光滑细嫩变得粗糙，毛孔粗大，两颊会出现蝴蝶斑，有的人，面部会出油，这些都让准妈妈十分苦恼，下面总结出一些洗脸技巧，希望能够帮助准妈妈解除烦恼。

↘洗脸尽量用软化水，尽量不用硬水。软水是指河水、溪水、雨水、雪水、自来水。硬水是指井水、池塘水。硬水富含钙、镁、铁离子，直接用硬水洗脸，会使皮肤脱脂，变粗糙，皱纹增多而加速皮肤衰老。一般自来水煮沸即可软化。

↘最好将开水晾至34℃左右洗脸。此水的性质与生物细胞内的体液十分接近，不仅容易透过细胞膜，溶解皮脂，开放汗腺管口使废物排出，而且有利于皮肤摄入水分，使面部柔软细腻，富有弹性。如果低于20℃对于皮肤的滋养不利，可以引起面部血管收缩，使皮肤苍白，枯萎多皱。如果高于38℃可以引起血管和毛孔张开，使皮肤松弛，容易出现皱纹，使血管的弹性减弱，脱脂而干燥。

↘从下往上洗。洗脸的时候，要尽量习惯从下向上的推洗，尽量减少从上向下的揉搓。因为全脸的毛孔都是向下长的，这种洗法最利于清洁。从下向上推洗，也利用面部皮肤提升，减缓皮肤老化、下垂。

孕期用香皂洗乳头要不得

女性在怀孕期间，皮脂腺的分泌增加，乳晕上的汗腺也随之肥大，乳头变得柔软，而汗腺与皮脂腺分泌物的增加也使皮肤表面酸化，导致角质层被软化。此时，如果总是用香皂等清洁物品，洗去乳头上及乳晕上皮肤表面的保护层，容易造成乳房皮肤损害，使乳房表皮肿胀，缺乏细腻的质感。因此，要想充分保持乳房局部的卫生，最好还是选择用温和的清洁品和温开水清洗。

内陷乳头要及时纠正

准妈妈如果乳头长期处于内陷状态，容易积存污垢，造成局部溃疡、感染或引发乳腺炎。内陷乳头生产后无法哺乳，加之不易清洁，更易患乳腺炎。目前大力倡导母乳喂养，如因乳头内陷不能哺乳，一是影响婴儿的正常生长发育，二是不利于母亲。有资料统计，未经过哺乳的女性，其乳腺癌的发病率要高于正常哺乳者。

乳头较短或凹陷者，应在孕中期给予拉拔式的按摩，可以在每天沐浴或睡觉前按摩2～3分钟。按摩时要尽量轻一点，按摩过程中如果有下腹部疼痛，应该立刻停止，以免引起早产。

准妈妈不要久坐沙发不动

很多准妈妈由于身体不适或笨重，常喜欢懒散地斜倚在松软的沙发里，一坐就是大半天，这样有很多不利之处。

在沙发里久坐会使准妈妈坐姿不恰当，导致全身肌肉紧张并受到压迫，骨胶原过量生长。骨胶原是连接肌肉组织的支撑纤维。正常情况下，它能保持肌肉组织弹性的功能，但其过量生长就会压迫神经、血管甚至侵入肌肉组织，由此使肌肉组织受损，会引起肌肉疼痛，尤其是使腰部肌肉处于被牵拉状态可导致肌肉韧带受损，不利于将来分娩。

准妈妈适宜坐在木制椅上，木椅不会使身体姿势出现太大变形。但最好也不要坐得时间太长。

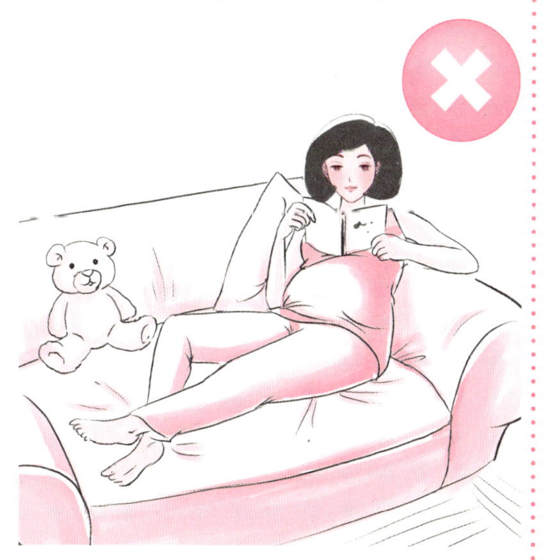

骨盆体操，现在就开始做吧

在分娩过程中，准妈妈骨盆的肌肉弹性及关节的灵活性是十分重要的。进入怀孕第5个月以后，流产的风险大大降低，准妈妈适当运动对怀孕是有好处的，准妈妈不妨经常有意识地锻炼骨盆的肌肉和关节。

运动前的准备

准妈妈运动前要先热身。热身的目的是为了放松肌肉和关节，为随后的运动做好准备，帮助心率慢慢加快。如果在身体没有做好准备之前，越过热身阶段直接运动，容易拉伤肌肉、韧带，造成意外损伤。

骨盆倾斜运动

趴在地上，用双手、双膝支撑身体。尽量保持背部平直。紧缩腹部肌肉，收紧臀部肌肉，并轻微地向前倾斜骨盆，呼气时背部应该弓起。保持姿势数秒，然后吸气并放松。

可使骨盆和腰部肌肉松弛、收缩，增强肌肉力量，使产道出口肌肉变软。坐在椅子上时，也可以做一做弯腰的动作。

骨盆震动运动

坐在垫子上，屈膝，两脚心相对，然后边慢慢吸气，边上下活动双腿，将着力点集中于双膝上。最后慢慢呼气，放松。

平时，不少准妈妈养成跪地用抹布擦地板的习惯，擦地前后，可以做这套体操。

可以松弛脊柱，强壮腹部肌肉，以支撑胎宝宝的重量。

骨盆扭转运动

分腿站立，两脚之间距离略比髋宽，脚趾稍外展，双手叉腰。扭转臀部，活动腰部肌肉及骨盆关节。

松弛骨盆关节，使肌肉变软，消除腰部疲劳。由于还有强健腹部和肋间肌肉、预防便秘的效果，请务必坚持做。

孕期控制体重，教你几个小秘诀

如果准妈妈在怀孕前就比较胖，或者怀孕期间体重突然增加，到孕中期就应开始进行积极的体重管理。但并非少吃饮食就能减肥，掌握进食的技巧、食物的烹调、食材的选择等，都是控制体重的关键。

怀孕期间，准妈妈该如何控制自己的体重，以下做法可参考：

↘家里常备一个体重秤，定期在相同条件下测量体重，随时掌握体重变化情况。

↘少食多餐，一日三餐的时间和食量多少，一定要有规律。

↘多吃一些绿色蔬菜。蔬菜本身不但含有丰富的维生素，还有助于体内钙、铁、纤维素的吸收，以及防止便秘。

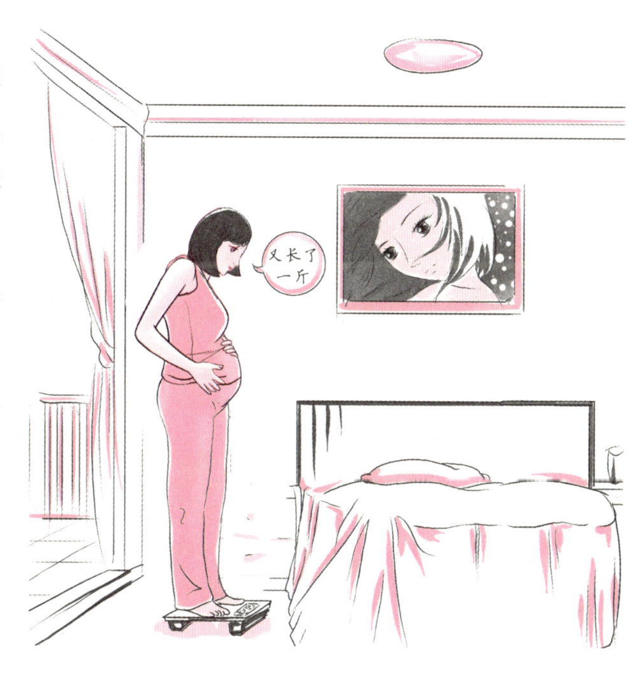

↘少吃油腻食物，多吃富含蛋白、维生素的食物。肉类应去皮并不吃肥肉，只吃适量瘦肉；浓汤类食物，只吃其中固体食材，不喝汤。

↘避免吃糖类、甜食及饮用富含糖类的饮料等。

↘避免用大盘子盛装食物，面对一大盘子美味的诱惑，人容易失控。可以改用小盘子盛装食物，或者实行分餐制。

↘吃饭时，要细嚼慢咽，不可狼吞虎咽。吃得过快、食物嚼得不精细，给胃增加负担，不利于消化，也容易吃多。

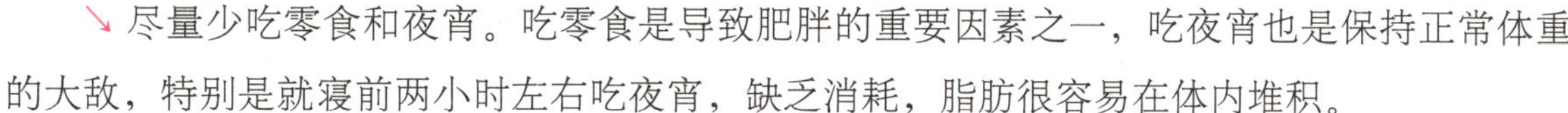

↘尽量少吃零食和夜宵。吃零食是导致肥胖的重要因素之一，吃夜宵也是保持正常体重的大敌，特别是就寝前两小时左右吃夜宵，缺乏消耗，脂肪很容易在体内堆积。

带着胎宝宝去旅游吧

怀孕中期约16～28周最适合带胎宝宝出去旅游。这个时段，准妈妈已适应怀孕生理变化，身体状况最佳，不适症状最少，而且发生流产或早产的机会最小。

对于旅行，准妈妈需要注意以下几点：

↘ 出游方式：假如怀孕前的准妈妈一直是自助游的爱好者，那现在，准妈妈就得改变自己的出行方式了。孕期出游，要选择旅行社，而且，不要参加那些人数多、行程紧凑的团。

↘ 出游天数：准妈妈出行的时间越长，身体突发状况的可能性就会明显增加。所以，准妈妈出游的时间最好定为两三天。一来自己的身体吃得消，二来可以有减轻家人的担心。

↘ 出游地点：选择那些山清水秀的旅游地，譬如湖边、海边或是平坦的草场。避免山路崎岖、险滩水阻或疾病流行的地方。

日光浴，孕期究竟要不要做

所谓日光浴就是让皮肤暴露在阳光下，使人体接受阳光中的紫外线，日光浴与平时所说的到户外散步"晒太阳"有程度上的区别，所接受的紫外线量要大得多。

准妈妈进行日光浴，可以防止缺钙。但是，女性妊娠后，体内雌激素和孕激素可刺激黑色素分泌增加，如果准妈妈过多进行日光浴，就有可能加剧黑色素沉着，甚至造成皮肤损伤等。

所以说，准妈妈不宜频繁日光浴，且应避免在夏季中午烈日当空时外出活动。如需外出，应穿可防护紫外线的服装，并戴上帽子。

开心乐园

妻子不让我在屋内抽烟，将我逐出门外。

朋友得知后，高兴地拉着我说："不必跟女人一般见识。以后要抽烟，就到我家去吧！"

我问："你老婆不反对你抽烟么？"

朋友答到：我老婆说了，只有客人来的时候，才让我抽烟！"

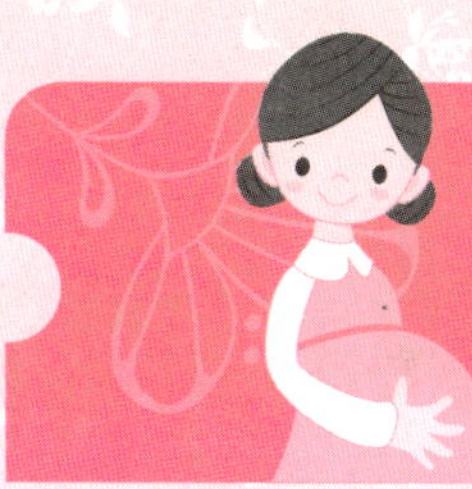

合理安排准妈妈的营养与饮食

色鲜诱人，每天兼顾五色食物

有些营养专家认为，食物的颜色与其所含营养物质有一定关联，合理搭配，是营养均衡的基础。所谓“五色”，是指白、红、绿、黑、黄5种颜色的食物。每日饮食尽量将5种颜色的食物搭配齐全，做到营养均衡。

↘ 白色食物：含纤维素及抗氧化物质，具有提高免疫力、防癌和保护心脏的作用。如大米、白面，以及白菜、白萝卜、冬瓜、菜花、竹笋、莴笋等蔬菜。

↘ 红色食物：可减轻疲劳、稳定情绪、增强记忆，如红枣、番茄、草莓、苹果等。

↘ 绿色食物：富含纤维素，堪称肠胃的“清道夫”。主要指各种绿叶蔬菜。

↘ 黑色食物：如黑豆、黑芝麻、黑糯米、黑木耳、香菇等，可以通便、补血、抗氧化、抗衰老。

↘ 黄色食物：含有丰富的胡萝卜素及维生素C，具有健脾护肝、保护视力及美白皮肤等作用。常见的黄色食物有玉米、大豆、南瓜、柿子、黄花菜、橙子、柚子、杏等。

丰富多样，每天吃够8种食物

营养学家提倡每天吃够8种食物。每天吃够8种食物的主要目的是加强营养，特别是蛋白质、矿物质和维生素类营养素的摄入。各种豆类、蛋、瘦肉、鱼类等含有丰富的蛋白质；海带、紫菜、海蜇等食品含碘较多；动物性食物含锌、铜等微量元素较多；芝麻酱、猪肝、豆类及豆制品中含有丰富的蛋白质、铁和钙等物质；瓜果、蔬菜中含有丰富的维生素。

忌单靠喝骨头汤补钙

人们普遍认为骨头内含钙量多，所以常常靠喝骨头汤来补钙。那么，多喝骨头汤能补钙吗？

研究发现，用骨头熬汤，能溶解到汤中的钙质极其有限。同时，骨油大量地溶入汤中，其中含大量的饱和脂肪酸，不利于消化吸收。以食物补钙是正确的补钙方法之一，但骨头汤并非首选，鱼、虾（虾皮）、蛋、奶、豆制品才是食物钙的主要来源。

准妈妈喝牛奶有禁忌

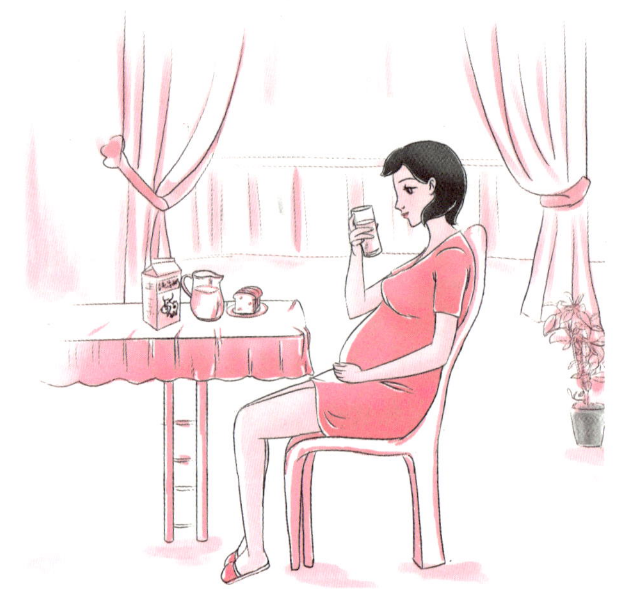

↘ 牛奶不宜空腹喝。尤其是早上，因为牛奶中含的L-色氨酸有镇静作用，会使人产生疲乏的感觉或睡意绵绵，会影响早上的工作和学习，所以，喝牛奶之前应吃些面包或糕点。

↘ 一次饮量不超过200毫升。过量的牛奶会造成胃肠蠕动紊乱，产生肠胀气和上腹部不适。

↘ 先热牛奶后加糖。有些人喜欢喝甜牛奶，在纯鲜牛奶加糖后加热，此时牛奶中的赖氨酸与糖中的果糖在高温下产生一种有毒物质——果糖基赖氨酸。所以，应该在牛奶煮热后，晾片刻，再加糖为好。

↘ 牛奶、果汁不能同时饮用。任何果汁都含有酸性物质，使牛奶中蛋白质出现凝块现象，影响消化和吸收，还会造成胃肠胀饱。所以，两者饮用至少应间隔1个小时。

高脂肪饮食不利母子健康

脂肪是脂肪酸与甘油酯化的产物，作为一种营养素本应是准妈妈注重摄取的营养之一，且脂肪酸又是形成细胞膜不可缺少的材料，因此，为保证胎宝宝的需求，准妈妈每天需要从食油、动物肉、鱼等食物中摄取适量的脂肪。但是，脂肪摄入绝不是越多越好。

研究表明，准妈妈吃过多的高脂肪食物不利于胎宝宝的正常发育，并且通过内分泌的作用，会增加女性生殖器官癌变的危险。为此，专家们提出了新的见解：预测女性癌症发生率，将不仅与女性本人吃什么有关，而且还与该女性的母亲在怀孕期间的饮食有关。因此，准妈妈在怀孕期间最好不要过多摄入高脂肪食物。

准妈妈吃肉要适可而止

肉类能补充一部分人体需要的营养素，但吃肉过多，会影响其他营养素的吸收，引起营养不良。吃肉过多，还会使准妈妈和胎宝宝体重过大，造成难产。此外，人体呈微碱性状态是最适宜的，如果偏食肉类，则使人体体质趋向酸性，容易致使准妈妈大脑迟钝、不灵活，影响宝宝的智力发展。

吃鸡蛋，不是越多越好

鸡蛋所含的营养成分全面而均衡，比较容易被人体吸收利用。尤其是蛋黄中的胆碱被称为“记忆素”，对于胎宝宝的大脑发育非常有益，还能使准妈妈保持良好的记忆力。所以，鸡蛋也是准妈妈的理想食品。

提醒一点，吃鸡蛋固然有益于准妈妈和胎宝宝的健康，但不是多多益善，每天吃1个鸡蛋，最多吃2个就可以了，以免增加肝肾的负担。

“孕妇维生素”，再好也不能代替饮食

“孕妇维生素”可以弥补孕妇饮食中的营养不足，但它不能代替正常的健康饮食。“孕妇维生素”不含有准妈妈现在全天所需要的维生素以外的其他营养素。健康的准妈妈，只要饮食平衡，没有特别的危险因素，并不需要服用多种维生素和微量元素补充剂。

奶和奶制品中钙含量最为丰富且吸收率也高，虾皮、芝麻酱、大豆及其制品也是钙的良好来源，准妈妈应适量摄取。水果和蔬菜中含有孕妇维生素不能补充的纤维素。纤维素可以帮助消化和避免便秘，准妈妈在孕期摄入足够的纤维素也很重要。

准妈妈忌饮浓茶和咖啡

准妈妈不宜饮浓茶，尤其是红茶。浓的红茶，每1000毫升含咖啡因0.12毫克。咖啡因具有兴奋作用，饮茶过多过浓，会刺激胎动，影响胎宝宝的生长发育，加快准妈妈心率，增加准妈妈心、肾负担。茶叶还含有大量鞣酸，它可与准妈妈食物中的铁元素结合成为一种不能被机体吸收的复合物，影响铁的吸收。因此准妈妈若过多地饮用浓茶，还可能引起缺铁性贫血，给胎宝宝留下先天缺铁性贫血隐患。

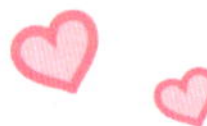

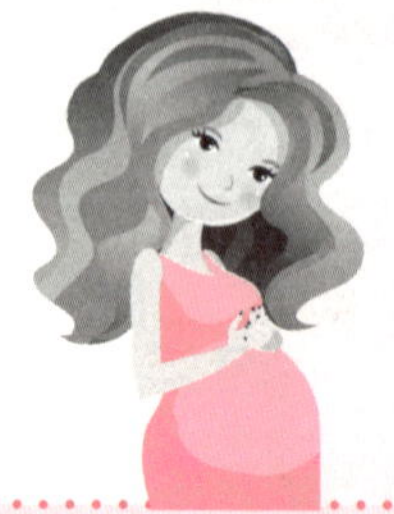

特 | 别 | 提 | 示 TIPS

准妈妈可以根据自己的家庭、生活区域、季节变化等具体情况，科学地安排一日三餐，在保证营养的同时，注意不要营养过剩，注意多吃新鲜的蔬菜和水果。蔬菜和水果的种类越多越好，越杂越好。

孕5月准妈妈每日饮食安排

早餐：花生红枣粥1碗，蟹黄包子1个，豆浆适量

加餐：酸奶1杯，核桃等坚果适量

午餐：米饭1碗，蛋羹、霉干菜豆腐各适量，鸡汤适量

加餐：牛奶1杯，坚果适量

晚餐：小米粥1碗，花卷1个，香菇油菜、糖醋排骨、桂花糯米糖藕各适量

全天烹调用油（植物油）：约25克。

孕5月益智安胎营养食谱推荐

白烧蹄筋

原料 水发猪蹄筋250克，火腿、油菜、葱段、姜丝、盐、黄酒、味精、高汤、植物油各适量。

做法

1．将猪蹄筋切成3厘米长段；火腿切成片；油菜切成段；再将猪蹄筋和油菜分别放入沸水锅中烫透，捞出沥水。

2．锅内放油烧热，放入葱段、姜丝爆香后除去。将猪蹄筋、火腿片放入锅内，加盐、黄酒、味精、高汤煮烂，放入油菜炒匀即成。

营养分析

汤略带苦味。准妈妈若有习惯性流产、怀孕后食欲缺乏、腰痛或下腹坠胀等症状，不妨一试，此汤具有养血安胎的作用。

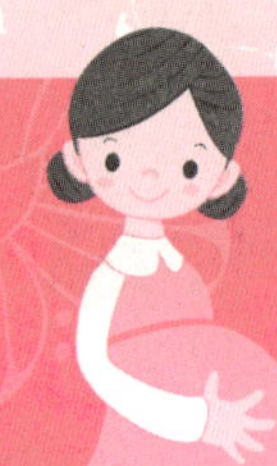

别让孕期不适及不当用药伤害胎宝宝

准妈妈皮肤瘙痒的护理

准妈妈怀孕五个月后身上开始发痒，发痒的部位多在腹部，少数遍及全身。有的仅为轻度瘙痒，有的则奇痒难忍。但做皮肤检查却无任何异常。

此外，有的女性怀孕后皮肤常起一些疹子，奇痒无比，有的呈红色团样块疹，时起时消，这类疹子即为荨麻疹；有的呈水泡状，称为妊娠疱疹；还有一种为粟粒大小的丘疹，瘙痒异常；还有的孕妇皮肤仅有瘙痒感觉而无疹子可见，称为妊娠皮肤瘙痒症。

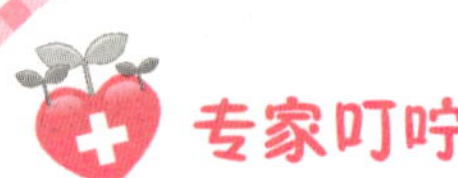

如果诊断为孕期肝内胆汁淤积症，准妈妈应当引起重视，孕期肝内胆汁淤积症易造成胎宝宝宫内缺氧，特别是在临产时缺氧现象较明显，并易导致孕产妇发生早产及产后出血过多。

皮肤瘙痒是孕期的正常现象，伴随着腹部皮肤的拉长，瘙痒是很自然的结果。如果瘙痒影响到工作和生活，可以使用洗液来缓解瘙痒，局部可用芦甘石洗剂涂擦止痒。千万不要抓挠皮肤，那样只会使情况变得更糟。

妊娠疱疹的防治

妊娠期有的准妈妈可发生以水疱为主的疱疹性皮肤病。一般认为在妊娠期产生了不正常或过多的黄体酮，皮肤致敏而发生本病，分娩后能够自行缓解。

本病易发于四肢，尤其是手、足、臂、脐周、腹部、头面等处。发疹前周身不适、发热、畏寒、剧痒，以后出现多形性皮疹，表现为红斑水疱，呈环状排列，类似疱疹样皮炎，以后水疱汇成大疱，疱破后形成痂皮，痂皮脱落后留下色素沉着。发作与缓解交替，间隔数周发作一次，随后逐渐缓解。每次发作引起剧烈的瘙痒，可以出现高热至41℃的症状。

对于妊娠皮肤病治疗较为困难，一般以外用止痒药为主，如芦甘石洗剂、止痒霜、止痒灵洗剂等。如情况严重一定请医生诊治。自己用药时，注意时间不可过长。

孕期贫血的对策

随着胎宝宝一天天长大，需要从准妈妈体内“掠夺”好多营养素，才能满足生长发育的需求。因此，准妈妈很容易缺乏多种营养素，孕期贫血就是常见的营养缺乏症。贫血不仅影响准妈妈自身的健康，更严重的是使胎宝宝的生长发育受到影响。

准妈妈应对贫血要注意以下几点：

↘ 食物要多样化：经常进食胡萝卜、赤豆、蛋黄，多吃富含维生素C的果蔬，这些食物可以补充维生素，有助于铁的吸收。还可于三餐间补充些牛肉干、卤鸡蛋、葡萄干、小枣、牛奶、水果等零食。

↘ 多吃高蛋白食物：蛋白质含量较高的食物有牛奶、鱼类、蛋类、瘦肉、豆类等，多吃这些食物对预防贫血有良好效果，但要注意荤素结合，以免过食油腻伤及脾胃。

↘ 在医生指导下服用铁剂：对有些准妈妈来说，孕期单单从饮食中摄取铁质仍不能满足身体的需要，对于有明显缺铁性贫血的准妈妈，可在医生的指导下选择摄入容易被吸收的补铁口服液。

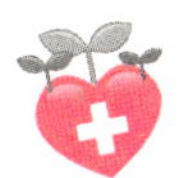

小腿抽搐的对策

怀孕中期以后，许多准妈妈半夜会被小腿或脚抽筋弄醒。这种抽筋可归咎于钙、磷、镁等电解质的不平衡，导致神经系统应激功能过强，其原因主要是由于胎宝宝和母体的营养需求量大，钙质摄入不足。

预防小腿抽筋的方法：

↘ 避免穿高跟鞋，以减少腿部肌肉的紧张度。

↘ 避免长时间站立或坐着。坐着时可以把脚抬高，以利于体液回流。

↘ 平时注意改变走路习惯，让脚后跟先着地，伸直小腿时脚趾弯曲些，不向前伸，可减少抽筋发作。

↘ 日常饮食注意增加钙的摄入量。牛奶、豆及豆制品、坚果、芝麻、虾皮、蟹、蛤蜊、蛋类、海带和紫菜等都是含钙丰富的食品。同时少食含草酸较多的菠菜、竹笋和茭白等；少食含植酸较多的荞麦、燕麦，以防钙与草酸或植酸形成难溶解的草酸钙或植酸钙而不能被吸收。

准妈妈缺钙严重应考虑药物补钙

从怀孕第5个月起，胎宝宝的牙齿开始钙化，形成骨骼也需钙，所以需从准妈妈身体摄取大量的钙。这样，就容易使准妈妈缺钙。如果准妈妈缺钙严重还会影响胎宝宝的生长发育，如胎宝宝牙齿、骨骼发育，甚或患上先天性佝偻病。因此，从妊娠5个月开始，钙的摄入量就应由正常女性的每天800毫克增加到每天1200～1500毫克。

食补是孕期补钙的最好方法。但如果准妈妈缺钙严重，可在医生的指导下补充钙制品，如葡萄糖酸钙、枸橼酸钙、碳酸钙等。同时要增加户外活动，如散步、多晒太阳，以增加体内维生素D的转化，帮助钙的吸收。

忌服用过多的鱼肝油和钙片

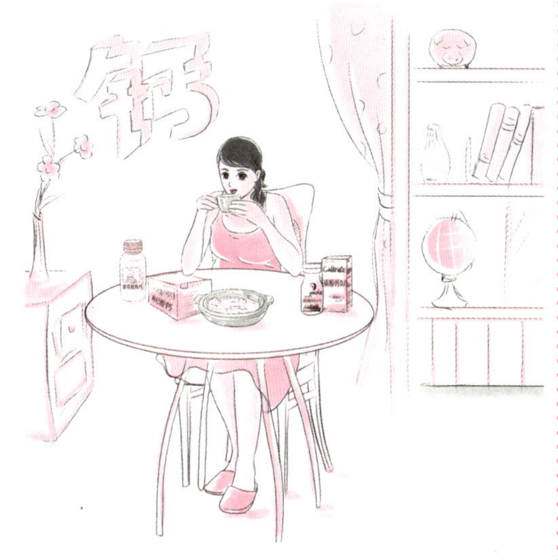

通常，人们都认为鱼肝油和钙片是一种“补品”，有增强体质的功效，于是，有些准妈妈便盲目地大量服用浓鱼肝油和各种钙制品。实际上，这种做法的结果却适得其反。

因为长期服大剂量的鱼肝油和钙质，会引起毛发脱落、皮肤发痒、食欲减退、感觉过敏、眼球突出、血中凝血酶原不足和维生素C代谢障碍等。此外，血中钙浓度过高，还会出现肌肉软弱无力、呕吐和心律失常，使胎宝宝在发育期间出现牙滤泡移位，甚至使分娩不久的新生儿萌出牙齿。所以，怀孕期间不宜服过多的鱼肝油和钙片。

不宜过多服用维生素D

准妈妈摄入维生素D，是经过胎盘输送给胎宝宝的。维生素D经过人体代谢，变成控制钙化的激素，它调节小肠吸收磷和钙的比例，促进肾脏对磷盐的清除，控制钙化过程。晒太阳是无偿获得维生素D的好方法，服用富含脂肪的乳、蛋类和鱼肝油是在阳光条件不足时的摄取途径。

因为维生素D是脂溶性的，一般每天有400国际单位的供应便可，孕期和哺乳期并非必须增加，除非日常总是呆在缺少日照的场所，或者准妈妈有遗传性的维生素D缺乏症。妊娠时胃肠对钙的吸收增多，而且若在膳食中增加了牛奶，其维生素D含量已足够补充所需。

和维生素A一样，过多的维生素D存于体内，将不断刺激组织钙化，如肺、肾等，从而造成胎宝宝心肺的发育不正常，也会影响宝宝智力的发育。

使用外用药也要小心

妊娠期准妈妈皮肤状况不同以往，难免会出一些小状况，千万不能因此使用妊娠期禁用的外用药。因为一些外用药能透过皮肤被吸收进血液，引起胎宝宝中毒，造成胎宝宝或婴幼儿神经系统器官的损害。

孕期需要慎用的外用药膏

杀癣净	其成分是克霉唑，多用于皮肤黏膜真菌感染，如体癣、股癣、手足癣等，动物实验发现它具有对胚胎有毒性
达克宁霜	含硝酸咪康唑。一般均有局部刺激，如果皮肤局部较为敏感，易发生接触性皮炎，或者因局部刺激发生灼感、红斑、脱皮、起疱等。用药时如出现上述反应，应及时停用，以免皮损加重或发生感染
百多邦软膏（莫匹罗星）	是一种抗生素类外用软膏，在皮肤感染方面应用较广泛。但有不少专家认为，孕期最好不要使用该药。因为此膏中的聚乙二醇会被全身吸收且蓄积，可能引起一系列不良反应
阿昔洛韦软膏	属抗病毒外用药。抗病毒药物一般是抑制病毒核糖核酸的复制，但同时对人体细胞的核糖核酸聚合酶也有抑制作用，从而影响人体核糖核酸的复制
皮质醇类药	这类药具有抗炎、抗过敏作用，治疗荨麻疹、湿疹、药疹、接触性皮炎等。但是，孕期女性大面积使用或长期外用时，可造成婴儿肾上腺皮质功能减退，并能透过皮肤吸收，小剂量分布到乳汁中。此外，这类药还可造成女性闭经、月经紊乱，故育龄女性最好不用

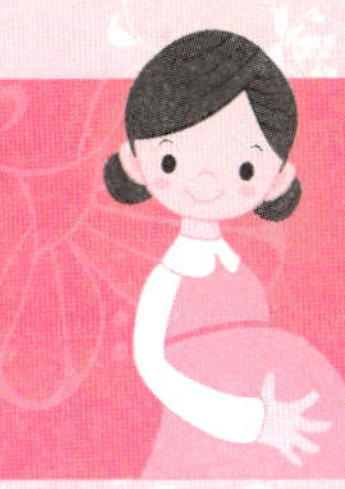

胎教进行时——伴着胎动做游戏

进行胎教一定要持之以恒

准妈妈进行胎教，可胎宝宝深藏在腹中，胎宝宝的每一点每一滴的变化，准妈妈不能目睹，也就很难知道自己所做的一切对胎宝宝到底有多大作用。于是，经过一段时间之后，那些没有耐心的准妈妈胎教热情在降低，也有半途而废者，这样，胎教自然不会收获最佳效果。

准妈妈要树立持之以恒的信心，要把胎教进行到底，虽然暂时看不到成果，但不必多想，坚持做下去。性子比较急躁的准妈妈，一定要在行动之前，告诫自己做事情要有始有终。如果怕坚持不下来，可让准爸爸时时提醒自己，鼓励自己。

学会宁静愉悦地度过孕期

宁静和愉悦的心态，是增长胎宝宝智慧，保持胎宝宝身体健康的一种最佳的气血环境。

我们所说的宁静是一种精神境界，一种心态，而不是具体动作。对准妈妈来说，每日适当的劳作和运动还是相当必要的。生活中，准妈妈应一切以胎宝宝健康发育为着眼点，平时多阅读优美的文字、聆听优美的音乐，主动和别人交流，始终使自己保持平和宁静的心境、愉悦的情绪和即将为人母的幸福感。

开心乐园

老公：“出门散步总是很纠结。抬头走吧，怕捡不到钱；低头走吧，怕看不到美女。”

老婆：“那你点着头走吧。”

避免焦虑引起剧烈胎动

准妈妈和胎宝宝心心相印，准妈妈的情绪会直接向胎宝宝传达信息，妊娠期间准妈妈的喜、怒、哀、乐等情绪波动，对胎宝宝的发育有很大影响。情绪是一种复杂的心理现象，胎宝宝所在的母体不断受着物理、化学变化的影响，因此，准妈妈的一举一动、情绪是否稳定，都会对胎宝宝的身心健康产生影响。

准妈妈的情绪过分紧张、极度疲劳、腹部的过重压力以及外界的强烈噪声等，都可使胎宝宝躁动不安，产生强烈骚动。胎宝宝长期不安，可导致体力消耗过多，从而影响胎宝宝的健康发育，甚至影响到胎宝宝出生后生理、心理及智力的发育，如胎宝宝出生后瘦小虚弱、体重较轻，有躁动不安、喜欢哭闹、不爱睡觉等表现。

给胎宝宝放音乐的方法

应选择在胎宝宝觉醒时，即有胎动的时段进行，也可以固定在临睡前。播放音乐的设施及方法可自选，如用电脑、MP3（MP4）等与音箱连接，或者用手机播放。

如果用音箱播放，准妈妈应距音箱1.5～2米；如用手机播放，应将手机放在至少离自己0.5米远的地方。音响强度可在65～70分贝。乐曲播出后，会将优美的乐曲透过准妈妈的腹壁，通过妈妈的愉悦情绪，源源不断地输送给胎宝宝。每一次可播放2～3支乐曲，既要让胎宝宝欣赏音乐的美感，又要防止胎宝宝听得过于疲乏。

音乐欣赏《动物狂欢节》

准妈妈在欣赏《动物狂欢节》时，不仅能通过音乐感受到小动物们的可爱情态，而且会为其滑稽幽默的动作会心一笑。

动物狂欢节——《天鹅》

《动物狂欢节》是一部形象生动、充满幽默诙谐的管弦乐组曲。是法国音乐大师卡米尔·圣·桑的代表作之一。在这部新颖的组曲中，作者以漫画式的笔调，运用各种乐器的音色和“表情”，惟妙惟肖地描绘出动物们滑稽的动作和可爱的情态，其中的大提琴独奏《天鹅》尤为动人。

乐曲一开始，钢琴以清澈的和弦，清晰而简洁地奏出犹如水波荡漾的引子。在此背景上，大提琴奏出舒展而优美的旋律，描绘出天鹅以高贵优雅的神情安详地浮游的情景。音乐所表现的感情内在而热切，天鹅端庄而高雅，把人带入一种纯净的境界。随着音乐渐弱、减慢，使人感到美丽的天鹅向着远方渐渐地离去。

妈妈念儿歌《小燕子》

小燕子

小燕子，穿花衣，
年年春天来这里。
我问燕子你为啥来，
燕子说：“这里的春天最美丽”。
小燕子，告诉你，
今年这里更美丽。
我们盖起了大工厂，
装上了新机器，
欢迎你长期住在这里。

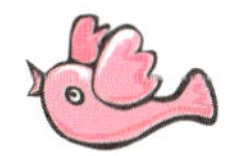
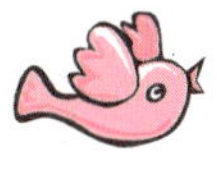
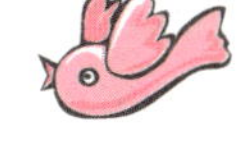
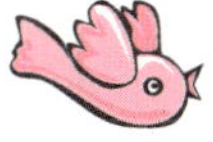

（作者：王路）

采莲曲

王昌龄

荷叶罗裙一色裁，
芙蓉向脸两边开。
乱入池中看不见，
闻歌始觉有人来。

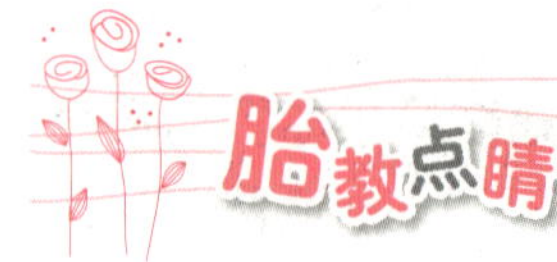

这是一幅美妙的采莲图，采莲的少女在荷叶、荷花之间往来穿梭，如仙子一般，时隐时现。偶有歌声飘来，才让人如梦初醒。

准妈妈可以边听诗朗诵，边想象置身于一片荷花之中，让自己的思绪沉静到水波上，在渔舟的轻慢摇曳中静静地睡去……

绝　句

杜甫

迟日江山丽，
春风花草香。
泥融飞燕子，
沙暖睡鸳鸯。

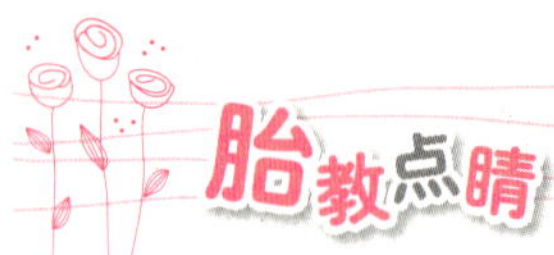

这是一首清丽可喜的小诗，第一句概括地描写了春天的总貌：春天到了，江山秀丽如画。第二句着重写春天的味道，风吹起来的时候，花草的香气就跟着飘起来。第三句写飞来飞去衔泥筑巢的燕子，强调一种动感。第四句写在暖暖沙滩上睡觉的鸳鸯，安静恬美。动中有静，静中有动，活色生香，令人心旷神怡。

怎么给胎宝宝讲故事

给胎宝宝讲故事也是一种有效的胎教方法。准妈妈在给胎宝宝讲故事的时候，要充满感情，因为胎宝宝真的在听，用心感受。在讲的同时，可以使故事内容在自己的头脑里形成一个个具体的场景，以便更加具体地传递给胎宝宝。也就是说，故事必须是经过准妈妈的大脑，不一定依原文念给他听，胎宝宝听到的，是你理解的，这样才能把故事形象地“讲”给他。

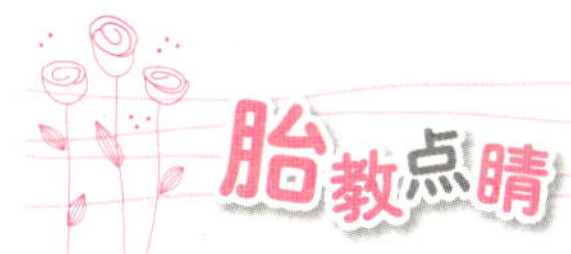

最好讲自己感兴趣或擅长的小故事。比如说，你喜欢动物，就给胎宝宝讲动物故事，如果你喜欢植物，不妨给胎宝宝讲讲世上美丽的花花草草吧。

除了讲童话，还可以讲生活中的一切，看见柳树发芽，就讲春天，看见叶子落了，就讲秋天，吃水果的时候，就讲一个苹果的故事，想起自己童年的趣事儿，也可以讲给他听。

妈妈讲故事《小熊拔牙》

有一只小胖熊，非常讨人喜欢，可他有个缺点，就是不喜欢经常刷牙。

一天早晨，熊妈妈出门去了，小熊在家里翻箱倒柜，到处找吃的。不一会儿工夫，小熊就吃了一大堆糖果，还有一罐蜂蜜。

小熊正在得意，忽然叫了起来：“唉哟，我的牙怎么这么疼哟！”正巧，兔大夫出门看病，路过小熊家，听到小熊的叫声，急忙进屋询问小熊发生了什么事情。兔大夫瞧了瞧小熊的牙齿，摇摇头说：“你平时吃甜的东西太多了，又不爱刷牙，几颗牙都有问题，有一颗还需要拔掉呢！”

兔大夫用钳子钳住小熊的坏牙，费了好大的力气，累得满头大汗，也没能把坏牙拔下来。于是，兔大夫把小猴和小狐狸他们都叫来，大家齐心协力，才把小熊的坏牙拔下来。

从此以后，小熊每天坚持刷牙，不再贪吃糖果，一排牙齿雪白雪白的，再也不疼啦。

边数胎动边想象

这一阶段，胎动明显增多，准妈妈一方面可以自己数胎动次数，以实行简易的自我监护、记录；另一方面也是进行胎教的好机会。数胎动时，母亲可专心致志地注视着自己的腹部，集中思想地想着胎宝宝，对胎宝宝每一次动作加以丰富的想象与欣赏：这一下是宝宝头撞宫壁，我的宝宝在练铁头功呢；这一下是长拳，厉害；这一下更厉害了，足下生风啊！又来了，小家伙还真调皮呢，大概是在跳劲舞吧……通过浮想联翩，准妈妈的这些意念，既可以对胎宝宝的正常发育产生良好的影响，也可以加深母子之间的情感联络。

抚摩胎宝宝的方法

怀孕第5个月的时候，由于胎宝宝的触觉功能逐渐发育，准妈妈可以开始用触摸胎宝宝的方法对胎宝宝进行胎教。这时候的触摸不同于孕早期的抚摩胎体，而是通过触摸刺激胎宝宝运动，是一种真正意义上的抚摩胎教。

准妈妈仰卧在床上，头部不要垫高，全身放松，双手捧住胎宝宝，从上到下、从左到右反复抚摩10次，再用食指和中指轻轻抚摩胎宝宝，如有胎动，则在胎动处轻轻拍打。要注意胎宝宝的反应类型和反应速度。如果胎宝宝对抚摩、推动的刺激不高兴，就会用力挣脱或者蹬腿。这时应马上停止抚摩。如果胎宝宝受到抚摩后，过一会儿才以轻轻蠕动的方式做出反应，这种情况可以继续抚摩，一直持续几分钟，停止抚摩。在进行抚摩的过程中如配合语言和音乐的刺激可以获得更佳的效果。

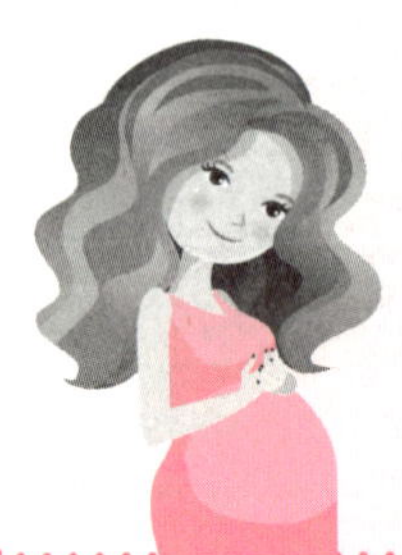

特别提示 TIPS

抚摩胎宝宝之前，准妈妈应排空小便。抚摩的手法宜轻柔，循序渐进，不可急于求成，时间不要超过10分钟，否则只能是拔苗助长，适得其反。

开展胎宝宝抚摩的理想时间是每天傍晚，因为这个时候的胎动最为频繁与活跃。抚摩后如无不良反应可增至早晚各一次。注意，有早期宫缩的准妈妈，不可做触摸动作。

开始着手准备胎教卡片

借助胎教卡片，准妈妈通过深刻的视觉印象可以将彩色卡片上描绘的图像、形状与颜色传递给胎宝宝，给胎宝宝更多的良性刺激。利用胎教卡片也是一种很好的胎教方法。

胎教卡片的边长为12厘米比较合适，最好不要超过15厘米。纸以浅色（纯白色、淡黄、淡粉、淡蓝等）为宜；写字的笔可以是深色的，可以是彩色，也可以是黑色，这样可以让写上去的字显得清晰，能让准妈妈在胎教过程中强化意念和集中注意力，并促进准妈妈获得明确的视觉感。

数字、拼音、大小写的英文字母、汉字，都是卡片的内容，有图片辅助最好。

利用胎教卡片教胎宝宝识字

教胎宝宝识字也是一种行之有效的胎教方法。胎宝宝虽然看不见字，但这种方法能让准妈妈集中注意力，使其通过眼、耳、口、手等器官的刺激，专注、认真地观察、讲解和学习，对胎宝宝起到潜移默化的影响，此外，准妈妈讲解时的声音也可以训练胎宝宝的听觉。

“教”胎宝宝认字，先从汉语拼音开始，每天教4～5个。拼音教完后，还可以继续教简单的汉字及认识图形。

如教“a”这个汉语拼音时，一边反复地发好这个音，一边用手指写它的笔画。这时最重要的是能通过视觉将“a”的形状和颜色深深地印在脑海里。因为这样当准妈妈发出的“a”这一字母信息时，就会以最佳状态传递给胎宝宝，从而有利于胎宝宝用脑去理解并记住它。

信手涂鸦，准妈妈学绘画

心理学家认为，画画既可以提高人的审美能力，产生美的感受，还可以通过画笔释放内心情感，调节心绪平衡。用画笔将自己的感情表达出来并不是一件容易的事情，对于认为自己完全没有美术细胞的人来说，更是如此。事实上，画画就像接受心理治疗一样，可以达到释放内心情绪的目的，这种能够缓解压力的活动所起到的胎教效果，比鉴赏绘画作品高出数倍。即使不会专业地绘画，准妈妈在涂涂画画之中也会自得其乐。不管怎么样，强迫自己画画毫无意义的，所以，带着愉快的心情来涂鸦吧。

画画的时候，不要在意自己是否画得好，可以临摹美术作品，也可随心所欲地涂抹。要全身心投入，一旦沉浸在绘画中，就会感到快乐和满足。

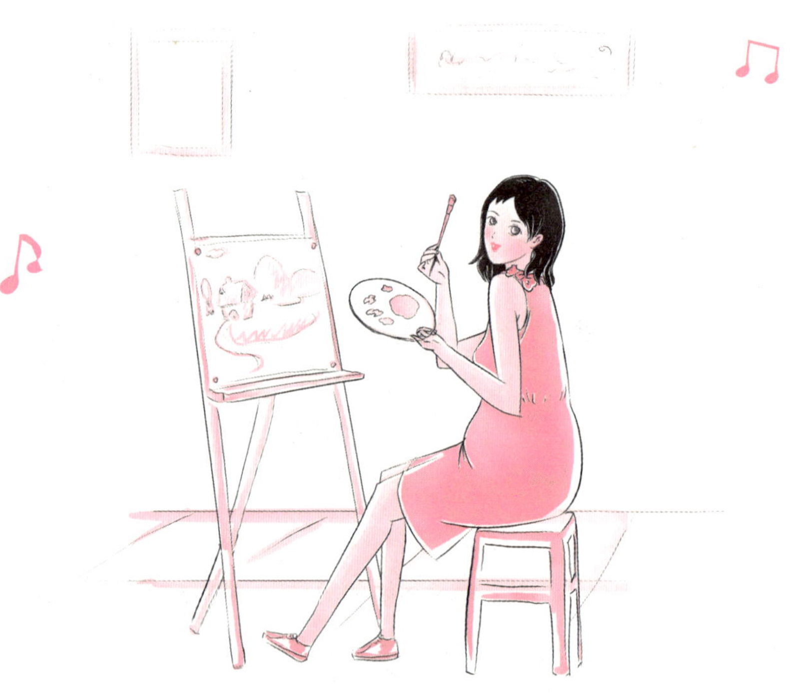

插花也是一种有益的胎教

插花是一项艺术，看似随意的随手一插，却蕴含着某种意境，重在插花人动手、动脑，发挥自己的创意，这也是一种很有益的胎教。

准妈妈不妨利用身边可得的鲜花学习插花，从而将心中的美感形象地表达出来，然后想象着胎宝宝也在感受着你的插花作品的美丽。

果蔬作插花

选用果盘、碟等作容器。在容器的一边插上3～5枝应时花，选其中一枝花色鲜艳的长花枝作主枝，其他辅助，并配以天门冬等装饰叶。在容器另一边堆放新鲜的时令水果和蔬菜。这种插花具有浓厚的生活气息，使人备感亲切自然。

壁挂式插花

壁挂式插花容器多为一面平，一面半圆的器皿，造型自然，能充分表现出花卉的自然美。可选小花束、下垂花穗等，布局巧妙，形态生动、和谐有趣。花材宜选用清秀、淡雅、花朵较小的花卉，陪衬花卉多选用文竹、观赏蕨类等细小观叶植物。

准爸爸和胎宝宝玩游戏

5个月的胎宝宝已经是个有感觉的小生命了，会伸懒腰、打哈欠、调皮地用脚蹬妈妈的肚子。准爸爸这个时候更应该多和胎宝宝作一些互动，轻声呼唤、轻柔抚摩都是不错的交流方式，现在可以适当地加一些游戏的内容。

游戏的关键是准爸爸一定要参与到胎教中来。准妈妈平躺时，准爸爸以抚摩轻按的方式诱导胎宝宝在“宫中”活动；准妈妈进餐时，准爸爸可以模拟和胎宝宝一起吃饭，游戏时要注意语言配合，如“宝宝，爸爸有没有摸到你的小胳膊呀？”“爸爸做的饭好不好吃呀？”……

怀孕第6个月，深情的呼唤传递母（父）爱

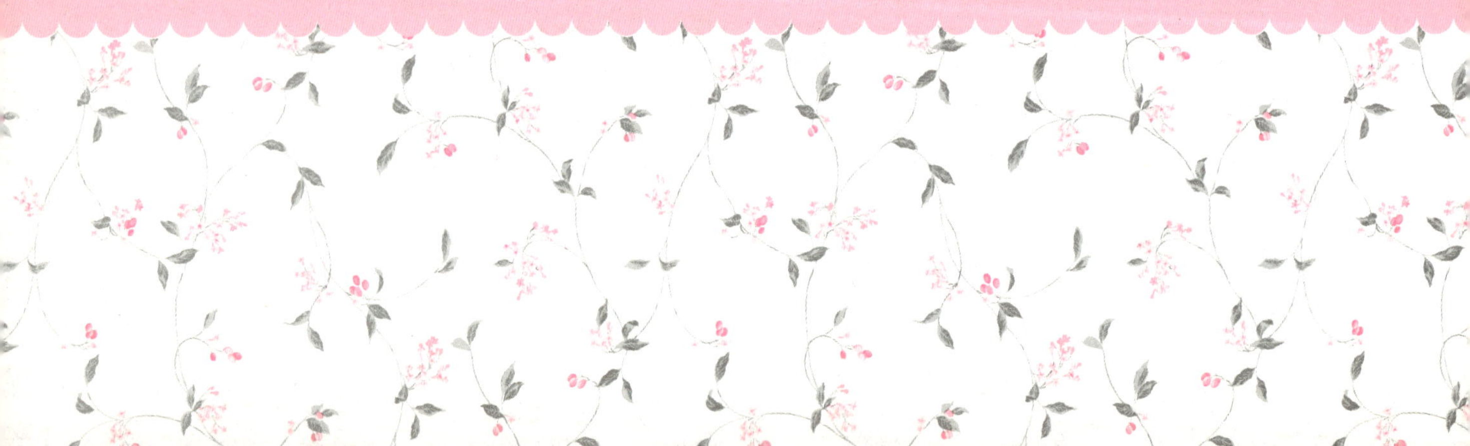

随着胎宝宝的迅速成长，准妈妈的体重也在迅速增加。为了控制体重，使体重不致增加过快，准妈妈一定要远离甜食的诱惑，多吃一些大米、面粉等主食，并适当吃一些玉米、小米、麦片等杂粮。

这时候，胎宝宝的多种功能都处于逐步完善的阶段，大脑功能已逐步建立，胎宝宝产生了原始的意识萌芽，对外界的一些刺激能很快做出反应，开始在母腹内凝神倾听外界的声音。这时候，正是训练胎宝宝的听力，对胎宝宝进行音乐胎教、语言胎教的好时机，因此，准妈妈和准爸爸应每天深情地呼唤胎宝宝，将浓浓的父母之爱传递给胎宝宝。

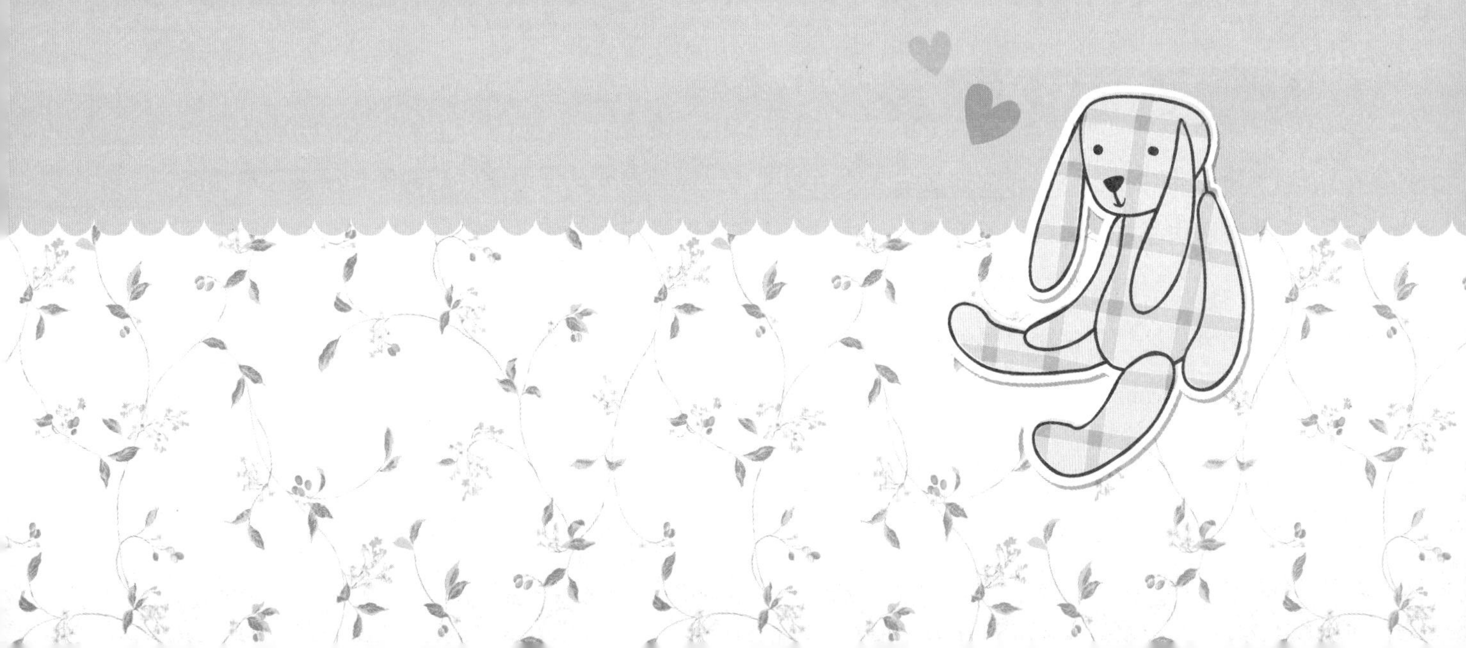

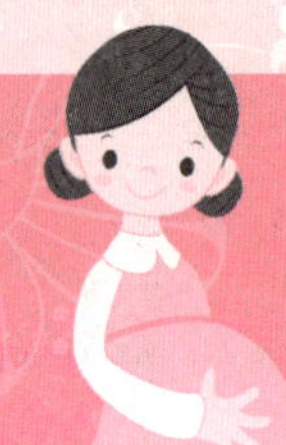

必做的产检与必知的妊娠常识

进行第3次产前检查

怀孕6个月末应该去医院进行孕期的第3次产前检查。在检查时，准妈妈应该告诉医生，这一段时间以来身体是否出现不适，如水肿、体重突然增加、头痛、胃痛、恶心、尿量及次数减少等。如果有龋齿，医生会建议你最好在这个时期治疗。

检查的内容包括：体重的测量、腹围的测量、子宫底的测量、血压的测量及尿常规化验等。

医生会根据你身体各项指标的变化，来判断你的身体是否健康、胎宝宝的生长发育是否正常。此时，准妈妈的子宫底高度为18～21厘米，或脐上1横指，子宫底长度为22～25厘米。在尿常规的化验中，如果蛋白的排出量超过0.5克/升，则属异常。如果超过5克/升，则提示有重度妊娠高血压综合征。

专家叮咛

产检时，记住要在用完餐2小时之后再接受检查，以保证各项指标不受胃内食物的影响。

糖尿病筛查很重要

每位准妈妈在产检时都会检验尿糖，如果准妈妈的糖尿病很严重，随时都处于高血糖状态，自然尿液里面就会含有大量的糖分，验尿会表现尿糖的阳性反应。但并不是每位患妊娠期糖尿病的准妈妈，都能够经过验尿查出，有的可能尿糖呈阴性。

另外，妊娠女性肾糖阈偏低，没有糖尿病的人也可能尿糖阳性，所以，在适当的时机，应以血糖来筛检妊娠期糖尿病。

糖筛试验

糖筛就是筛查准妈妈是否患有糖尿病的试验，一般在孕24～28周时检查。注意，检查前一天开始尽量避免进食甜食及含糖量较高的水果，而且检查的前一天晚上10点后就不要再吃东西了，检查的当天早上必须空腹抽一次血后，再将50克葡萄糖冲水饮用，1小时后再抽血检查。

糖耐量测试

在糖筛检查中，结果以分值7.8为界，分值大于7.8的准妈妈要做糖耐量检测。

糖耐检测是检查人体对糖代谢能力的一种检测方法，服用一定量的葡萄糖水后，每隔一段时间检测血糖含量或尿糖，画出曲线，就是葡萄糖耐量试验。或者是空腹抽一次血，然后以75克葡萄糖冲水饮用，1小时、2小时、3小时后分别再抽一次血检查。

如果检查结果均超标，那就要控制饮食，少吃高糖高热的食物，少吃主食，多吃蔬菜水果。但有些水果中的果糖含量比较高，特别是葡萄、西瓜、梨、枣等，这些水果每次少吃。如果很饿就改为少量多餐，准妈妈应根据自身情况，严格按医嘱安排饮食。过一段再去测血糖，准妈妈如果患有糖尿病，将危及准妈妈本人及胎宝宝的健康。

每周测一次体重

孕6月，准妈妈每周要检查一次体重，1周体重增加500克以上时就要引起注意。准妈妈要将自己的体重控制在理想的范围，以便顺利生产。

孕期体重的增长并不是呈斜线形的，到孕晚期，准妈妈的体重会急剧上升，比前几个月增长得更快。准妈妈在孕期的增重以10～15千克为宜。整个孕期增加20千克以上，或体重超过80千克，都是危险的信号。

准妈妈的体重应该有规律地慢慢增加，准妈妈可以通过自己体重的变化判断胎宝宝生长发育情况是否正常。只有保证准妈妈体重逐月有规律地增加，保护母体内环境和谐，胎宝宝在母体内才能生长良好，身体健康。

学会正确听取胎宝宝心音

胎心音系双音，第一音和第二音接近，犹如钟表的“滴答”声。其声音清脆，节律整齐，频率较快，每分钟120～160次。妊娠24周之前，胎心音大多在母体脐下正中或稍偏左偏右处听到；妊娠24周后，胎心音在胎背所在、侧听得最清楚。胎心音最清楚的位置一般不会改变。听心音每次听1分钟计数。

听胎心音时要注意与准妈妈子宫杂音、腹主动脉音相区别。子宫杂音是血液流过扩大的子宫血管时所产生吹风样低音响，而腹主动脉音为“咚、咚、咚”的强音。两者和准妈妈的脉搏节律相一致，与胎心音不难区别。正常胎心率为120～160次／分，如果每分钟胎心率超过160次或少于120次或发现有明显的不规则，很可能是胎宝宝宫内窘迫（缺氧）的信号，必须立即去医院检查。

对胎宝宝进行胎动监护

数胎动是准妈妈了解胎宝宝发育状态的最佳方法。胎动正常表示胎盘功能良好，输送给胎宝宝的氧气充足，胎宝宝发育健全，小生命在子宫内愉快地生活着。

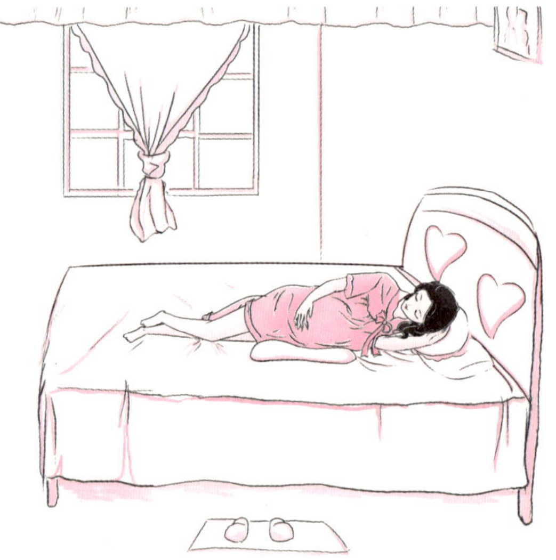

准妈妈可每天8：00～9：00时，13：00～14：00时，20：00～21：00时，各计数胎动1次，每次持续1小时。3次数字相加乘以4，就是12小时的胎动次数，时间应固定。如果每日3次计数有困难，可于每日临睡前1小时数胎动1次。将每日的数字记录下来，画成曲线图更好。

傍晚在家中准备做胎教前，侧卧在沙发或床

上，身体放松，环境安静，思想集中地等待胎动。刚开始时，由于胎动间隔时间长，为防止记错数，每感到胎动一次可将一枚硬币或一颗小豆投入身边的小罐中。

双胎妊娠要加倍呵护

怀双胎的准妈妈与单胎妊娠的准妈妈相比有许多不同，双胎准妈妈处于超负荷状态，如果不加注意，就会发生许多并发症。双胎妊娠的准妈妈在日常生活中要注意以下几点：

↘ 双胎属高危妊娠，应定期产检，加强对母儿的监测。

↘ 双胎妊娠准妈妈比单胎妊娠准妈妈铁的需求量大。为防止贫血，除加强营养，食用新鲜的瘦肉、蛋、奶、鱼、动物肝脏及蔬菜水果外，还应每日适当补充铁剂、叶酸等。

↘ 孕晚期注意休息，防止早产及胎膜早破。出现先兆早产，及时保胎。

↘ 出现胎宝宝发育异常，及时治疗。

↘ 若胎宝宝畸形应尽早发现，及时引产。

↘ 若出现一胎胎死宫内，可监测凝血功能，如凝血功能无异常，可继续期待另一活胎直至发育成熟。

出现异常早检查

孕期如果感到体温上升，同时还伴有头痛、乏力、食欲减退、恶心、呕吐等症状，发现阴道分泌物呈脓样、黄色、绿色、奶酪状，而且还带有难闻的味道，或者觉得会阴很痒或有烧灼感，或是阴唇附近有泛红、肿胀或触痛的现象，或是排尿时有烧灼样疼痛感等现象，都应该请医生检查一下，看是否已经被感染。

发生急腹症时要及时就医；内、外科的多种疾病，如内科的急性胃肠炎，外科的泌尿系统感染、肠梗阻、急性阑尾炎、尿路结石，妇科的卵巢囊肿破裂、扭转等均应立即就医。

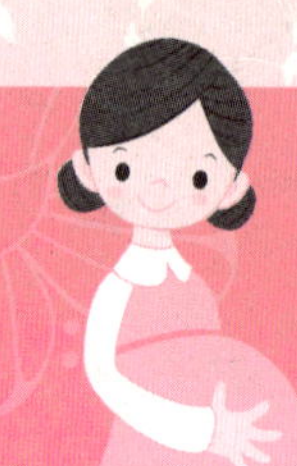

准妈妈要注意的生活细节

准妈妈居室最好不铺地毯

对于家有“孕妻”的家庭，屋里最好不要铺地毯，因为地毯中积纳着人们从室外带入的铅、镉等容易使胚胎发育畸形的有毒物质，同时，地毯对蔬菜或水果上残留的农药及防腐剂的吸附力特别大，即使停用多年的有毒物品，在地毯中仍能找到。地毯中隐藏的细碎颗粒比地板要高100倍，螨虫最喜欢温暖舒适的地毯，它排泄出的小颗粒衍生物极容易被准妈妈吸入体内而发生过敏性哮喘。

睡觉不要长时间仰卧或右侧卧

准妈妈长期仰卧会产生许多不良后果，特别是妊娠中、晚期仰卧位时，腹主动脉受压，子宫供血不足，影响胎宝宝在宫内的生长发育，同时可使下腔静脉受压，血液回流受阻，心脏供血量减少，胎宝宝血液供应亦相应减少，准妈妈则因心脏供血量的减少而出现胸闷气急、下肢静脉曲张等现象。

右侧卧位对胎宝宝发育也不利，会使本已右旋的子宫进一步向右旋转，从而使营养子宫的血管受到牵拉，影响胎宝宝的血液供应，造成胎宝宝缺氧，严重时可引起胎宝宝窒息，甚至死亡。

被褥经常晒一晒

女性怀孕以后出汗多，易使被褥潮湿，潮湿的被褥不干爽、板结，睡在上面、盖在身上都不舒适。同时潮湿的被褥适宜各种微生物生长繁殖，易使准妈妈感染皮肤病等疾病。因此准妈妈的被褥要经常晒一晒，使棉絮变得松软，睡觉时感觉非常舒服，有利于睡眠，而且太阳光中的紫外线还可起消毒的作用。

孕期不要忽视脚部保健

怀孕的过程中，准妈妈体重过重会造成腰、髋、膝、踝关节至脚跟负荷过大。所以体重过重的准妈妈最好能够控制体重，若不行的话，建议准妈妈尽量选择气垫鞋穿用。有气垫的鞋子可以平均分散双脚的压力、减缓准妈妈体重增加对脚跟造成的压力，不让脚部受压太大。

除了在孕期穿上宽松舒适的鞋子之外，平时最好能经常坐下来，并将双腿抬高放在另一张椅子上，促进腿部血液循环。

脚部保健运动

↘ 晃脚：取仰卧位，两脚抬起悬空，然后摇晃两脚，最后像蹬自行车那样有节奏地转动，每次做5～6分钟。此法可促进全身血液循环，解除疲乏感。注意动作要轻缓。

↘ 搓脚：脱掉鞋，把一个网球大小的球状物踩在脚心处，来回滚动一两分钟，这样能够帮助你防止足弓抽筋或者过度疲劳。

↘ 提踵运动：分腿站立，与髋同宽，身体略向前倾，双手放在椅背上。呼气，慢慢提踵，使重心向前落在脚趾上，吸气，还原。重复8～12次为1组，从做1组开始，逐渐增加至3组。提踵运动能增强小腿肌肉，改善腿部血液循环。

在做提踵运动时如果感觉身体劳累或者呼吸困难要及时停止运动，适当休息。

不要独自进行大扫除

怀孕中期准妈妈可以适当地做些力所能及的家务，比如做饭、饭后擦桌子、收拾碗筷、一般的擦抹家具和扫地等，但别太逞强。怀孕了毕竟不方便，做家务的时候，尤其要注意身体幅度不要太大，动作要慢。

如果大扫除，要等准爸爸在家时一起进行。准妈妈不要登高打扫高处卫生，如打扫天棚、擦玻璃；擦抹家具时，应尽量不弯腰；扫地也不可用力过大。千万不能长时间接触冷水，特别是在寒冷的冬天，以免着凉而导致流产。不要在扫除时搬抬沉重的东西，更不可让家具顶压腹部。这些动作会给腹部带来压力，十分危险。

肚子变大后如何俯身弯腰

妊娠6个月后，婴儿的体积、体重会增加准妈妈脊椎的压力，并引起准妈妈背部疼痛。因此，要尽可能地避免俯身弯腰的动作，以免给脊椎造成过大的重负。如果准妈妈需要从地面拣拾起什么东西，腹部会妨碍背部做弯曲动作，因此俯身动作不仅要慢慢向前，还要首先屈膝，把全身的重量分配到膝盖上，半蹲，再拣拾物品。准妈妈所有俯身动作均应如此。

准妈妈练习孕期瑜伽有好处

瑜伽是一项非常有益的运动，瑜伽可帮助人进行自我调控，改善睡眠，让人健康舒适，形成积极健康的生活态度，使身心合二为一。

孕妇瑜伽和普通瑜伽是不同的，比较舒缓，只是用来让准妈妈做一下伸展锻炼。准妈妈练习瑜伽可以刺激控制激素分泌的腺体，促进血液循环，还能很好地调整呼吸，增强体力和肌肉张力，增强身体的平衡感，提高整个肌肉组织的柔韧度和灵活度。同时，练习瑜伽还可以起到按摩内部器官的作用。注意要量力、适度。

外出防摔防碰撞

当准妈妈腹部越来越大时，保持笨重身体的平衡成为准妈妈行动的标准，外出要时刻注意保护自己，放慢速度，防止意外碰撞或摔倒。

职场准妈妈安全上下班

上班的准妈妈如果一定要按时上班，最好比别人早一些出门，让自己从容一些，这样可使自己不用急匆匆地赶公交车或地铁，避开上班的高峰时段。同时，一定要注意选择那些不太拥挤的交通工具，免得提心吊胆总是护着肚子里的宝贝。

下班后，如果不方便提前一些时间离开单位，最好在办公室里逗留一会儿，避开急着归家而不管不顾的下班人流。

有的准妈妈由于上班地点与家的距离不是很远，步行就可以到达工作地点，这也需要准妈妈多加小心，不要走得太快、太急，避免身体受到大的震动。

防止公共场所中的意外

大腹便便的准妈妈容易被人碰着，尤其在人多车杂的场所。孕期被碰或摔跤受伤，会导致胎盘早剥、羊膜早破、早产，甚至流产，所以马虎不得。此时最好少到车多的地方或人多的地方，尽量避免周末出门购物。

外出不要穿长裙，以免绊倒自己。最好穿着轻便、且防滑吸震的球鞋。平时行走，一定要小心谨慎，过马路要先看清来往的车辆，不要贸然横穿马路。

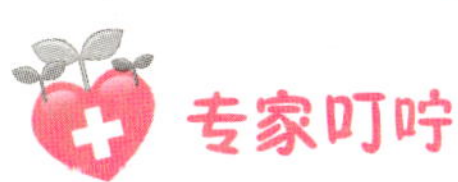

当不慎摔跤后，一些症状应引起准妈妈的重视，它们可能造成严重的后果，如：出血，阴道内流出液体，可能预示破膜；严重的腹痛。一旦出现这些症状，应立即去医院检查。

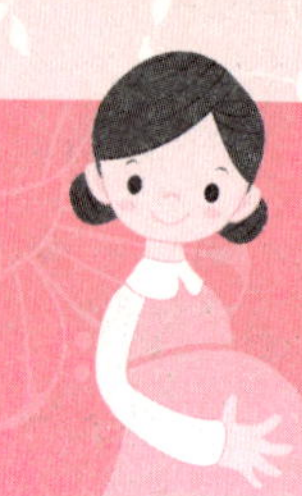

合理安排准妈妈的营养与饮食

准妈妈进食切莫狼吞虎咽

孕期进食是为了充分吸收营养，保证自身和胎宝宝的营养需求。而一些准妈妈进食喜欢狼吞虎咽，这是极其不利的。

吃得过快、食物嚼得不精细，不能使食物与消化液充分接触，食物未经充分咀嚼就进入胃肠道，食物与消化液接触的面积会大大缩小，会影响食物与消化液的混合，使食物中的营养成分不能完全被人体吸收。另外，若食物咀嚼不够，还会增加胃的消化负担或损伤消化道黏膜，使消化液分泌减少，易患肠胃病。

所以，孕期准妈妈饮食切忌狼吞虎咽，要慢慢咀嚼，这样才有利于营养更好地吸收。

黄花菜，孕期的“益母菜”

黄花菜含有人体所需的16种氨基酸和多种矿物质，蛋白质、脂肪、糖类、钙、磷、铁、胡萝卜素、核黄素的含量都高于常见的蔬菜，特别是钙、磷含量最为突出，可为准妈妈提供充足的钙，促进胎宝宝的骨骼发育。

黄花菜具有极佳的健脑抗衰功能，有“健脑菜”之称，有利于胎宝宝的大脑发育；而且黄花菜具有显著降低血清胆固醇的作用，能预防妊娠期高血压综合征，它所含的冬碱等成分有止血消炎、利尿安神、健胃等功效，能很好地缓解准妈妈孕期不适。黄花菜中含有黄体酮和生物激素，对准妈妈颇有益处，因此堪称“益母草”。

多吃番茄，补血又防孕斑

番茄含有较多苹果酸、柠檬酸等有机酸，有机酸除了保护维生素C不被破坏外，还可软化血管，促进钙、铁元素的吸收，帮助胃液消化脂肪和蛋白质，这是其他蔬菜所不及的。另外，番茄中特有的番茄红素有抗氧化损伤和保护血管内壁的作用，对预防妊娠高血压很有助益。

番茄不仅好吃，而且还有美容价值和医疗价值。如果经常用番茄汁敷脸，会有不错的美容效果。因为它汁液内的糖、维生素、矿物质等成分，可通过皮肤渗透，起到增加细胞内水分和营养细胞的作用，增强皮肤的弹性，舒展皱纹。

准妈妈宜少吃苦瓜

苦瓜的营养价值较高，含有多种营养成分，富含维生素B_1，具有预防和治疗脚气病，帮助维持心脏正常功能，促进乳汁分泌和增进食欲等作用。苦瓜所含的维生素C能预防坏血病，保护细胞膜，解毒，防止动脉粥样硬化，提高机体应激能力。但苦瓜性寒，故脾胃虚寒者不宜多食。

虽然食用苦瓜有诸多好处，但是，苦瓜内含有奎宁，而奎宁会刺激子宫收缩，引起流产。所以为了慎重起见，准妈妈还是少吃苦瓜为好。

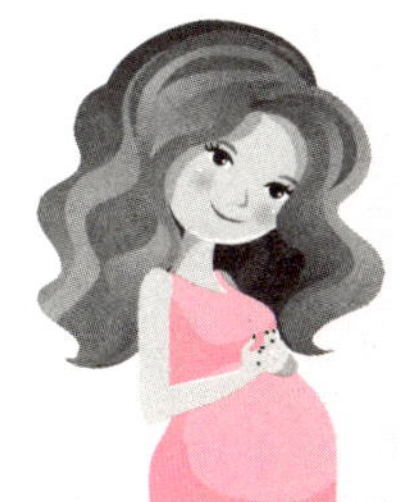

特｜别｜提｜示 TIPS

生吃西红柿是补充维生素C的好办法，熟吃西红柿比生吃能获得更多的番茄红素。番茄红素遇油加热后更易被人体吸收，但加热时间最好不超过30分钟。

多吃对胎宝宝有益的海带和紫菜

海带和紫菜都属于含碘丰富的海藻类食物，它们不仅营养丰富，含有大量的钙、铁、锌等矿物质，还有着不一样的口感，是准妈妈在孕期可以放心食用的安全食品。

海带

海带属海藻类食品，含有蛋白质、氨基酸、维生素、无机盐、微量元素等多种营养素，特别是碘的含量非常丰富，是碘的良好来源。妊娠期及哺乳期女性需要补充足够量的碘元素，以满足自身和胎儿的需要。一般来说，每天补充的碘量应达到200微克。碘宜从食物中摄取，而海带是含碘量最高的天然食物。

由于我们日常生活中吃到的都是干海带，食用前经漂洗、浸泡、烹调等过程，海带中的碘元素会被破坏，注意海带的烹调方法可减少海带中碘元素的损失。

↘ 海带应整条清洗和浸泡，浸泡时间约2小时，不宜超过24小时，应勤换水，避免变质。

↘ 海带烹调不要加醋和酸味菜，如番茄、酸菜等，因为碘元素和酸性物质结合，常常受到破坏。

↘ 烹调时宜使用植物油，不用动物油，因为动物油易与碘元素发生化学反应，使其挥发，而植物油的性质稳定，不易与碘元素发生化学反应，使碘的利用率高。

紫菜

紫菜富含钙、碘、铁和锌等多种矿物质，且紫菜中铁的含量也比较高，有助于补铁，准妈妈经常食用紫菜可预防缺铁性贫血。

紫菜富含可以预防人体衰老的EPA（二十碳五烯酸）、牛磺酸和DHA（二十二碳六烯酸），并含有保护肝脏的牛磺酸，帮助人保持精力充沛。以紫菜泡汤，风味独特，堪称理想的菜肴，准妈妈不妨经常食用。

向这些零食说“NO”

准妈妈吃零食的原则是营养、卫生、适量。对零食的要求是低脂、低糖、低盐、天然，不含防腐剂；零食中应包含准妈妈所需的营养成分，如钙质、热量、叶酸、铁质、脂肪酸和纤维素等。

另外，要注意小零食的卫生，街头露天出售食品最好不要吃，这些零食有可能对准妈妈的身体造成不良影响。

以下一些零食，准妈妈最好不要吃。

↘ 冰激凌。含少许钙质，但属高脂肪、高热量食物，会导致肥胖，不宜常吃。

↘ 薯片、虾片。属高热量、高脂肪零食，更大的弊端是含有很多盐分，有防腐剂，怀孕期可能出现水肿与高血压，不宜吃含过多盐分的食物。因此不宜食用。

↘ 话梅。脂肪与热量较低，但包括话梅在内的某些蜜饯制品含有真菌，有的制品防腐剂超标，含甜味剂和人工色素，盐分也高，制作过程中添加了许多非天然物质，因此，不宜食用。

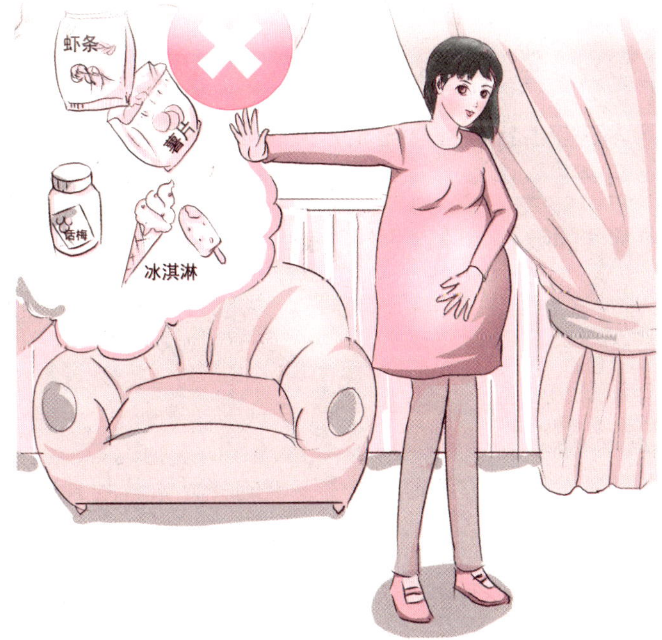

水果不可吃太多，小心成为“糖妈妈”

水果好吃，且含丰富的维生素C、矿物质和膳食纤维，许多准妈妈就将水果当饭吃。其实，这种做法不科学。

水果吃得多了，自然其他食物就吃得少了，这就减少了准妈妈摄入食物的种类和数量，违背了准妈妈的饮食原则。此外，水果中糖分含量较高，孕期糖分摄入量过高，可能引发准妈妈糖尿病等疾病。所以，准妈妈不应把水果当饭吃，而是应该选择各种各样的食物，均衡营养。

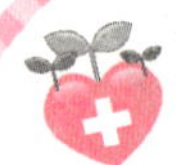

专家叮咛

为了防止发生妊娠糖尿病，西瓜、桃子等糖分比较高的水果要适量吃，荔枝可能上火，也不宜吃得太多。

饭前饭后不要大量饮水

在吃饭时，人的消化器官会条件反射地分泌消化液，如牙齿在咀嚼食物时，口腔分泌的唾液，胃分泌的胃酸等，这些消化液与食物充分混合在一起，食物中的大部分营养成分被人体吸收。如果在饭前或饭后大量饮水，势必会冲淡、稀释唾液和胃液，并使蛋白酶的活力减弱，影响食物的消化和营养的吸收，导致营养不良。

适量饮绿茶有好处

绿茶富含各种微量元素，对胎宝宝发育作用突出的锌元素就是其中一种。在食谱相同的情况下，常饮绿茶的准妈妈比不饮者每天能摄入更多的锌。

一般来说，准妈妈在进餐后1小时再饮茶最为适宜。

孕6月准妈妈每日饮食安排

早餐：红枣粳米粥1碗，煮鸡蛋1个，芝麻烧饼1个

加餐：果粒酸奶1杯，核桃等坚果适量

午餐：米饭1碗，豌豆炒虾仁、香菇炒油菜各适量，苎麻根炖鸡汤适量

加餐：自制橘子汁1杯，香蕉2个

晚餐：红枣粥1碗，馒头1个，清蒸鲈鱼、拌二笋各适量

全天烹调油（植物油）：约25克。

孕6月益智安胎营养食谱推荐

紫菜萝卜汤

原料 白萝卜300克，海米、紫菜、葱末、姜末、盐、香油、食用油各适量。

做法

1. 白萝卜洗净切丝；虾米用温水发好；紫菜撕碎。

2. 锅内放食用油烧热，下入葱末、姜末、海米爆香，加料酒和适量水，煮开后，倒入萝卜丝，继续煮至熟，加入紫菜，放盐调味，淋上香油即成。

营养分析

汤鲜美，味清淡。此汤含钙、磷等矿微量元素，准妈妈食用可增进食欲、帮助消化、促进胎宝宝骨骼生长。

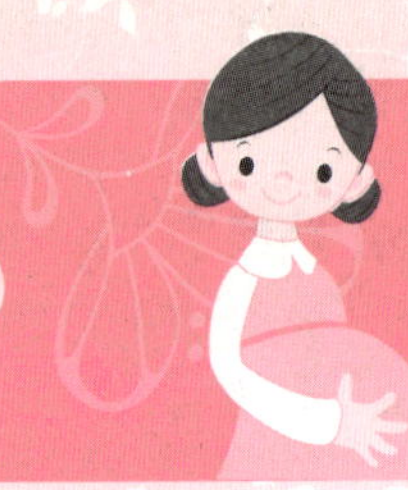

别让孕期不适及不当用药伤害胎宝宝

准妈妈脸上出现红血丝怎么办

有些准妈妈怀孕后脸变得红红的，还看得见细细的红血丝，这就是俗称的蜘蛛斑。这是由于怀孕期间毛细血管敏感，热了易扩张、冷了又收缩得快，毛细血管被破坏所造成的。

脸上出现红血丝的准妈妈，平时应注意避免脸部的过冷或过热刺激，并用一些不刺激的护肤品，如婴儿面霜、檀香精油等。

准妈妈耳鸣的对策

怀孕期间因激素变化，易出现许多恼人的问题，“耳鸣”这看似无关紧要的现象，却容易令准妈妈焦虑紧张，甚至干扰准妈妈的睡眠，影响准妈妈的情绪。那么，准妈妈如何预防孕期的耳鸣现象呢?

↘ 避免噪声干扰。长时间处于充满噪声的环境中，很容易导致听力下降和耳鸣。但是也不要让环境过于安静，因为这样会使有耳鸣的准妈妈感觉更强烈，更容易心烦气躁。因此，最好轻声播放一些柔和的音乐，既可以放松身心，又能缓解耳鸣。

↘ 缓解精神紧张和疲劳。长期处于精神高度紧张和身体极度疲劳的状态下，易使耳鸣加重。因此，适当调整工作节奏、放松情绪、转移对耳鸣的注意力都能非常有效的缓解耳鸣。

精神放松，提高睡眠质量，很多准妈妈的耳鸣会不治而愈。如耳鸣严重应及时就医检查。

孕期腰背痛的对策

妊娠中期以后，准妈妈常感到腰背疼。引起腰背疼的原因有：怀孕后腹部隆起，准妈妈为了保持平衡，站立时必须挺腰，时间一久，腰背肌肉疲劳就会引起腰疼；怀孕以后，为了胎宝宝产出，准妈妈的骨盆韧带松弛，容易疲劳，也会造成腰背疼；还有增大的子宫压迫主动脉和下腔静脉，血液回流受阻，引起腰腿疼。

准妈妈腰背疼痛是正常生理反应，只要注意自我保健，是可以减轻的。

首先，准妈妈要注意保持良好的姿势，站立时骨盆稍向前倾，肩膀稍向后。避免较长时间站立、坐、走，要注意劳逸结合，姿势要常变化。走路时要全身放松，坐时后腰要舒服地靠在椅背上。不要长时间坐凳子。平卧睡觉时，可在膝关节后方垫个枕头或软垫，使髋关节、膝关节屈曲起来，帮助减少腰腿后伸幅度，使腰背肌肉韧带得到充分休息。准妈妈不要穿高跟鞋，穿高跟鞋会加重腰疼。

孕期坐骨神经痛的对策

坐骨神经通路及其分布区的疼痛综合征称坐骨神经痛，是常见病。有许多原因可引起坐骨神经痛，妊娠期增大的子宫对盆壁坐骨神经的压迫与刺激，是准妈妈发生坐骨神经痛的原因。受凉、感冒可诱发准妈妈坐骨神经痛。

准妈妈坐骨神经痛，除了臀部、腿部及足部的疼痛以外，还可有感觉及运动障碍的表现，准妈妈坐骨神经痛往往仅单侧出现，咳嗽、喷嚏和屏气用力时症状可加重，妊娠晚期胎宝宝先露部入盆时，也会加重疼痛症状。但孕期坐骨神经痛症状严重者不多，且症状不典型与不一致。

准妈妈坐骨神经痛一般不需特殊治疗，局部按摩，或口服营养神经的药物，如维生素B_1及维生素B_{12}可帮助改善症状。分娩后压迫原因解除，疼痛症状会自然消失。

准妈妈手脚冰凉的调理

天气逐渐转冷了，手脚冰冷对女性而言是常有的事，特别是在秋冬季。当准妈妈有此情形时，应警觉是体内血液循环不良或血液量不足所致，要及早从饮食及日常生活上做改善，以免影响胎宝宝的发育。

增加造血量

血液中红细胞数量不足是造成手脚冰冷的重要原因，铁是红细胞中血红蛋白的重要组成部分。对准妈妈来说，适量补充铁质显得更重要。到怀孕后期，每日需增加约40毫克铁元素的摄取量。当然，均衡的饮食也是促进体内造血的重要条件，准妈妈在补充铁质时，千万不能只注重单一营养的摄取，如此才能确实达到补血的效果。

促进血液循环

怀孕期间，随着胎宝宝渐渐地成长，子宫开始压迫骨盆腔的静脉，容易造成血液回流受阻，导致血液积存在下肢，间接影响四肢末梢的循环状况，引发手脚冰冷。因此，建议准妈妈穿着弹性袜；晚上睡觉或休息时在腿部放个小枕头，将腿部垫高；适时按摩或热敷下肢，这些做法都有助于促进血液循环不好。

做好手脚的保暖工作

若准妈妈出现手脚冰冷，应该更重视手脚的保暖工作，可以穿着较厚的棉袜或戴手套。准妈妈平常在家，不妨将手脚泡在温热的水中（注意不是热水烫脚），或利用热气熏蒸手脚来达到保暖效果。这样能起到保暖作用，促进四肢末梢的血液循环。

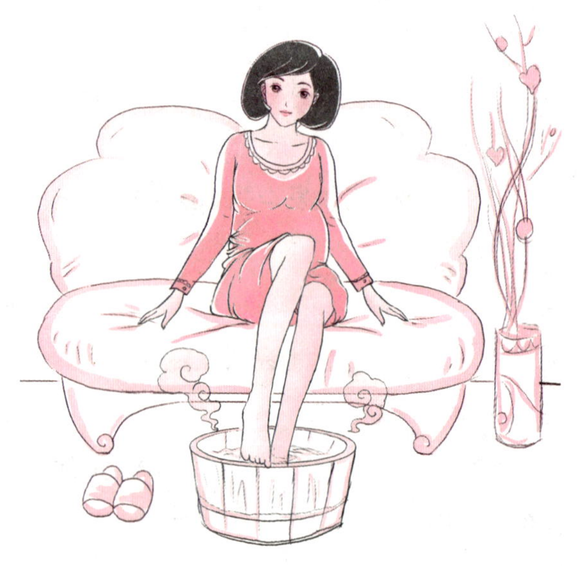

妊娠期糖尿病的自我护理

妊娠合并糖尿病病人，病程越长、病情越严重者，胎宝宝危险性越大。妊娠合并糖尿病的自我保健措施主要为：

↘ 轻症糖尿病病人一般仅需控制饮食，若经饮食控制症状仍加重，需加用胰岛素。

↘ 虽然未孕时只需饮食控制的糖尿病病人，若以往有死胎死产史，或过去有孕期多食、多饮、多尿史，或本次孕期合并妊娠高血压者，需要胰岛素治疗。

↘ 平时需用胰岛素控制病情的病人，孕期胰岛素的需要量增加，孕期胰岛素用量主要根据血糖值而定。

↘ 加强母亲与胎宝宝监护。孕期糖尿病者母体监护除血糖、尿糖和症状以外，还需监测肾功能、血压、眼底与子宫底高度变化，及时发现巨大儿和羊水过多。因此，妊娠糖尿病患者必须比一般准妈妈更认真地接受次数更多的产前检查。

心脏病准妈妈的日常保健

对于患有心脏病的准妈妈来说，为防止心力衰竭的发生，孕期应注意以下几点：

↘ 防止过劳。注意休息，尤其应保证充足的睡眠时间，每天睡眠不可少于10小时。

↘ 合理膳食。患心脏病的准妈妈在饮食上，应选择含蛋白质、维生素丰富的食物，限制脂肪、盐和水过多摄入。食盐摄入量每天应限制在7克以内，饮食不宜过饱，以防影响心脏功能而诱发心衰。

↘ 防止上感。上呼吸道感染是心衰的主要诱因，为此，患心脏病的准妈妈应注意防寒保暖，居室要经常通风，一旦感冒要及时治疗。

↘ 注意定期检查。密切注意血压、水肿及体重改变，检查尿蛋白，以便早期发现妊娠中毒症并早期治疗，防止病情发展。准妈妈如有呼吸困难、足踝水肿、心跳过快（每分钟超过101次）、咳嗽、咳血以及脉搏或心跳不规则等情形，应立即与主治医生联系，早做诊疗。

准妈妈便秘的对策

妊娠中期由于子宫变大、多尿、骨盆充血，从而影响乙状结肠、大肠功能，又因为激素会抑制肠胃蠕动、减缓食物通过消化道的过程。而食物和液体通过消化道的速度越慢，水分就被吸收得越多，肠蠕动减少，粪便变硬，最终导致了便秘。

为了预防孕期便秘，准妈妈应从以下几个方面做起：

↘ 多食用富含纤维素的食物。吃些水果，尤其是梅子、梨、无花果、杏；多吃些蔬菜，特别是比较脆的蔬菜，如胡萝卜、小胡瓜、黄瓜、芹菜等，其他如全麦和杂粮面包、豆类和玉米等。为了从水果和蔬菜中得到最多的纤维，尽量生食或略煮即食，并保留皮。

↘ 增加水分的摄取。如果增加纤维素的摄取，就得随之增加水分的摄取，如不增加饮水量，太多的纤维和太少的液体会使粪便变硬而使便秘的情况更加严重。要确保每天补充6～8大杯水才行。但应该避免饮用含咖啡因的饮料。

↘ 多运动。让全身动一动，让你的肠道也动动。经常运动可以使生理系统的“运动”更规律，使准妈妈的肠道功能不致失调。

↘ 顺从便意。对机体大部分“通信系统”来说，无应答的信号很快会失去其通信价值。当你感到有便意想去厕所的时候就去，不然的话，你的肠道会变懒，讯号会越来越弱，便秘情况一定会越来越严重。

专家叮咛

如果便秘严重的话，就要去医院。究竟什么状况下要去医院，这需要比照平时的情况，如果大便的间隔比平时长很多，且大便很硬，很困解，腹部感觉很胀，甚至便血，这时就需要去医院。

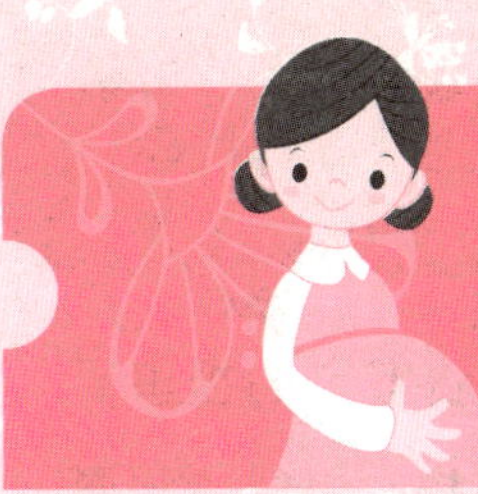

胎教进行时
——语言刺激别放松

胎教不当会伤到胎宝宝

胎宝宝在母亲肚子里长到4个月大时就有了听力，长到6个月时，胎宝宝的听力就发育得接近成人了。这时进行胎教，确实能刺激胎宝宝的听觉器官发育，促进孩子大脑发育。但是，如果胎教方式不当，则会伤害到胎宝宝。

有的准妈妈听说孕期要对胎宝宝进行音乐胎教，就买来摇滚乐的CD，开高音量放给胎宝宝听，有时候还把耳机贴着肚皮不停地放，结果胎宝宝一出生就没有了听力，这都是不当音乐胎教造成的严重后果。

把录音机、收音机等直接放在肚皮上，让胎宝宝自己听音乐，这是不正确的。因为此时胎宝宝的耳蜗虽说发育趋于成熟，但仍很稚嫩，尤其是内耳基底膜上面的短纤维极为娇嫩，如果受到高频声音的刺激，很容易造成不可逆性损伤。

选择一些优美，旋律不缓不刺激的音乐，准妈妈每天都听一听，并跟着哼唱给宝宝听，既有益于准妈妈积极、快乐的心理，又传递给宝宝音乐的信息，促进宝宝发育。

准妈妈多外出放松身心

怀孕的第6个月，胎宝宝已经基本稳定，准妈妈也已经习惯妊娠生活，而且没有了妊娠反应的影响。所以，此时准妈妈的心情不再像怀孕初期那样战战兢兢、容易波动，而是情绪比较稳定。但不能由于“孕情”稳定了，就忽视了情绪胎教。别忘了，也要让肚子里的孩子拥有愉快的心情。所以，要趁着身体还能灵活运动时，多多外出放松身心，跟胎宝宝一起度过愉快的生活。

学会宽容少急躁

准妈妈的情绪不稳，容易脾气急躁，这不但对自身健康不利，对腹中胎宝宝的损害更大。脾气急躁的人不理解事物的发展有其客观规律，实现目标需要有一个过程，单凭主观愿望，急于求成。还会要求别人的想法、情绪和行为完全符合自己的愿望，要别人顺从自己，一旦发现别人说的做的不顺自己的心意，就勃然大怒。很明显，这种做法是非理性的，对别人也很不公平。正像自己不乐意受别人支配一样，别人也喜欢按自己的意愿办事。如果从内心承认别人和自己一样，有权按自己喜欢的方式行事，就应学会宽容。要善于调整自己的心态，试着站在对方的立场上，体谅他人的处境和困难。

准妈妈应调节情绪，保持良好的心境，培养乐观向上的精神，不得意忘形，也不因小事而动怒。通过自我暗示时常提醒自己，在沉不住气的时候要“耐心”、“别急”、“冷静”，不以自己怀孕为理由自我迁就。还可请家人和朋友在自己偏激急躁时及时提醒开导自己。

欣赏名曲《蓝色多瑙河》

舞曲《蓝色多瑙河》全名《在美丽的蓝色多瑙河畔》，是约翰•施特劳斯所创作的170首圆舞曲中最具代表性的一首。1866年，奥地利在普奥战争中惨败，维也纳陷入了深深的消沉之中。为振奋人心，作者受维也纳男声合唱协会领导人赫贝克的委托，写作象征维也纳生命活力的圆舞曲。半年后，作者把它改编成为管弦乐曲，在巴黎万国博览会上公演，获得了极大的成功。这支著名的圆舞曲旋律优美动人，节奏富于动感，适合作为准妈妈在怀孕中、晚期的胎教音乐。

特｜别｜提｜示　TIPS

切忌给胎宝宝听较大音量激振、动感强劲的乐曲，这会引起胎宝宝的躁动不安，长此以往，胎宝宝体力消耗太大，可能出生时体重过低，有时还会出现不良神经系统反应。

每天和胎宝宝打个招呼

每天用几分钟的时间，和胎宝宝说几句话，比如：

“天亮了，我们起床了！

“早上好，XX（胎宝宝小名）！

“你睡得好吗？”

“你做了什么梦？”

“妈妈爱你！”

“你知道爸爸妈妈多么盼望你的到来吗！”

“我是最爱你的妈妈！”

“这是最爱你的爸爸！”

“今天天气非常好，我们去享受日光浴，好吗？”

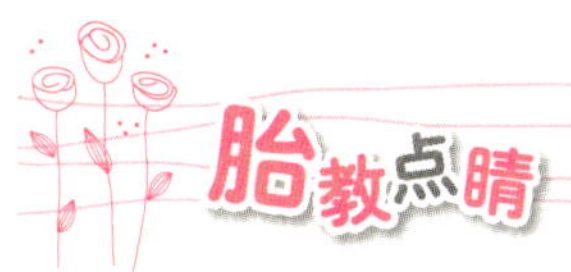

这些温馨的话，如果准妈妈和准爸爸每天都重复，进行反复的强化，会给胎宝宝留下记忆，从而刺激他的脑部快速地发育。

让胎宝宝也学学外语

这个月胎宝宝的听力发育已经相当完善了，他在认真地感受着外界的一切。胎宝宝对语言还没有一定的选择性，不仅对准爸爸、准妈妈的声音感兴趣，对其他各种各样的语言也能兼收并蓄。不妨现在就让宝宝熟悉多种外语，如英语、法语、日语等，为宝宝今后学习外语做好准备。

如果准妈妈觉得自己的外语水平有限，或者发音不够标准，不妨给胎宝宝听一些外文广播，准妈妈平时有意识地看一看外语电视，或者平时播放一些自己喜爱的外文歌曲，都可以达到对胎宝宝进行外语刺激的胎教效果。

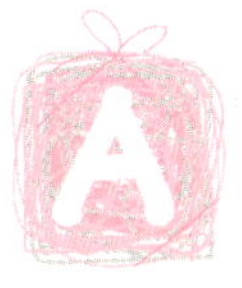

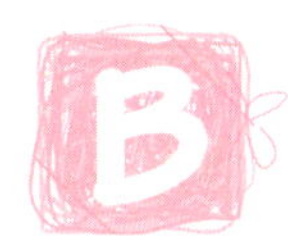

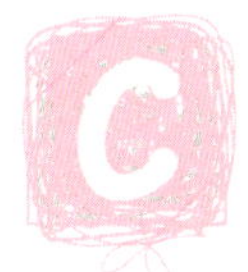

准妈妈讲故事《数星星的孩子》

晚上，满天的星星像明珠一样闪亮。一个孩子坐在院子里，靠着奶奶，仰起头，对着夜空数星星。一颗，两颗，一直数到了几百颗。

奶奶笑着说："傻孩子，又在数星星了。那么多星星，一闪一闪地乱动，眼都看花了，你能数得清吗？"

孩子说："奶奶，我能数得清。星星是在动，可不是乱动。您看，这颗星星和那颗星星，总是离那么远。"

爷爷走过来，说："孩子，你看得很仔细。天上的星星是在动，可是它们之间的距离是不变的。我们的祖先把它们分成一组一组的，还给它们起了名字。"爷爷停了停，指着北边的天空，说："你看，那七颗星连起来像一把勺子，叫北斗星。勺口对着的一颗亮星，就是北极星。北斗星总是绕着北极星转。"

爷爷说的话是真的吗？这孩子一夜没睡好，几次起来看星星。他看清楚了，北斗星果然绕着北极星慢慢地转动。

这个数星星的孩子叫张衡，是东汉人。他长大后刻苦钻研天文，成了著名的天文学家。

（选自小学《语文》第四册）

准妈妈可适当做些"白日梦"

胎教专家建议，准妈妈们为了胎宝宝的性格培养，不妨经常做一做白日梦。白日梦与夜间梦的区别在于，白日梦是人在清醒状态下所出现的一系列带有幻想情节的心理活动，就像一幅一幅的电影画面那样剪辑拼凑而成，而且，白日梦的情节大多数是愉快的结局，一般没有挫折和烦恼。准妈妈不妨经常想想自己未来的小宝宝长得是多么可爱，身体多么结实，头脑多么聪明，或者幻想一下以后一家三口的快乐生活。

做白日梦是一种相当有效的心理松弛方法，对松弛身心、解决情绪问题大有益处。准妈妈愉快了，胎宝宝自然也会愉快。

用胎教卡片教胎宝宝学数字

彩色卡片是一种比较直观的教具，通过彩色卡片对胎宝宝进行语言胎教，效果非常显著。

准妈妈可以先将几个数字分别写在不同的卡片上，写的时候记得将音读出来，要集中注意力，加深印象，同时对所数字加以想象，比如“1”这个数字，可以先在脑子里想象：1像“一根铅笔”、“一根电线杆”等，让“1”这个数字具体又形象。描摹完后，可以想象着连贯地领着胎宝宝读几遍，同时还要记住不断地将平面的形象转化成生活中存在的立体信息，并通过想象传达给胎宝宝。

善于捕捉生活中的美

美不只存在于艺术作品中，生活中到处都充满着各种各样的美，随时随地等着你去发现。准妈妈可以带着胎宝宝一起去大自然中发现、捕捉以及享受那些美好。除了走进大自然，准妈妈还可以通过观看旅游风景光盘、画册等来感受自然之美。

生活中处处都有美，准妈妈都可以一一描述给胎宝宝。在任何时候，比如你所见到的景色，路旁商场的橱窗，天空飘浮的白云，水里游动的小鱼……你看到的、感受到的美，都可以和胎宝宝分享。

美的胎教不会受到任何时间和空间的限制，只要你想，随时都可以进行。

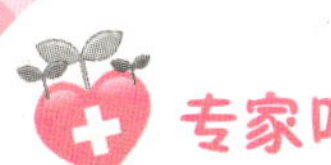

专家叮咛

准妈妈应多阅读一些引人入胜的文学作品，这不仅可以使准妈妈自己充实、丰富，感情得到升华，同时也熏陶了腹中的宝宝，让他也感受这诗一般的语言。

美文欣赏《笑》

笑

雨声渐渐的住了，窗帘后隐隐的透进清光来。推开窗户一看，呀！凉云散了，树叶上的残滴，映着月儿，好似萤光千点，闪闪烁烁的动着。真没想到苦雨孤灯之后，会有这么一幅清美的图画！

凭窗站了一会儿，微微的觉得凉意侵人。转过身来，忽然眼花缭乱，屋子里的别的东西，都隐在光云里，一片幽辉。只浸着墙上画中的安琪儿。这白衣的安琪儿，抱着花儿，扬着翅儿，向着我微微的笑。

"这笑容仿佛在哪儿看见过似的，什么时候，我曾……"我不知不觉的便坐在窗口下想，默默的想。

严闭的心幕，慢慢的拉开了，涌出五年前的一个印象。一条很长的古道。驴脚下的泥，几自滑滑的，田沟里的水，潺潺的流着。近村的绿树，都笼在湿烟里。弓儿似的新月，挂在树梢。一边走着，似乎道旁有一个孩子，抱着一堆灿白的东西。驴儿过去了，无意中回头一看。他抱着花儿，赤着脚儿，向着我微微的笑。

"这笑容又仿佛是哪儿看见过似的！"我仍是想，默默的想。

又现出一重心幕来，也慢慢的拉开了，涌出十年前的一个印象。茅檐下的雨水，一滴一滴的落到衣上来。土阶边的水泡儿，泛来泛去的乱转。门前的麦垅和葡萄架子，都濯得新黄嫩绿的非常鲜丽。一会儿好容易雨晴了，连忙走下坡儿去。迎头看见月儿从海面上来了，猛然记得有件东西忘下了，站住了，回过头来。这茅屋里的老妇人，她倚着门儿，抱着花儿，向着我微微的笑。

这同样微妙的神情，好似游丝一般，飘飘漾漾的合拢来，绾在一起。这时心下光明澄静，如登仙界，如归故乡。眼前浮现的三个笑容，一时融化在爱的调和里看不分明了。

（作者：冰心）

胎教点睛

这是冰心写的一篇关于“笑”的散文，文字清新隽丽、自然凝炼。前后贯穿了3个似曾相识的笑，这些能给人带来心灵慰籍的温暖的“笑”，有来自物的，有来自人的，随时可见，随处都有，只要你用心去发现、去感受。如果准妈妈能够体会到作家所描绘的意境，她也会在不经意间，在平平常常的生活中，发现那温馨的瞬间。

写下对胎宝宝的期待

你希望自己的宝宝将来是个怎样的人？

怀着宝宝的时候，是不是有很多话想和宝宝说？

那么就提起笔，写下对宝宝的期待吧！既是对自己的提醒，也是对宝宝的祝愿，还能作为一份成长礼物，将来送给长大了的宝宝。

准妈妈在写的时候，内容越详细越好，如做事认真负责、长得活泼可爱、懂得关心别人、聪明懂事、乐于助人等。做这样一个计划表，准备在胎宝宝出生后，把你的期待融入你对宝宝的教育计划当中，让他能够在各方面都有优异表现。

在写下这些期待时，一定要怀着美好的憧憬，想象着孩子正如你所期待的那样，这种潜意识里的期待就一定能让胎宝宝感受到，从而对他的大脑起到促进作用。

准妈妈学画简笔画

准妈妈在生活中不仅要学会从普通的事物中发现美，还要想象如何用图画将这种美表现出来。准妈妈在画画时，大脑对色彩的反应很积极、很强烈，胎宝宝也能感受到；画画还能使准妈妈集中精神，有利于准妈妈平复心绪，让心情愉悦。

有些准妈妈以前很少画画，担心自己画得不好，其实，这没关系。准妈妈不必苛求自己画得有多漂亮，准妈妈在专注于创作的过程中，无论是动手还是动脑，都会给胎宝宝带来良好刺激，并把美的感受传递给胎宝宝。

在画画的过程中，准妈妈可以轻声告诉胎宝宝自己在画什么，正在使用什么颜色等，这种互动会给你带来更多的灵感。

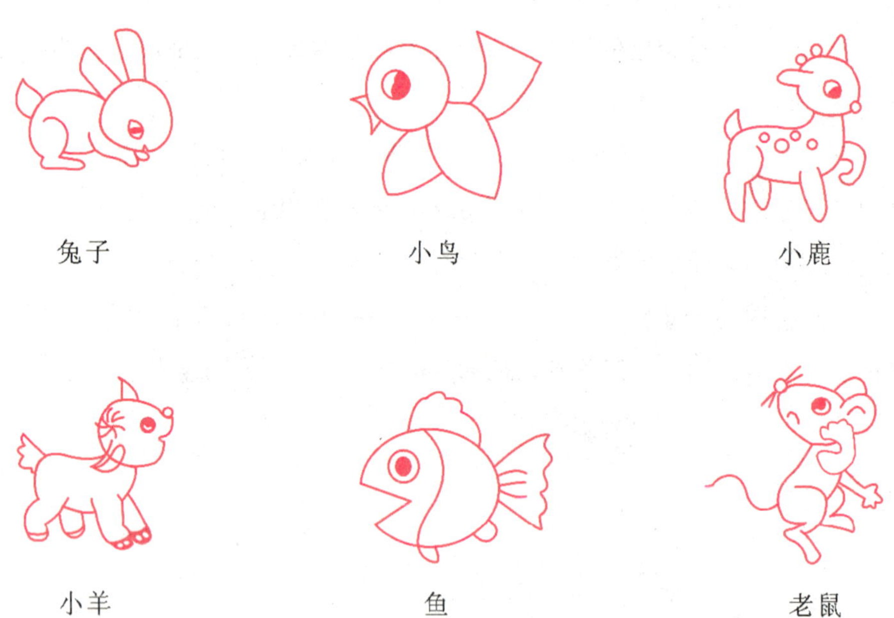

胎动时，准爸爸与胎宝宝交流

准爸爸可以通过数胎动直接与胎宝宝交流情感。准爸爸在数胎动的时候，可以发挥自己的想象和宝宝对话，对宝宝的美好祝福与愿望都可以在数胎动时说出来。

胎宝宝对男性低沉的声音较为敏感，因此准爸爸起着举足轻重的作用，准妈妈可以让准爸爸抚摩着自己的肚子，和胎宝宝说说话，让未来的宝宝熟悉爸爸的声音。准爸爸也可以念儿歌、讲童话或者给胎宝宝唱歌。由准爸爸通过准妈妈的腹部轻轻地抚摩腹中的胎宝宝，并对宝宝说："哦，小宝宝，爸爸来啦，这是小脚丫，这是小手，让爸爸摸摸。啊！会蹬腿了，再来一个……"

胎宝宝特别喜欢父亲的声音，因为男性的声音低沉、浑厚。心理学家特别指出，让准爸爸多对胎宝宝讲话，这样不仅会增进夫妻间的感情，共享天伦之乐，还能将父母的爱传递给胎宝宝，这对胎宝宝的情感发育有很大的好处。

准爸爸和胎宝宝玩"藏猫猫"

准爸爸可以和胎宝宝进行有趣的"藏猫猫"游戏，这种通过动作刺激来达到胎教目的的方式非常有趣。准爸爸轻轻拍打准妈妈腹中的胎宝宝，然后对胎宝宝说："爸爸要藏起来了，小宝宝找找看。"然后把脸贴在准妈妈另一边的腹壁上，让胎宝宝寻找。

如果胎宝宝正好踢到准爸爸的脸颊，一定要进行语言表扬，如果胎宝宝没有找到，也要耐心轻抚胎宝宝，鼓励他继续。通过这种游戏胎教训练，不但增进了胎宝宝活动的积极性，而且有利于胎宝宝智力的发育。

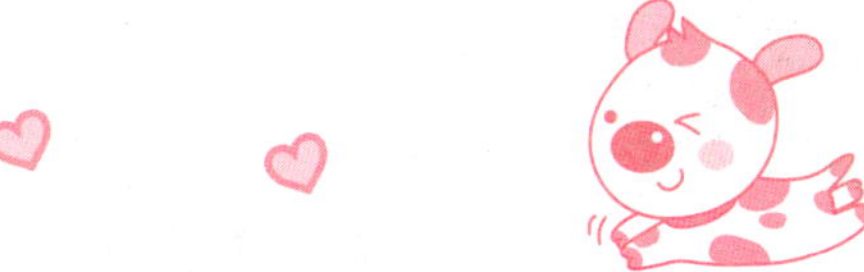

怀孕第7个月，让宝宝爱上和妈妈做游戏

随着胎宝宝的长大，可爱的小人儿还会给准妈妈带来一些生理上的不适。腰酸、腿胀、手足发麻，无时不在提醒着准妈妈，小生命变得越来越有力量了。

这时候，准妈妈应一切以腹中的宝宝为重，时刻注意保护自己，并尽量多抽出一些时间，每天或充满爱意地和胎宝宝对话，或声情并茂地讲一则小故事，或者朗诵优美的诗歌，或轻柔地抚摩胎宝宝——当然，最好每天一项都不能少！。

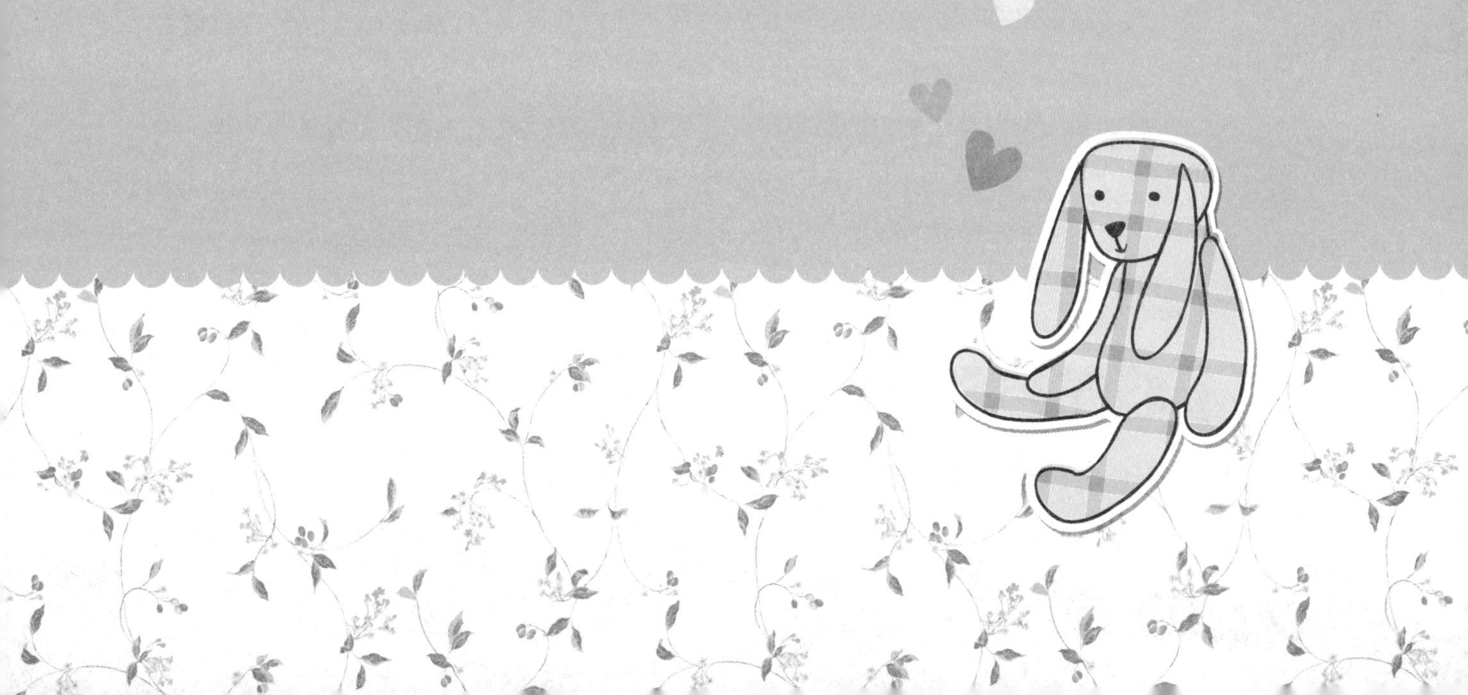

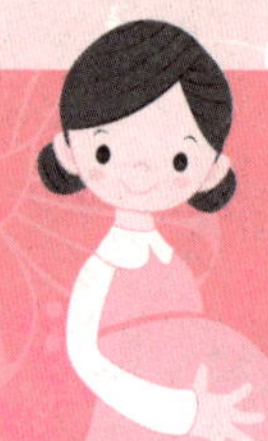

必做的产检与必知的妊娠常识

坚持产检！不可因为一切顺利就忽略产检

身体状况的安定，可能会导致思想上的懈怠，准妈妈可能会长长地舒一口气，但这个孕月并不一定彻底平安无事。由于怀孕持续造成身体各个系统的负担，可能加重原有的心脏、肾脏、肝脏等隐患或病情；也可能会出现各种病理状况，如妊娠高血压综合征和贫血等，放松对身体状况的关注，很可能导致不良后果。所以，一定要坚持定期到医院做产前检查。

进行第4次产前检查

怀孕28周应该接受第4次产前检查。此次产前检查除进行例行检查之外，会增加胎宝宝位置的检查，包括3方面内容。

↘胎产式。胎宝宝身体长轴与母体长轴的关系，两轴平行者称为直产式，两轴垂直者称为横产式。

↘胎先露。最先进入骨盆上口的胎宝宝部分称为胎先露，直产式有头先露及臀先露，横产式有肩先露。

↘胎方位。胎宝宝先露部的指示点与母体骨盆的关系称为胎方位，简称胎位。

有的准妈妈需要做胎心超声检查

有下列高危因素的准妈妈有必要在24～28周进行胎宝宝超声心动检查：

- 有先天性心脏病史者。
- 患糖尿病或结缔组织疾病者。
- 孕期接触过特殊药物或受到感染者。
- 酒精中毒者。
- 高龄准妈妈既往有异常孕产史者。
- 胎宝宝心律失常、胎宝宝水肿、染色体异常的情况。

有些准妈妈要做眼底检查

所谓眼底检查，就是应用检眼镜观察眼球底部的结构状况。正常准妈妈无须做眼底检查，孕期中有内科合并症或产科合并症者则需要做眼底检查，尤其是患有妊娠高血压综合征的准妈妈，需经常请眼科医生检查眼底。

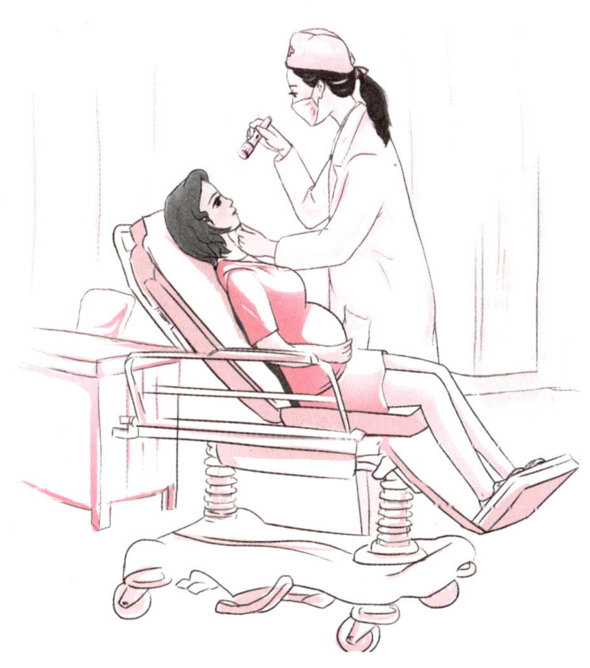

妊娠高血压综合征的基本病理变化是全身小动脉痉挛。病情轻重与小动脉痉挛程度一致，病情越重小动脉痉挛就越厉害，小动脉变得越细，身体其他器官的小动脉看不到，但是眼底的血管却一目了然。视网膜小动脉的表现完全可以反映体内主要器官的小动脉情况，所以眼底检查是判断妊娠高血压综合征病情发展和严重程度的一个可靠的客观指标，并具有指导治疗的重要意义。

警惕肝内胆汁瘀积症

有些准妈妈在妊娠中后期出现的不明原因的皮肤瘙痒，有可能是一种病症，医学上将这种病症称为“妊娠期肝内胆汁瘀积症”（ICP），它可能引起胎宝宝死亡、准妈妈早产、产后出血等。

这种病的主要症状是：准妈妈怀孕五六个月或七八个月后身上开始发痒，从轻度瘙痒直至严重的全身瘙痒，通常最先发生在手掌和脚掌，渐渐延至四肢和胸腹背部，少数人累及面部，夜间比白天严重些。约有20%的准妈妈，瘙痒发生后2或3周，可出现尿黄和巩膜黄疸，但做皮肤检查却无任何异常。除痒感外，在少数准妈妈身上，可检出肉眼难以发现的轻微黄疸。

因此，准妈妈对皮肤不明瘙痒应当重视，应去妇产科做检查，特别是临近临产期更不可大意，若发现准妈妈有异常，应加强监护，确保准妈妈和胎宝宝的平安。

了解胎盘的构造与使命

胎盘是保护胎宝宝及母胎之间进行物质交换的重要器官。准妈妈了解一些有关胎盘的知识，可让自己更加知性、安心地享受妊娠的快乐时光。

胎盘的构造

从构造来讲，胎盘是胚胎和母体组织的结合体，是由羊膜、叶状绒毛膜和底蜕膜构成的。

↘ 羊膜：羊膜是胎盘的最内层，由更细更薄的5层膜组成，分别为：上皮细胞层、致密层、基底膜、纤维母细胞以及海绵层。

↘ 叶状绒毛膜：叶状绒毛膜是胎盘的主要部分。胎宝宝正是靠着胎盘的叶状绒毛膜从母体流经胎盘的血液中获取生长所需的营养物质。

↘ 底蜕膜：底蜕膜构成胎宝宝的母体部分。准妈妈的子宫螺旋动脉就是从这里进入，母体血液以每分钟500～600毫升的流速进入绒毛间隙，而胎宝宝血液则经动脉直达绒毛的毛细血管与经绒毛间隙的母血进行物质交换。

胎盘的主要使命

胎盘是胎宝宝和母体进行物质交换的重要器官，胎宝宝在妈妈子宫成长发育的10个月中所需的吃、喝、拉、撒都是通过胎盘来传进传出的。当准妈妈的血液流经胎盘时，营养物质就通过胎盘供给胎宝宝了。而胎宝宝在得到这些物质时也将自己产生的代谢废物通过胎盘传递给准妈妈，再由准妈妈通过自己的呼吸、泌尿系统将废物排出体外。

另外，胎盘能合成多种物质，胎盘合成的激素有绒毛膜促腺素（HCG）、胎盘促乳素（HPL）、雌激素、孕激素等。HCG是维持妊娠的非常重要的激素。HPL能促进乳腺发育，增加蛋白质的合成。雌激素、孕激素保证了妊娠期母体各脏器的正常变化，为分娩及产后的哺乳做好准备。

胎盘功能不全和导致胎盘功能不全的因素

胎盘是联系胎宝宝和母体的极其重要的器官，其功能正常与否关系到胎宝宝发育甚至胎宝宝安危。如胎盘的气体交换、营养供给、代谢、防御和合成功能障碍，胎宝宝与母亲之间发生了血液交换障碍，从而影响胎宝宝发育甚至危及胎宝宝生命，这种异常称为胎盘功能不全。凡母体、胎宝宝或胎盘异常时，均可能引起胎盘功能不全。

导致胎盘功能不全的因素主要有如下几种：

↘ 母体因素：当准妈妈患高血压、妊娠高血压综合征、糖尿病、肾脏疾病、心肺疾患、贫血、营养不良、子宫肌瘤等疾病或吸烟、长时期喜仰卧等，可致胎盘血管痉挛、变形而阻碍胎盘血循环，或致子宫胎盘血流量减少引起胎盘功能不全。

↘ 胎宝宝因素：常见于多胎妊娠、胎宝宝畸形等。

↘ 胎盘因素：小胎盘、前置胎盘、胎盘血栓栓塞、胎盘早期剥离、绒毛膜羊膜炎、感染等。

前置胎盘的准妈妈要警惕

胎盘在正常情况下应附着在子宫宫体的后壁、前壁及侧壁。如果在怀孕后期，胎盘还附着在子宫下段，甚至覆盖宫颈内口，这就称为胎盘前置。

一般说来，准妈妈在怀孕的早期发现胎盘前置不必慌张，有些准妈妈随着孕周的延长，子宫下段形成，胎盘受到牵拉之后就会上移。如果到了怀孕后期，仍然是胎盘前置，就要警惕。一旦阴道出现流血现象，就要立即就医。

前置胎盘对母婴的危害

前置胎盘可以分为3类，分别为：完全性前置胎盘、部分性前置胎盘和边缘性前置胎盘。

在怀孕的后期，前置胎盘是引起准妈妈出血的主要原因之一，也是妊娠期的严重并发症，如果不及时处理，就会危及胎宝宝的生命。前置胎盘会导致准妈妈反复多次的出血，因此准妈妈可能出现贫血，如果出血量过多时还会引起休克，引起产后出血的概率也会增加不少。另外，前置胎盘的胎盘剥离面接近宫颈外口，致使细菌容易从阴道侵入胎盘剥离面而引起感染。

前置胎盘对胎宝宝的危害比对准妈妈严重得多，而且一旦处理不当，就难以挽救。前置胎盘会使准妈妈大量出血，容易引起早产。如果准妈妈出现休克，就会使胎宝宝严重缺氧，有胎死宫内的危险，也可能因为早产儿的生活力差而导致死亡。

前置胎盘的应对方法

在怀孕后期，前置胎盘会引起准妈妈阴道大量出血，为了保证准妈妈的生命安全，一般适宜选择剖宫生产。但如果是边缘性胎盘前置或低置胎盘，也可以选择经阴道分娩，因为胎头下降时，可以压迫胎盘，能有效止血。前置胎盘准妈妈在分娩时必须备血，避免发生意外情况。

胎盘前置的女性还常常并发胎盘粘连、植入性胎盘，使胎盘剥离不全面而发生大出血。还有前置胎盘的胎盘剥离面接近宫颈外口，细菌就容易从阴道侵入胎盘剥离面引起感染，这些都对产妇的健康造成威胁，因此在孕期出现前置胎盘，生产过后还要进行一段时间的产后观察与治疗。

自我检查，预防早产

早产，在医学上是指胎宝宝在妊娠28～37周提前降生。早产是新生儿出生后最常见的死亡及致病原因之一，因此准妈妈一定要重视检查，预防早产。

出现早产的常见原因

准妈妈发生早产的原因主要是感染，其中绒毛膜羊膜感染，是早产的重要原因。其他感染的来源包括宫颈、阴道的微生物，还有部分来自宫内感染。感染也是导致胎膜早破的重要因素，早产常与胎膜早破合并存在。因此准妈妈在后期就要注意局部的清洁，防止感染。发生早产的其他原因包括：子宫过度膨胀、子宫颈口关闭不全以及子宫发育不良。

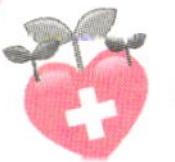

专家叮咛

在怀孕的后期，准妈妈下腹部会反复变软、变硬，如果发现下腹部肌肉有变硬，且伴有发胀的感觉时，就要及时去医院，以防早产。

预防早产的保健方法

为了预防早产，在临产前就要和医生密切配合，找出导致早产的危险因素，然后定期进行产前检查，评估是否有早产倾向，以便尽早发现问题，采取应对措施。

准妈妈在孕晚期要保持良好的生活状态，注意改善生活环境，增加休息时间。如果准妈妈的心理压力过大，也会增加早产的概率，特别是紧张、焦虑、抑郁等情绪，都与早产密切相关。

如果准妈妈患有心脏病、肾病、糖尿病、高血压等并发症，应积极配合医生治疗；有妊娠高血压综合征、双胞胎或多胎妊娠、前置胎盘、羊水过多症等情况的准妈妈，要在医生的指导下积极做好保健工作。一旦出现异常情况，就要及时就医。

妊娠期间，尤其是孕晚期，准妈妈应尽量减少外出和乘车的次数，不要到人多拥挤的地方，以防腹部被挤、被撞。

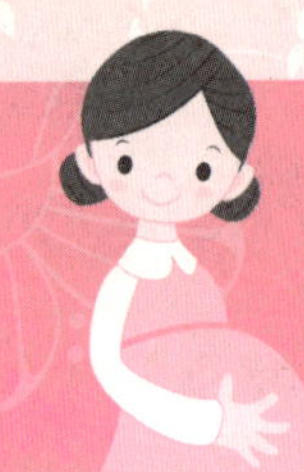

准妈妈要注意的生活细节

适当放慢生活节奏

紧张的工作和繁重的家务等都是一种无形压力，甚至频繁响起的手机铃声都会造成干扰。许多研究显示，这种压力会引起人体应激反应，尤其容易影响准妈妈的健康，并可能因此损害胎宝宝的发育。

在孕期的最后阶段，由于胎宝宝从下面上升向上顶横膈，腹部已经没有更多的空间让你深呼吸了，留给胃的空间也有限，因此，准妈妈需要少食多餐，并且尽量不要让身体太劳累、太紧张，让生活的节奏慢下来，这对应付气短有帮助。无论做什么事情，哪怕一件很小的事情，也最好给自己安排出比平时多一倍的时间，使自己做事情的时候可以轻轻松松、慢节奏地完成。

从现在起，避免工作加班加点

身在职场，即使成为准妈妈，也无法避免因为事情太多做不完要加班的情况，这个时候准妈妈就要格外注意调节。即便加班，也要在中间留一点时间给自己休息，同时记得按时吃饭。

准妈妈加班时，如果感到身体撑不住，就不要硬撑，一定要权衡轻重取舍，太勉强对自己和胎宝宝都不利。

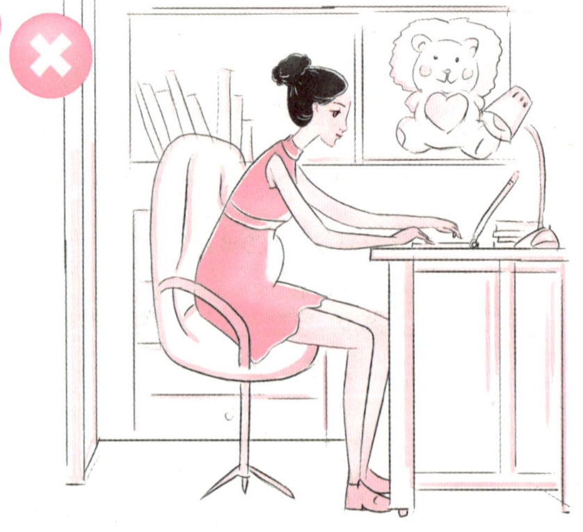

遇到自己力所不能及的工作，比如外联业务等，不妨向身边的同事求助，他们一定会乐意帮助你的！记住，得到了同事的帮助，别忘了说声“谢谢”，这样下次再求助就不难啦。

如果准妈妈的工作不属于体力劳动，孕晚期还可以坚持工作。妊娠7个月后，最好做些比较轻松的工作，避免上夜班，以免影响休息和出现意外。

准妈妈要小心蚊虫叮咬

夏季妊娠的准妈妈，因为呼出的气体含有疟蚊所钟爱的物质，如二氧化碳和一些潮湿的气体等，而且准妈妈排汗量大，容易滋生细菌。这使得准妈妈常常被蚊子锁定，比未怀孕的女性更易遭蚊子攻击。因此，准妈妈取用最有效、最安全的灭蚊方法，以便摆脱蚊子的纠缠，保证睡眠。

准妈妈最好不要用风油精或清凉油驱蚊，它们中的冰片可能对准妈妈造成刺激，容易造成早产。蚊香等化学驱蚊剂要慎用，若一定要使用的话，最好严格按照安全的程序来操作，即点上蚊香后立即回避1或2小时，回来后立即通风，以防准妈妈和胎宝宝中毒。

准妈妈最好不去或尽量不去蚊子多的公共场所，如水池边、草丛中等。适量运动后及时冲澡，随时保持皮肤的干爽洁净，避免汗液长时间留在体表。准妈妈不应使用气味较重的护肤品或洗浴产品，以免招惹蚊子。

准妈妈打鼾不容忽视

打鼾就是打呼噜，是气流通过狭窄的咽部时，咽腔软组织颤动而发出的，打鼾可分为良性和恶性两大类。恶性打鼾往往会影响到胎宝宝的正常发育，需要及时到医院治疗。

在怀孕后期，随着胎宝宝增大，腹压增加，膈肌上抬，准妈妈呼吸道阻力增加，肺含气容积减少，体重不断增加等因素，会使呼吸负荷和耗氧量增加，从而加剧打鼾和准妈妈对氧的供需矛盾，因此，准妈妈要注意恶性打鼾，不要忽视其危害性。

大肚妈妈勿让洗头成苦差

洗头对一般人来说，是再简单不过的事情，不过对于挺着大肚子的准妈妈来说，可就不那么简单了。准妈妈腹部越来越大之后，洗头也成了一个难题。孕晚期，在感觉不方便的时候，不妨去发廊或美容院洗头。也可以在家里洗头，自己洗或让准爸爸帮着洗都可以。

准爸爸帮着洗头的方法

准妈妈可以躺在躺椅上，由准爸爸来帮着洗头。这对于准爸爸来说是举手之劳，不仅解决了准妈妈洗头难的问题，也能让洗头过程充满爱意。但一定要尽快洗好。

自己洗头的方法

如果准妈妈在家里自己洗头，就应该注意洗头地点的安全。洗头的时候尽量采取坐姿，千万不要直立弯腰洗头。比较舒适的是站着淋浴洗头，不会压迫到腹部。但注意脚下一定垫好防滑垫。

住高层的准妈妈更要多活动

日本医学保健专家对1000多名初次妊娠的准妈妈进行了调查，通过对她们所生的婴儿头围进行测量统计，从中发现：住在10层以上的准妈妈所生婴儿的头围，比住在1～5层的准妈妈所生婴儿头围平均大9毫米左右，体重的平均值也稍高一些。据此，专家们得出结论：住在高层建筑里的准妈妈容易出现分娩异常，这与居住在高层的准妈妈不大出门散步及其他活动少有关。

因此，住高层的准妈妈平时应多下楼活动，坐电梯不妨提前2层下来，然后爬楼梯上去；或者下楼时，提前2～3层下电梯，走楼梯下去。

开始做有利于分娩的运动

产前准妈妈经常做些力所能及的活动对即将到来的分娩大有帮助。而针对骨盆（硬产道）和会阴肌肉群（软产道）的运动就是专门为轻松分娩而设计的。准妈妈在休息之余，每天抽一点时间练习练习，就可以逐渐强健骨盆和会阴部肌肉，使自己在分娩时更加顺利。

注意，所有动作轻柔缓慢，量力而行，如有不适马上停止。

锻炼骨盆

↘ 可以帮助骨盆扩展，提高髋关节弹性，放松盆底肌。

坐下，曲膝，成对掌盘坐（脚掌相对贴合），每个膝盖下可以放1个枕头作支持。脚与身体保持舒适距离，双手置于膝上，脊柱向上挺直，感觉脊柱和腿的轻微伸展。呼气，轻柔地下压两膝，吸气，还原。重复5次。

↘ 双脚脚掌相贴，向身体靠近，坐直，两手压在膝盖上，慢慢向前压低上身。

可以帮助骨盆扩展，提高髋关节弹性。

背部肌肉练习

可以缓解背部的紧张，增强分娩时的肌肉力量。

手膝着地，双臂和双腿与地面垂直，肘部松弛，五指张开撑地，中指平行，双膝分开与髋同宽，背部挺直，头和脊柱在一条直线上。呼气，收腹，背部向上拱起，骨盆向下缩拢，头顶向着地面，稍停顿，吸气，还原。重复8～12次。如不适，可采取站位，屈膝分腿站立，双手撑于双膝上，余同前。

强化会阴肌肉

一条腿向旁边伸直，另一条腿向同方向弯曲。身体和头部同时转向相反的方向。通过胯部伸展牵拉会阴部肌肉，增强会阴部肌肉的弹性与力量。

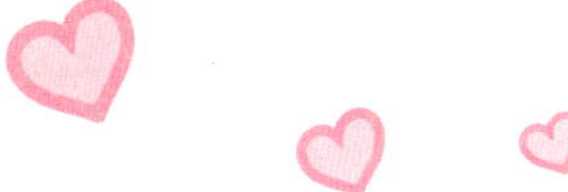

提前练习拉梅兹呼吸法

准妈妈在生产的时候，采用正确的呼吸法可以缓解疼痛，帮助生产。为了在生产时能用上呼吸助产法，准妈妈不妨从现在就开始训练下面这套拉梅兹呼吸助产法。

↘ 第一步，胸部呼吸。首先让自己的身体完全放松，眼睛注视着同一点，用鼻子深深吸一口气，此时胸部会挺起，然后慢慢由嘴吐出；每分钟约做6～9次，随着子宫收缩就开始吸气、吐气反复直到阵痛停止。

↘ 第二步，嘻嘻轻浅呼吸法。先呼气将空气排出后，吸一小口气，保持轻浅呼吸，让吸入及吐出的气等量。此呼吸完全由嘴呼吸，保持呼吸高位在喉咙，就像发出“嘻嘻”的声音，当子宫收缩较强烈时，呼吸的速度加快，反之减慢，但要注意呼出的量与吸入的量基本保持相同。

↘ 第三步，喘息呼吸法。这个时候应该深吸一口气，接着快速地做4～6次的短呼气，感觉就像吹气球一样，之后用嘴吸气。这种呼吸方式用在宫口快要全开前，大概7～10厘米的时候，此时也是整个产程中最强烈、最难控制的阶段。

↘ 第四步，哈气运动。阵痛开始先深吸一口气，再来浅吐1、2、3、4，接着大大地吐出所有的“气”，直到不想用力为止。这种呼吸方式用在产妇想用力，但是医生说还不要用力的时候。

↘ 第五步，用力推。也就是子宫颈已经全开了，这个时候准妈妈要能忍受尽量不要用力，待隐约可看到胎头时，再一起用力，强烈阵痛开始的时候可以吸一口气并且屏住4～5秒钟，感觉体内有种压力，等到疼痛开始减缓，一次用力。当胎头已娩出产道时，可以用短促的呼吸来减缓疼痛。

开心乐园

某日，舍友收到一条短信“妈，什么时候回来？”很显然是发错的，所以没回。过了一会，那个号码又发来短信“妈，出什么事了？怎么还没回来？”舍友回道：“出大事了，我不是你妈……”

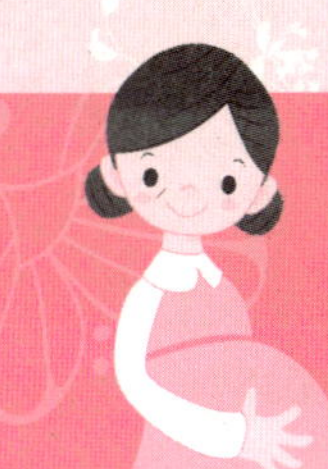

合理安排准妈妈的营养与饮食

水肿准妈妈的食物推荐

据统计，约有75%的准妈妈都会有水肿情形发生，在怀孕七八个月时更加明显。严重时不仅出现在下肢部位，双手、脸部、腹部都有可能发生。准妈妈水肿不要怕，巧饮食也能减轻水肿。

↘ 摄取高蛋白、低盐饮食。准妈妈每天都应摄取优质的蛋白质，例如肉类、鱼类、贝类、蛋类、奶类及奶制品、豆制品等。这些食物以新鲜材料配合浓味的蔬菜，例如洋葱、番茄、茴香、芹菜、香菜、香菇、枸杞、红枣、柠檬等来料理，可以减少盐的使用量。

↘ 多吃新鲜的蔬菜水果。蔬菜和水果中含有人体必需的多种维生素和微量元素，它们可以提高机体抵抗力，加强新陈代谢，还具有解毒利尿等作用。

↘ 摄取含维生素B_1丰富的食物。富含维生素B_1的食物包括酵母、肝脏、全谷类（如糙米）、黄豆、小麦胚芽、马铃薯，其中以动物性食物来源的维生素B_1利用率较高。但以摄入量来看，植物性食物为我们平常摄取维生素B_1的主要途径。

多吃芹菜能降压防水肿

芹菜是一种可以增强精力的蔬菜，含膳食纤维较多，有很好的通便作用。芹菜中含有较多的水溶性维生素，还有维生素P，能降低毛细血管通透性，加强抗坏血酸作用。

新鲜的芹菜榨汁喝，效果很好。在芹菜汁内放些蜂蜜更易饮用，对准妈妈们，特别是患有妊娠高血压综合征的准妈妈一日可饮用芹菜汁40毫升左右，对身体非常有益。

准妈妈可适量食用青椒

青椒含有丰富的维生素C，维生素C又叫抗坏血酸素，是人体不可缺少的重要维生素。它参与人体内氧化还原过程，分布于全身各组织，以肾上腺皮质、脑垂体等组织内含量最高，其次是肝、肾组织，脂肪组织内含量较少。它能够增强对感染的抵抗力，促进骨骼正常发育及伤口愈合，特别能刺激造血机能，对红细胞的成熟起一定的作用。如果人体内缺乏维生素C，会患坏血病，出现皮肤、牙龈等部位出血及便血等症。

除了富含维生素C外，青辣椒中还含有蛋白质、脂肪类、糖类、矿物质、辣椒素等多种营养元素。其中，辣椒素能够刺激唾液及胃液分泌，使胃肠蠕动加快，增进食欲及帮助消化。青椒如食用过多会刺激肠胃，所以，准妈妈应当适量食用。

准妈妈不要过多吃牛肉

牛肉含蛋白质、磷质较多，且组成牛肉蛋白质的氨基酸种类多，结构合理，为完全蛋白质食品，是传统的益智食品，适量食用有益健康。但喜欢吃牛肉的准妈妈要注意，一定要适量。美国一位专家近日称，准妈妈怀孕期间吃太多牛肉的话，所生的男孩长大后精子量可能较少，精子浓度也可能较低，从而使后代生育力差，甚至患有不育症。

适当控制水、盐的摄入量

妊娠7个月时常出现肢体水肿。因此，要少饮水，减少盐的摄入量，每天盐的摄入应控制在5～8克。减少盐的摄入，准妈妈可用其他调味品代替，如香菇汁、醋、蒜、香菜等，糖醋排骨、糖醋鱼都是不错的选择，既可调节食欲，又可减少盐的食用量。一般来说，一份正常的平衡饮食是可以提供足够数量的盐分的。

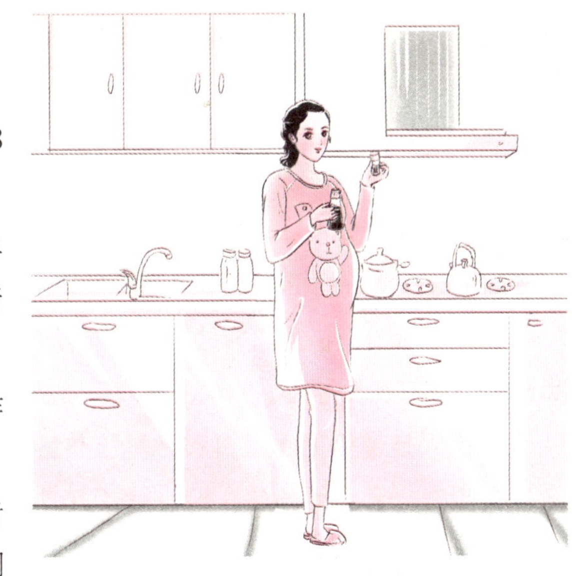

要做到降低饮食中盐分而又不影响食欲，可以参考以下一些做法：

↘ 把每天所需用盐量准备好，一般每天8克以下为宜，每次做菜从总量中取用。

↘ 做菜时加用少许酱油和适量的盐，比单纯用盐的色和味要好一些，能引发食欲。用酱油要减盐量。

↘ 烹饪中巧妙运用醋、柠檬、番茄等做作料，既能少用盐，还能提升菜的味道。

↘ 利用原料本身香味，如香菜、芹菜、青蒜等，做菜时控制用盐量，加入这些原料来调理菜味道。还可以把花生、芝麻等富含脂肪的坚果捣碎，混在菜里一起吃，增香调味。

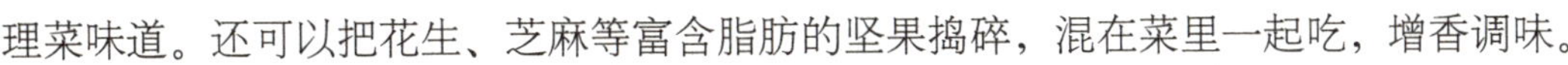

↘ 用一点略带甜味的番茄酱或甜面酱调味（已含盐），如烹制锅包肉、菠萝咕咾肉、京酱肉丝。

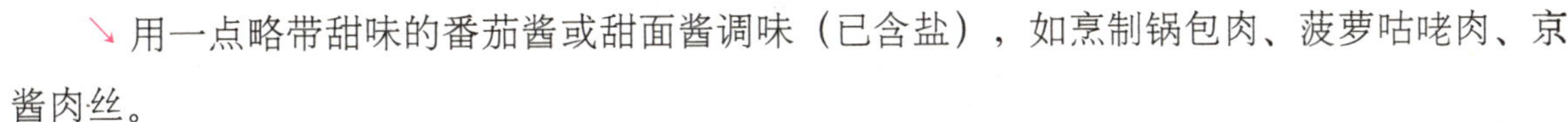

↘ 利用鱼汤、肉汤等高汤烹调菜肴，可以减少酱油和盐分的用量，保持原味、增鲜，不失蔬菜的养分。

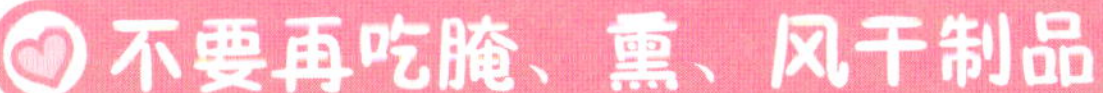

不要再吃腌、熏、风干制品

准妈妈最好不要吃咸鱼、腌肉等食品。咸鱼的鱼体内含有大量的二甲基亚硝酸盐，进入人体内转化为致癌性很强的二甲基亚硝酸胺，其危害性不仅仅是含盐量的问题，并且它还可通过胎盘危及胎宝宝。

另外，咸菜、香肠、腌肉、熏鱼、熏肉等均应限制。当准妈妈食用含有亚硝酸盐的蔬菜后，亚硝酸盐就会与红细胞中的血红蛋白结合，形成高铁血红蛋白，最终导致缺氧，这样会导致准妈妈头晕、呕吐、腹痛、腹泻等。

妊高征准妈妈饮食要注意

准妈妈发生妊娠高血压综合征，除采取必要的治疗措施外，饮食调理也十分必要。妊高征准妈妈要注意：

↘ 限制水分。水分在体内的积蓄是引起水肿的重要原因。一般患有轻度高血压的准妈妈自己酌情减少水分的摄入，中度或高度高血压患者，对水的摄入要定量控制。

↘ 减少食盐的摄入。食盐中的钠有潴留水分、加重水肿、收缩血管、升高血压的作用。另外，小苏打、发酵粉、味精、酱油等调料也含钠，要注意限量食用。

↘ 摄入足够的优质蛋白和必需脂肪酸。因为从尿液中会损失一部分蛋白质，所以除了并发严重肾炎者外，一般不要限制蛋白质的摄入。必需脂肪酸的缺乏，往往会加重病情，所以宜多吃植物油增加必需脂肪酸。禽类、鱼类蛋白质中含有丰富的蛋氨酸和牛磺酸，这两种成分可调节血压的高低，大豆中的蛋白质能降低胆固醇而保护心脏和血管，适宜食用。

↘ 增加钙、锌摄入量。准妈妈要做到每日喝牛奶、吃大豆、豆制品和海产品，可预防血压升高。

↘ 热量摄入要控制。特别是妊娠前体重过重的肥胖准妈妈，应少吃或不吃糖果、点心、甜饮料、油炸食品以及含高脂食品。

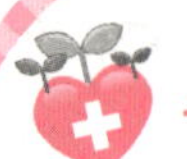

专家叮咛

妊娠高血压可能导致早产。准妈妈一定要注意控制饮食中的盐分摄入，以免体内水分过多而引发妊娠高血压，从而引发早产。

远离可能导致早产的食物

为了更好地预防发生早产现象，准妈妈应科学合理地安排饮食，远离那些可能导致早产的食物。

↘过量的维生素A会导致早产和胎宝宝发育不健全，猪肝含极丰富的维生素A，准妈妈注意不要大量进食。在孕中期以后，每周食用一次即可。

↘忌食薏苡仁、马齿苋等滑腻之品。薏苡仁对子宫肌有兴奋作用，能促使子宫收缩，因而有诱发早产的可能；马齿苋性寒凉而滑腻，对子宫有明显的兴奋作用，易造成早产。

↘少食山楂和杏。山楂具有活血化淤、促进子宫收缩的作用，吃太多可导致早产。杏味酸，性甘温，传统医学认为杏有滑胎作用，是准妈妈的大忌。

↘少吃茴香、花椒、胡椒、桂皮、辣椒、大蒜等辛辣调味料。这些调味品可以使食品色、味美好，刺激食欲。但这些调味料具有刺激性，可使胃腺分泌液减少，造成肠道枯燥，大便秘结，准妈妈少吃为宜。

这些食物可以预防便秘

妊娠中期，准妈妈由于子宫变大、多尿、骨盆充血，从而影响乙状结肠、大肠而常常发生便秘，给准妈妈带来难言的苦恼。其实，食疗是预防便秘最安全有效的方法。

富含膳食纤维的食物

准妈妈应注意平时进食不要过精，多吃富含膳食纤维的食物，包括各种杂粮和薯类食品以及丰富的水果和芹菜、豆瓣菜、卷心菜、菠菜等绿叶蔬菜。全麦谷物面包同样是很好的选择。

保证水分的摄入

身体健康的准妈妈要确保每天补充6～8杯水。但含咖啡因的饮料应该避免饮用。

含淀粉多的芋头和红薯

芋头、红薯中含丰富的淀粉，同时也含维生素B_1、维生素B_2、维生素C等，经常吃一点可防治便秘。

饮用蜂蜜可预防便秘

准妈妈每天上下午饮水时，可在水中放入数滴蜂蜜，可缓下通便，有效地预防便秘及痔疮。

孕7月准妈妈每日饮食安排

早餐：紫米粥1碗，蟹黄包1个，鸡蛋1个

加餐：橙子1个，番茄汁1杯

午餐：米饭1碗，韭菜炒虾仁、鸡肉三丁、黄豆排骨汤各适量

加餐：草莓100克，酸奶1杯

晚餐：猪肝菠菜粥1碗，糯米莲藕、海带虾仁烩豆腐各适量

全天烹调油（植物油）：约25克。

孕7月益智安胎营养食谱推荐

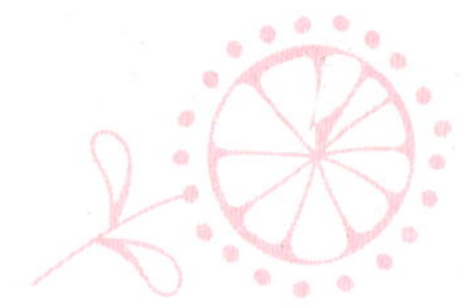

酱香茄子

原料　嫩茄子750克，猪瘦肉100克，豆瓣酱20克，白糖、水淀粉、花生油、味精、料酒、高汤各适量。

做法

1. 将茄子切去蒂，洗净，切成条；猪瘦肉洗净切丝。

2. 锅置火上，放入花生油，烧至六成热时，将茄子条倒入油锅中，煸至熟软。

3. 锅内留底油，烧热后将肉丝下锅炒散，放入豆瓣酱，炒至肉呈红色时，加入茄子条，烹入料酒，加入高汤、白糖、味精炒匀，用水淀粉勾芡，起锅装盘。

营养分析

茄子有清热解毒、利尿消肿、降低血压的作用，对妊娠高血压综合征有辅助治疗作用。

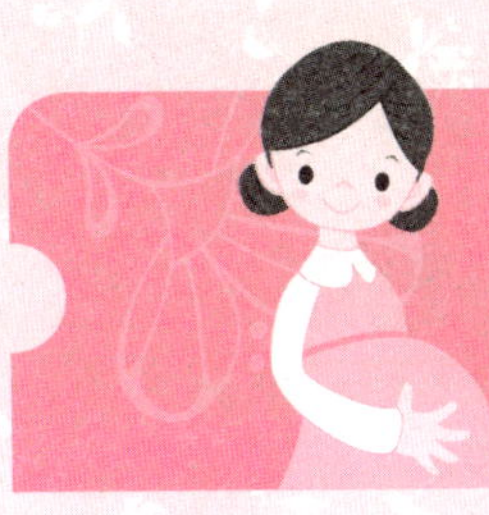

别让孕期不适及不当用药伤害胎宝宝

预防及淡化妊娠纹

妊娠纹是最让准妈妈感到棘手的难题之一，大约有70%的准妈妈在六七个孕月时，随着肚子一天天增大，腹壁上出现一条条花纹。这些花纹弯弯曲曲，两端细，中间宽，一条条平行或相互融合。妊娠纹一经形成，一生都不会消失，给爱美的女性带来了极大烦恼。

预防妊娠纹的小方法

准妈妈可以从饮食方面着手，保持皮肤的健康，尽量避免进食煎炸和油腻的食物，多喝开水和多吃新鲜果蔬。

↘坚持运动。适当的运动对准妈妈来说还是有好处的。如果能在怀孕之前就坚持做仰卧起坐，或其他腹部运动练习，对妊娠纹的预防也是很有益的。运动有助血液循环，促进新陈代谢，令皮肤较容易吸取养分，加强皮肤组织的弹性。

↘适当按摩。怀孕3个月后，每天洗澡后，选择适合自己体质的按摩乳液或按摩霜，针对妊娠纹容易出现的几个部位，进行按摩。准妈妈在给腹部按摩的时候，注意动作要轻柔，以肚脐为中心点，用指腹顺时针不断地打圆圈，轻轻按摩。圈子由小到大向外扩散，直到均匀地把按摩乳涂满整个肚皮，并让皮肤慢慢吸收。

淡化妊娠纹的有效方法

准妈妈在刚出现妊娠纹的时候，可以在妊娠纹部位或者整个腹部涂抹妊娠纹美容护肤品，帮助皮肤恢复弹性。但是，必须使用正规厂家的产品，以避免对准妈妈和胎宝宝造成伤害。

孕期长“痘痘”的对策

怀孕时，受激素的影响，皮肤的皮脂腺分泌量会增加，这是一种正常的生理现象。大多数准妈妈只会觉得脸变油、鼻子变大。但在少数妈妈的脸上，甚至前胸、后背，却会因为毛孔阻塞、细菌增生而产生恼人的粉刺（青春痘）。另外，不当的外用品也会引发粉刺，或是让粉刺更加恶化。

一旦脸上出现“小痘痘”，千万不要挤捏痘痘。不能用含有水杨酸、过氧化苯甲酰、维甲酸类成分的化妆品或护肤品。避免使用油性的滋润霜及粉底霜，缓解毛囊堵塞。

孕期缓解痘痘的最佳方法就是保证皮肤的清洁。

准妈妈可以换用弱酸性洗面乳，彻底清洁皮肤。选择具有收敛、止痒、减少皮脂及抑菌功效的白色洗剂（可在药店买到），加少量红霉素调匀，涂抹在长痘痘的皮肤上。在医生的指导下，选用对准妈妈安全的药物洗剂进行外部清洁，比如阿奇霉素。少食用脂肪及糖类含量多的食物，多进食蔬菜、水果，保持消化、排泄功能正常。

另外，长粉刺的准妈妈平时应保持心情愉快、睡眠充足。

孕期多汗的护理

孕期多汗是怀孕期间由于激素的改变、代谢增强以及血流速度加快而引起。妊娠期间，由于小汗腺的分泌增加，加之母体代谢增强，以前有手汗、脚汗症的人会感觉更加不舒服，甚至引发皮炎，即便以前不爱出汗的准妈妈也会变得动不动就出汗。同时，由于皮脂腺的分泌增加，准妈妈会觉得鼻翼、脸部、头皮及后背出油变多。

孕期多汗的自我保健方法如下：

↘ 及时补充水分。准妈妈要主动增加饮水量，以便随时补充流失的水分。一般宜饮20℃左右的温凉开水（当日煮开的水）也可适当饮用一些新鲜的果汁或水果茶。

↘ 多吃蔬菜、水果，这样不但能补充维生素，还可补充从汗液中流失的钾钠离子，保持体内的电解质平衡。

↘ 勤换洗内衣裤，勤洗澡，宜穿宽松肥大的衣服，便于腹内胎宝宝成长，也便于散发热量。内衣最好是棉织品。

↘ 避免过重、过多、容易出汗的体力劳动。

↘ 暑热天气尽量少外出，减少出汗，避免中暑。

↘ 如果出现多汗性湿疹，最好及时到医院就诊。

孕期呼吸困难的对策

呼吸困难是由于子宫逐渐增大，将横膈向上顶，膈肌活动幅度减少，胸腔窄，影响到胸部的呼吸肌肉所致，由于子宫的不断增长，占据空间越来越大，对隔膜的压力增大，导致呼吸困难。

另外，还因为体内需氧量的增加，促使准妈妈不得不加快呼吸。若在闷热季节和空气不流通的地方待的时间久了，就会有呼吸困难与憋气的感觉。

一旦觉得喘不过气来，马上改变姿势，会使呼吸顺畅些。若在工作或运动时，发现上气不接下气时，立刻放慢动作。此时听从身体给你的信号，掌握好动作的节奏，直至呼吸舒畅为止。不要总在躺椅上瘫软着，那样肺部也不轻松。可在座椅上坐直，挺胸、肩膀向后展，让肺部放松。睡觉时可采取半躺姿势，将枕头垫高点（两个松软的枕头），左侧卧，蜷起右腿把两个枕头垫在右腿下，再在后背垫一个枕头。应避免到拥挤的公共场所，多到户外呼吸新鲜空气。

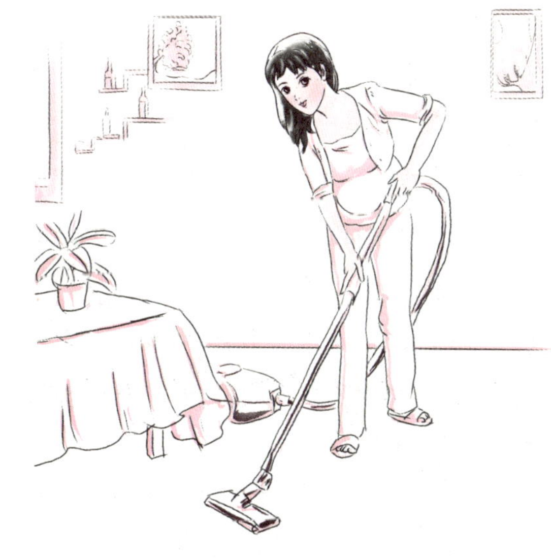

下肢水肿不要慌

在妊娠期间，为了满足胎宝宝生长发育的需要，准妈妈的血浆和组织间液体增多，如果劳累、行走和站立时间过长，下肢容易出现水肿。特别是到了妊娠后期，下肢更容易发生水肿。不过，一般经卧床休息后，这种水肿大多能自动消退。所以，准妈妈也不必过于紧张，也不要担心，千万不要因为出现水肿而影响到自己的心态。

减轻水肿的小经验

↘ 准妈妈睡觉时，侧卧比仰卧更能最大限度地减少早晨的水肿。

准妈妈不要站立或蹲坐太久，坐在沙发或椅子上时可以把脚抬高休息，还可以转动踝关节，促进血液循环。

↘ 不要穿太紧的衣物，尽量穿舒适的纯棉衣物。

↘ 不要穿会压迫到脚踝及小腿的有松紧带的袜子；给自己选一双好鞋。水肿的脚，最好选择柔软天然材质的软皮鞋或布鞋，可有效减少脚的疲劳。鞋要舒适，沉重而且不透气的鞋，会使脚部水肿加重。

↘ 另外，经常进行脚部按摩也可有效减轻下肢水肿的现象。应注意，按摩力度降低，不可引起刺激。

坐在椅子上，用两只手捏住左脚，两手的大拇指触到脚背，双手四指在脚心处。将两个大拇指并齐，脚掌四指配合捏压，沿两根脚趾骨的骨缝向下按摩。按摩2或3分钟后换另一只脚。

也可以盘腿坐在地上或坐在椅子上，将右手的4根手指（除大拇指外）从左脚的脚底方向全部插进脚趾缝里，刺激脚趾缝。做1分钟左右，换另一只脚。

↘ 为减轻手指的肿胀，可把两手高举到头部，先弯曲再伸直每个手指。

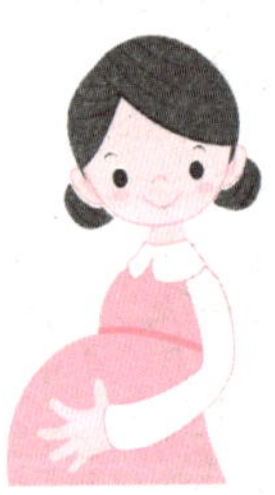

严重水肿一定要警惕

妊娠期出现的水肿，是怀孕引起的生理反应，不用害怕，只要注意休息，坐、卧时将双腿抬高，少吃含盐过高的食物，水肿就可以减轻和消失。但如果下肢水肿经过6小时以上休息仍不能消退，且逐渐向上发展，大腿以上也出现水肿，那就不正常了。

如果下肢水肿严重，并伴有头晕、恶心、呕吐等，则要考虑是否患了其他疾病，应赶紧就医。因为妊娠高血压综合征的症状就是血压升高、蛋白尿、水肿，情况严重时甚至会发生抽筋、昏迷，造成准妈妈死亡。

若准妈妈同时合并有心脏病、肾病、肝病、高血压、营养不良等更应引起高度重视，因为这些并发症会对准妈妈及胎宝宝产生严重后果。

妊娠高血压的防与治

妊娠高血压综合征（简称妊高征），以往又称为妊娠中毒症。是由于全身小动脉痉挛，致全身各脏器功能障碍的一种妊娠期特有的症候群。本病多发生于妊娠6个月后，临床表现主要有水肿、高血压、蛋白尿，严重者出现头晕、头痛、眼花、黄疸，甚至抽搐昏迷。

要想预防妊娠期间的高血压，日常应注意以下方面：

↘ 注意保持营养均衡，饮食中保证足够的蛋白质（以豆类及鱼、牛奶、鸡蛋等脂肪少的优质蛋白质为主）、足够的热量及铁与维生素以满足各阶段胎宝宝生长发育的需要。少吃咸食，不要过多摄入动物性脂肪及糖类，以免体重增加过快。

↘ 保证有足够的休息和睡眠时间，保持心情愉快。进入妊娠晚期以后，不要做过重的家务劳动，不要剧烈运动，每天至少应休息10小时以上。情绪要平稳，避免大起大落。

↘ 及时纠正异常情况。如发现贫血，应及时采用补铁等治疗方法；下肢出现水肿，要增加卧床休息时间；血压偏高时要遵医嘱按时服药。

孕中期要注意预防痔疮

痔疮随时都可能发生，但更多地出现在怀孕的中期末尾，到了孕晚期则会更严重些。痔疮会造成直肠疼痛及流血。

引发痔疮的原因多与孕后胃肠道的生理变化有关。孕期由于受大量雌激素的影响，胃肠道平滑肌的张力减退，蠕动减少、减弱，胃排空时间延长。肠蠕动虽减少，但小肠的吸收功能并无改变，粪便在大肠中积留时间变长，水分被吸收后，使粪便干结而易发生便秘。便秘，再加上增大的子宫对直肠的压迫，以及雌激素对血管平滑肌的扩张作用，肛门肿大成豌豆或葡萄般的大小，向外鼓起，当有较硬的大便通过时流血、发痒且刺痛。

为了预防孕期痔疮，准妈妈应从以下几个方面做起：

↘避免坐太久，特别是别坐在硬质的椅子上；也不要仰躺着睡觉，因为子宫的重量会压迫到背后的主要血管，使来自直肠的血液循环更加缓慢。适当出去散散步，并做一些力所能及的运动。

↘经常做提肛运动，缩紧你骨盆底的肌肉，特别是那些环绕在直肠四周的肌肉，这样会强化肛门及其附近的组织，并且可以防止这个区域的血液瘀滞。

↘保持经常排便并排软便。保持排便通畅，减轻直肠静脉丛的瘀血，最好形成早上定时排便的生物钟习惯，如先喝一杯凉开水再吃早餐，加强直立反射和胃结肠反射以促进排便。

↘当排便时，不要施加不当的压力来拉紧直肠的肌肉。使用较柔软且无染料的卫生纸。必要时，也可以使用宝宝的湿纸巾。轻轻地擦拭，而不是用力地摩擦。洗澡时，可用莲蓬头轻轻冲洗肛门区域，千万不要用毛巾用力搓洗。

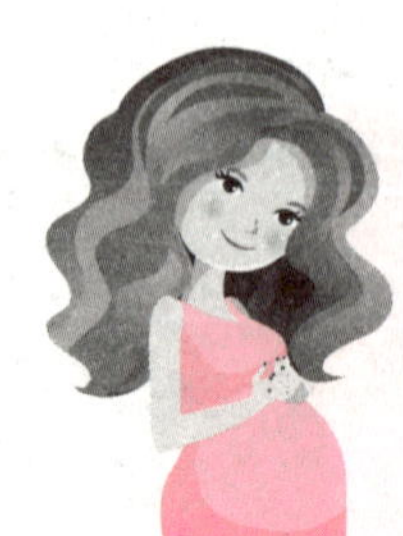

特|别|提|示 TIPS

若准妈妈发现痔疮刺激或疼痛很厉害，可采用胸膝卧位的姿势，这样的姿势可以暂时减轻肿胀血管的压力，缓解痛苦。

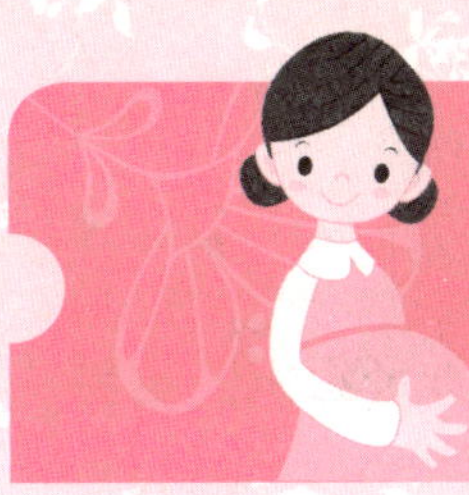

胎教进行时——只要有心，处处皆可胎教

胎教不可急于求成

孕7月，准妈妈的食欲逐渐转好，体重渐渐增加，因而常常感到很疲倦。特别是职业女性，工作后回到家里，还要进行胎教，往往对胎教的期望值又过高，所以第2天常感到疲惫不堪，特别容易产生急切不安的心理，从而影响情绪。

一旦发现自己出现急切的心理，准妈妈就要调整自己的状态，保证充足的睡眠和休息，不要勉强做自己力所不能及的事。对胎教的期望值不能超越现实，千万不能因家务过重或进行胎教导致体力不支、精神涣散，从而发生食欲缺乏，影响胎宝宝的发育。

胎教应循序渐进地进行

胎宝宝的发育是一个逐步的过程，这就决定了胎教是一个循序渐进的过程，不能操之过急。尊重科学，循序渐进地实施胎教，才应该是孕期准爸妈正确的做法。

胎教成功的关键，是准爸爸、准妈妈要有耐心和恒心，既不能操之过急，也不能三天打鱼、两天晒网。要相信胎宝宝的能力，不凭自己的想象自以为是，尊照科学的胎教方法，逐步地对胎宝宝进行适度的刺激。

也就是说，准妈妈在对胎宝宝进行胎教时，要充满爱心，尊重科学，掌握必要的胎教知识，夫妻俩密切地配合，避免急躁情绪，努力和胎宝宝沟通，满怀爱心、耐心陪伴胎宝宝健康成长。

卵磷脂促进胎宝宝的大脑发育

磷脂的生物学名为磷脂酰胆碱，是人体组织中含量最高的磷脂，是构成神经组织的重要成分，属于高级神经营养素。

卵磷脂保障大脑细胞膜的健康及正常功能，确保脑细胞的营养输入和废物输出，保护脑细胞健康发育。对处于大脑发育关键时期的胎宝宝，卵磷脂是非常重要的益智营养素。孕期缺乏卵磷脂，将影响胎宝宝大脑的正常发育，甚至会发育异常。因此准妈妈为了宝宝日后的智力发育应重视补充卵磷脂。大豆、蛋黄、核桃、坚果、肉类及动物内脏等食物中卵磷脂含量较高。

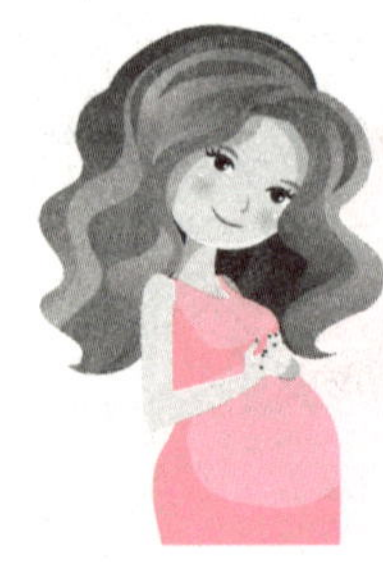

特|别|提|示 TIPS

构成卵磷脂的胆碱是脑的重要营养源，有提高智商、增强记忆力的效果，是胎宝宝健脑不可缺少的营养物质。

欣赏名曲《云雀》

人类本是大自然的杰作，我们常常说，大自然是我们的母亲。准妈妈亲近大自然不仅是自我的回归，也可让胎宝宝一起领略到大自然浑然天成的魅力，有时候，听一曲能传达大自然信息的胎教音乐同样可以让心灵回归自然，《云雀》正是这样的音乐。

准妈妈在聆听这首音乐的时候，不妨打开窗子，呼吸着新鲜空气，想象你和宝宝正置身于一片群鸟共鸣的森林中，然后打开音乐，与胎宝宝一起感受这明朗快活的旋律。

妈妈念童谣——《对数儿歌》

对数儿歌

我说一，谁对一，哪个最爱把脸洗？　你说一，我对一，小猫最爱把脸洗。
我说二，谁对二，哪个尾巴像扇子？　你说二，我对二，孔雀尾巴像扇子。
我说三，谁对三，哪个跑路一溜烟？　你说三，我对三，兔子跑路一溜烟。
我说四，谁对四，哪个圆圆满身刺？　你说四，我对四，刺猬圆圆满身刺。
我说五，谁对五，哪个蹦跳上大树？　你说五，我对五，猴子蹦跳上大树。
我说六，谁对六，哪个扁嘴水里游？　你说六，我对六，鸭子扁嘴水里游。
我说七，谁对七，哪个叫人早早起？　你说七，我对七，公鸡叫人早早起。
我说八，谁对八，哪个鼻子长又大？　你说八，我对八，大象鼻子长又大。
我说九，谁对九，哪个天天沙漠里走？　你说九，我对九，骆驼天天沙漠里走。
我说十，谁对十，哪个耕地有本事？　你说十，我对十，黄牛耕地有本事。

多和胎宝宝进行语言交流

到了怀孕的第7个月，这时进行对话胎教对开发胎宝宝智力有极大的好处。比如可以告诉胎宝宝："我的小宝宝，不久以后你就要生出来了，妈妈好盼望这一天。你也一定很想和妈妈见面了，是吗？"或者与准爸爸一起对胎宝宝说："爸爸、妈妈为了迎接你的诞生，已经准备了整整7个月，外面的世界很美丽，你一定会喜欢的。"

在与胎宝宝讲话、给胎宝宝讲故事、教胎宝宝学文字的基础上，也可通过视觉印象将图形的形状、颜色和母亲的声音一起传递给胎宝宝，教胎宝宝"学算术"和"认识图形"。

给胎宝宝读读画册

为胎宝宝讲幼儿画册，也是一种有效的胎教方法。此时的胎宝宝虽然具有听力，但胎宝宝并不是通过耳朵而是通过大脑来接受语言的，所以，准爸妈在讲故事时，一定要注意把感情倾注于故事的情节中去，通过语气、声调的变化，使胎宝宝了解故事是怎样展开的。

准妈妈可以将画册中每一页所展示的幻想世界，用自己的大脑富于想象力的放大，并传递给胎儿，从而促使他健康、全面地成长。

画册可选那些色彩丰富、富于幻想，或者是传递真、善、美信息的。总之，适合胎宝宝成长的主题都可以采用。

看图讲故事——小猫钓鱼

小猫和哥哥一起去钓鱼。一会儿，飞来了一只蜻蜓。小猫赶紧放下鱼竿，去捉蜻蜓。

小猫没有捉到蜻蜓，跑回来一看，哥哥已经钓到了一条大鱼。他就学着哥哥的样子又开始钓鱼。

过了一会，又飞来一只蝴蝶，小猫又扔下鱼竿去捉蝴蝶。

蝴蝶飞走了，小猫又空着手回来了。这时，哥哥又钓到了一条大鱼。

小猫很羡慕，望着自己空空的鱼桶，小猫问哥哥：“为什么我钓不到鱼呢？”

哥哥对他说：“你总是三心二意的，怎么能钓到鱼呢？”

小猫听了哥哥的话，坐下来开始一心一意地钓鱼。蜻蜓、蝴蝶又飞过来了，可是小猫再也不会被它们吸引了，坐在岸边一动也不动地等着鱼上钩。

过了一会儿，小猫终于钓到了一条大鱼。

（作者：禾稼）

利用卡片教胎宝宝识别图形

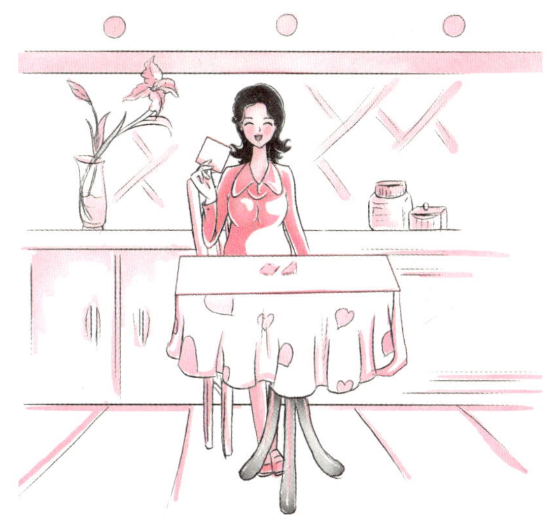

此时，胎宝宝的感官都已发育成熟，视觉、听觉、触觉都已具备，准妈妈可以教宝宝认识图形了。

用鲜艳的彩色硬纸，剪成几个不同颜色的正方形、长方形、三角形、圆形等卡片。准妈妈深情地告诉胎宝宝："宝宝，你看妈妈手里拿的黄颜色的正方形，正方形是4个边一样长，4个角相等，都是直角，你看咱们家的餐桌是正方形的。宝宝，你再看这个，这是绿颜色的长方形，长方形有两个边长一样的长边和两个边长一样的短边，4个角也是相等的直角。你看客厅里放的茶几，书房里的写字台，它们的面都是长方形的。"然后把三角形和圆形也都如此讲一讲。

学完正方形、长方形、正三角形、圆形、半圆形、扇形、梯形、菱形等平面图以后，再告诉胎宝宝什么是立方体、长方体、球体等。在学习这类图形时，最系统的教具可以说是积木，不妨把积木和日常生活用品联系在一起穿插使用。

胎宝宝在腹中就会受母体脑电波的刺激，初步记得这几个形状的特点，达到胎教的目的。

按固定的方向抚摩胎宝宝

在感觉胎动不安时，准妈妈都会下意识地通过用手抚摩肚皮的方式安抚胎宝宝，这样做对胎宝宝的确有很多好处，但值得提醒的是，手抚摩肚皮的方向最好固定为从左到右和从上到下（怀孕8个月前是如此，8个月后需改成从下到上，否则胎宝宝可能随着父母的手势来回翻动，造成脐带绕颈的危险）。

试着做柔和的光照胎教

这个时候胎宝宝如果睁开眼睛，他会发现子宫内并不永远是黑暗的，强烈的自然光可通过腹壁，使之呈现玫瑰色光亮。但是这样的光照毕竟还是太弱，为了促进胎宝宝的视觉发育，准父母需要另外给胎宝宝来点光刺激才行。

准妈妈可以每天选择固定时间，用柔和、弱光的手电筒通过腹壁照射胎宝宝头部。时间不要太长，不要紧贴腹部，切忌强光照射，准妈妈每天照射腹部3次，胎宝宝看到光线，会转头、眨眼。

有意识培养胎宝宝的性格

人的性格对其一生有着很大的影响。中国有句俗话："江山易改，本性难移"，说明性格一旦形成是不容易改变的。人的性格早在胎宝宝期已初步形成。许多研究表明，准妈妈的精神状态、情感、行为、意识可以引起体内激素分泌异常，影响到胎宝宝的性格形成。如准妈妈有忧郁心情，缺乏活力，所怀孩子出生后会好委屈，长时间啼哭；长大后感情脆弱，忧郁。如果准妈妈能乐观对待孕期反应带来的烦恼，积极、坚强地克服怀孕后期和分娩中的痛苦，这种乐观、坚强的意志会影响到胎宝宝，为胎宝宝出生后能有自尊自强、勇于与困难作斗争的性格打下基础。

为胎宝宝树立生活的榜样

在这个月，胎宝宝基本上是个完整的小人了，准妈妈的一些生活习惯会潜移默化地影响胎宝宝。因此，准妈妈日常习惯的好与坏对胎宝宝来说是至关重要的。孩子的习惯容易受妈妈行为的影响。有的宝宝出生后很快就非常有规律，白天很少哭闹，饮食、睡眠、排便都非常按时，上幼儿园后，对新环境适应很快，说话、走路都比别的孩子早，当别人向这些宝宝的父母打听其中的奥秘时，往往听到的都是相同的答案——他们在怀孕时非常注重胎教，并使自己生活有规律。

瑞士儿科医生舒蒂尔曼博士调查发现，早起型准妈妈所生的孩子，一生下来就有早起的习惯，而晚睡型的准妈妈所生的孩子也有晚睡的习惯。这说明新生儿的睡眠类型是怀胎数月后由准妈妈的习惯决定的，即胎宝宝在出生前就与准妈妈之间存在着“感应”。

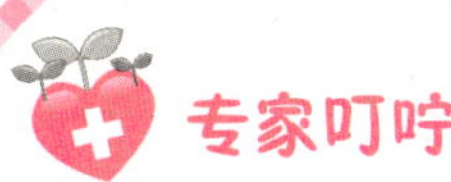

专家叮咛

要想培养自己的宝宝从小就形成良好的生活习惯和性格，就应从胎宝宝期做起、从自己做起。在怀孕期间，准妈妈饮食、起居必须规律，保持身心健康，心情乐观，做好孩子的楷模。

名画欣赏——《折荷图》

这幅画是丰子恺所作，画面中两个小孩子“折得荷花浑忘却，空将荷叶盖头归”，他们身边风景简洁明了、安静而不失生机，整个画境童意盎然，宛如初春的小雨，在一阵阵荡漾着乡间泥土芬芳的新春气息中，淅淅沥沥、沁人心脾。

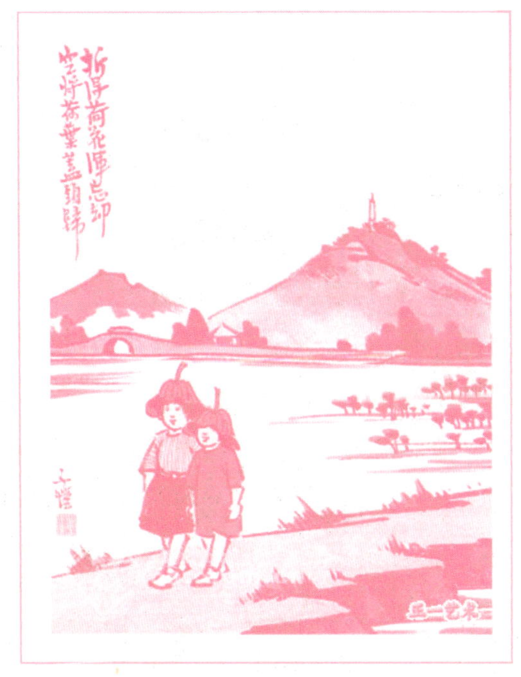

作家丰子恺是一位艺术大师。他的漫画多以儿童作为题材，幽默风趣，诗作风格雍容恬静；他主张“沟通文学及绘画的关系”，因而画作中总以诗配画，颇具情趣。中国漫画始于丰了恺先生。

读丰先生的儿童漫画，能将准妈妈带入一个充满生活情趣、给人以无限遐想，恬静、从容的意境。相信准妈妈能通过画面和题诗走入纯真的世界中，给胎宝宝美好的意念。

自己动手做个花瓶

准妈妈可以学着自己动手用纸杯、饮料瓶等做一个花瓶，不仅将废物重新利用起来，通过这项手工活动也可以锻炼准妈妈的手、眼和脑的协调配合能力。做手工的时候，准妈妈还可以播放优美的音乐，和胎宝宝共度一段美好的手工时光。

做纸杯花瓶的方法

材料：

一次性纸杯2个、包装纸、透明胶带、裁纸刀、剪刀、胶棒、胶水。

制作步骤：

1. 将一次性纸杯的底部用裁纸刀小心地挖去。

2. 将包装纸裁剪成纸杯面大小的扇形（注意要留出比杯子的周长多大约1厘米左右的边）。

3. 用透明胶带将两个杯子组合黏结。

4. 用胶棒涂抹包装纸后分别包裹好上下两个杯子;用丝带打个蝴蝶结，并涂抹胶水粘于两个纸杯的接口处做装饰即可。

准妈妈可以选择一些漂亮的花装进纸花瓶，也可以将之前做好的插花放入纸花瓶装饰，然后用丝带在瓶身打一个漂亮的蝴蝶结。

制作要点：

裁剪扇形包装纸时，大小可剪开一个纸杯做参考，这样剪出的大小会相对比较准确，操作起来也很简单。

粘贴包装纸的时候用胶棒，成品的效果会比较平展而且结实。

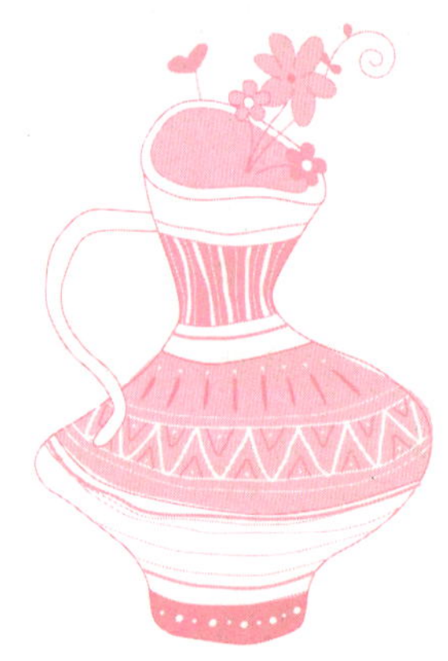

准爸爸应多包容准妈妈

妊娠期间，准爸爸应承担更多的责任，处理好夫妻之间的一些矛盾，与准妈妈共同分担所承受的压力。夫妻双方应互相尊重，互相理解，耐心倾听对方的意见，理智地、心平气和地对待彼此间的分歧。在某些问题上意见不一致时，注意控制情绪，切忌让准妈妈激动。准爸妈都以极大的爱心共同关注母腹中的小生命，注视着他的每一次蠕动，探寻他的每一点进步，讨论他的每一项教育……随着妊娠的月份增加，夫妻双方将越发互相理解，越发亲密无间，使孕期变成一个相依相伴，充满爱情的又一个情感高潮期。

准爸爸多抽时间陪陪准妈妈

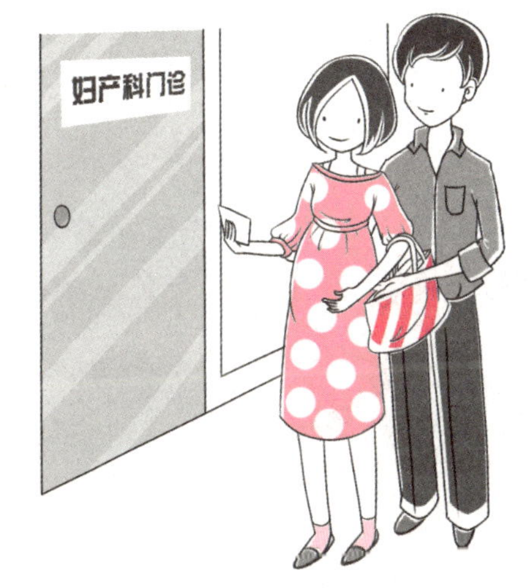

有些准爸爸在下班后还有很多应酬，还有些准爸爸习惯常和朋友聚聚、吃饭、打牌。现在妻子怀孕7个月了，准爸爸的生活也应该相应做一些调整，尽可能在下班后直接回家，陪准妈妈一起吃饭、散步、聊天，分享和了解一下她的感受。各种应酬如能不去就尽可能推掉。

此时，准妈妈已开始步入围产期。作为准爸爸，首先得陪着妻子定期去医院做产前检查。如果准爸爸能够陪伴准妈妈去，不仅会使准妈妈觉得心里温暖，还会感到踏实。无论从身体上还是心理上，都可以给予准妈妈莫大的支持。比如，去医院的路上能照顾准妈妈，在医院做检查时可以代劳很多琐事，免去准妈妈走来走去之苦。特别是出现一些异常时，有准爸爸的陪伴可使准妈妈的压力减半，心理放松许多，及时了解准妈妈和胎宝宝的健康状况，关心呵护妈妈和宝宝，为一家三口的融洽生活做准备。

切记，不可在人流高峰期带准妈妈挤乘公交车，也不可带准妈妈去人多拥挤的地方排队。孕期已过一大半了，千万不能因一时疏忽而造成无法弥补的损害。

怀孕第8个月，胎教任务最繁重的时期

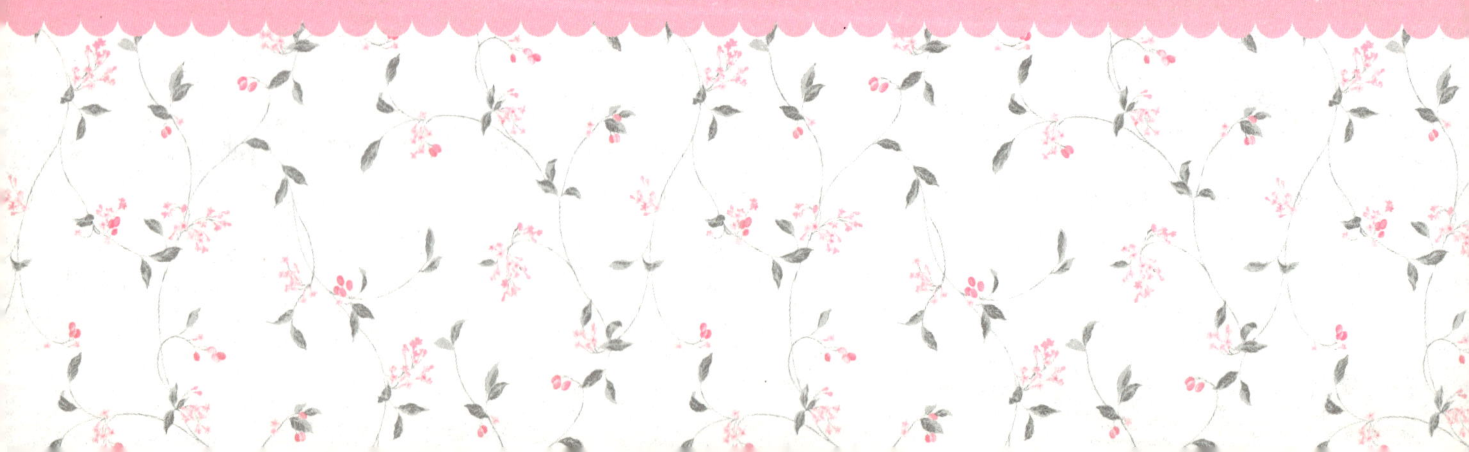

进入怀孕晚期以后，胎宝宝生长发育的速度更快了，于是子宫不断膨大、上升，准妈妈身上的脂肪也堆积得更厚了，让准妈妈看起来十分臃肿，行动更加笨重，准妈妈会感觉无论是坐、卧、行走都越来越吃力。

此时胎宝宝的主要器官都已发育完备，听觉和触觉发育也日渐完善。虽然此时大腹便便给准妈妈带来了生活和行动上的不便，但这时候正是胎宝宝“全部吸收”的时期，可以说是胎教效果最好的时期，也是准妈妈胎教任务最为繁重的时期。

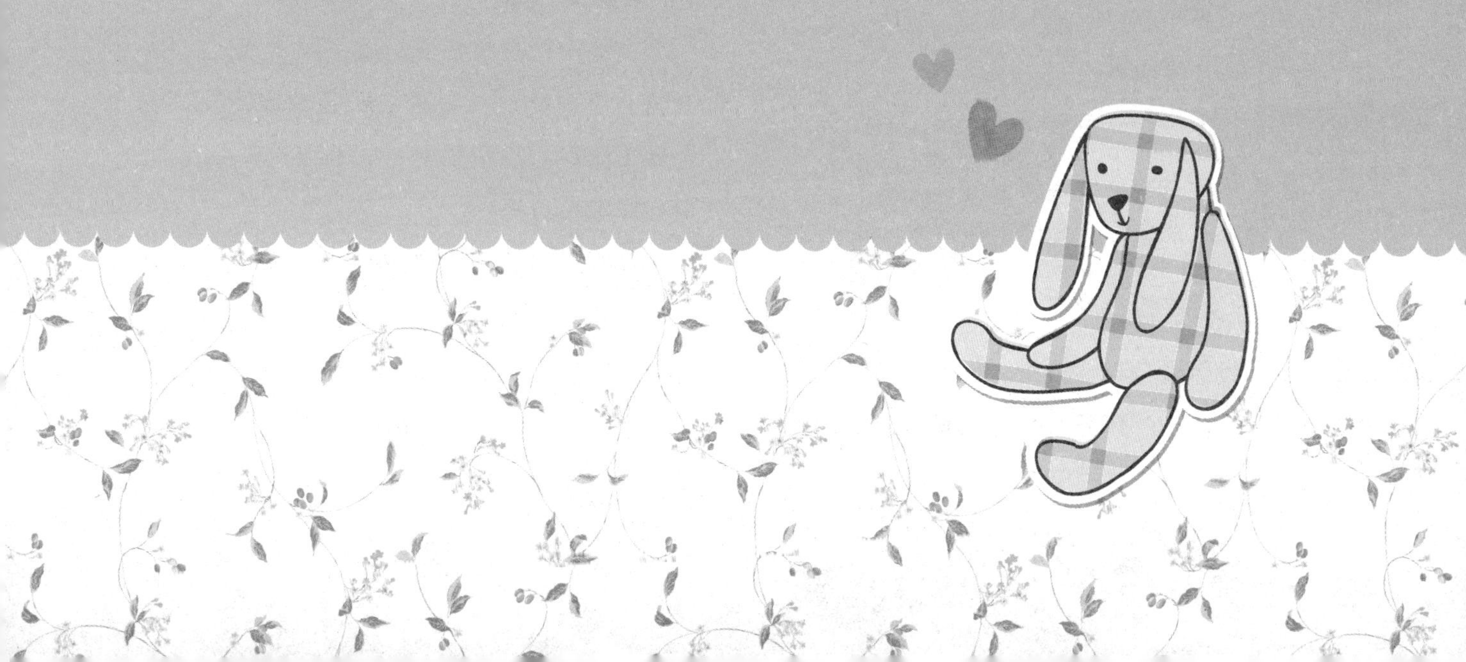

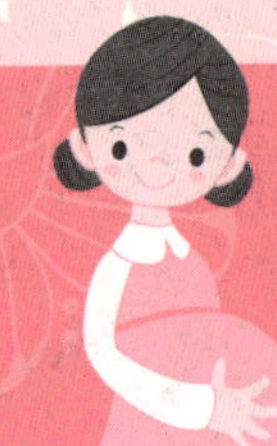

必做的产检与必知的妊娠常识

孕晚期应做的检查

孕8～10月为妊娠晚期，这期间，孕36周前要每两周做一次产前检查，孕36周后每周做一次产前检查。

一般检查

通过一般检查，了解准妈妈的妊娠时间，有无不适症状，有无慢性疾病史、遗传史、早产、流产、宫外孕、胎盘早剥、前置胎盘史等，测血压、数脉搏、听心肺等，检查有无贫血，检查下肢有无水肿，通过心电图检查准妈妈的心脏功能。

超声波检查

超声波检查可以帮助医生了解胎位，了解胎宝宝发育是否正常，必要时了解胎宝宝的性别。前置胎盘也需用超声波诊断。

妇科检查

腹部检查包括测量腹围和宫高、检查胎位和胎心、了解胎头是否入骨盆、估计胎宝宝大小等。通过骨盆测量了解骨盆的大小，以便准确估计能否自然分娩，是否需要剖宫产，让医生和准妈妈都能心中有数。

借助阴道检查了解产道有无异常。通过肛门检查，了解骨盆有无异常，包括坐骨棘、尾骨等。

实验室检查

实验室检查包括血常规、尿常规、大便常规、肝肾功能、查尿中E3值或E/C比值、血HPL测定、乙肝五项、抗HCV检测、有关凝血功能检查等。

对有遗传病家族史或有分娩死胎、畸胎史者，应行绒毛培养或抽羊水做染色体核型分析，以降低先天缺陷及遗传病儿的出生率。

通过B超检查了解胎位

从这个月开始，要考虑胎位是否正常了。通过超声波检查可以确定胎宝宝的位置。胎位就是胎宝宝在子宫内的位置。胎宝宝出生前在子宫里的姿势非常重要，关系到准妈妈是顺产还是难产。

绝大多数准妈妈的胎位是正常的，但也有少数（约5%）准妈妈的胎位不正，常见的不正胎位有枕横位、枕后位、臀位，极少数会出现异常头先露。如果在产检时医生告诉你可能胎位不正，就要咨询医生并采取相应的措施，矫正胎位。

自我监测胎位的方法

胎宝宝的头呈圆球状，相对较硬，是最容易摸清楚的部位。因此，胎位是否正常可通过监测胎头的位置来确定。

准妈妈可在医生指导下进行自我触摸。在按、摸过程中，若感到硬而圆、有浮球感的，则为胎头。正常胎位的胎头总是处于腹部中央、耻骨联合的上方。若在上腹部摸到胎头，则是臀位，若在腹侧部摸到胎头，则是横位。后两种胎位均属不正常胎位，准妈妈自我监测时若发现异常胎位应去医院诊治，并在医生的指导下做胎位矫正。

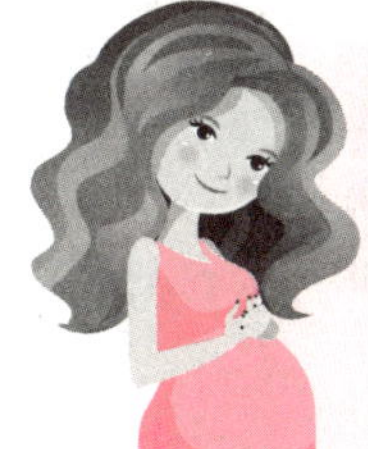

特｜别｜提｜示 TIPS

如果胎宝宝头和臀颠倒过来，臀在下头在上，是臀先露，这种胎位叫臀位。分娩时臀部先露，或脚或腿部先露等，都属于胎位不正。

胎位不正的矫正方法

胎宝宝在子宫内的正常姿势应该是头位，即头部朝下，臀部朝上，分娩时头应先娩出；相反则为臀位，分娩时臀部先露出。由于胎宝宝的头部比臀部大，如果分娩时先娩出臀部，头部出来就很困难了，从而造成难产。因此胎位正常与否十分重要，它关系到分娩能否顺利进行。在28孕周前胎宝宝尚小，羊水相对较多，即使胎位不正大多也能自行转正。但若在30孕周后仍胎位不正，就要在医生指导下进行自我矫正胎位了。

胸膝卧位

胸膝卧位法适用于30孕周后胎位仍为臀位或横位的准妈妈。准妈妈双膝及前臂支撑在硬板床上，大腿与床面垂直，胸部贴近床面，和膝盖在一条直线上。双手放在头两侧，形成臀高头低位。

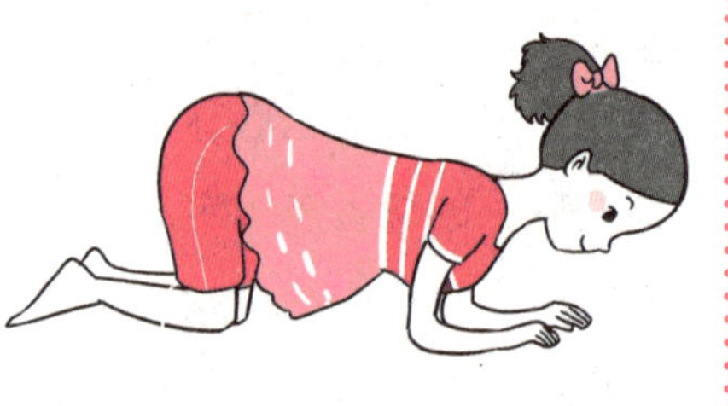

如无心脏病或妊娠高血压，每天早上起床和晚上临睡前各做1次，每次10～15分钟，连做7天。

注意：做前先排空小便并松开裤带。

甩臀法

适合在孕30～32周做。胎宝宝左右的位置可请教医生。

准妈妈双足分开直立，双手扶桌沿，双膝和臀部顺胎头方向做规律性旋转15分钟，接着取胎背朝上的位置侧卧30分钟。即胎臀在母体左前方时做顺时针旋转，并向右侧卧位。胎臀在母右前方时做逆时针旋转，并向左侧卧位。每日早晚各1次，7日为1个疗程。甩臀运动可使较重的胎头向下转。

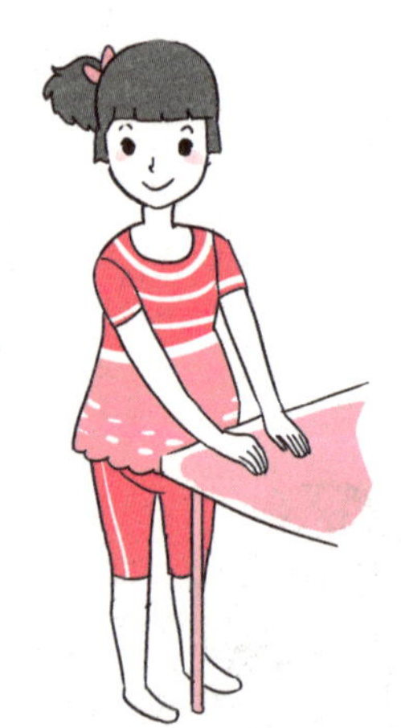

了解羊水的构成与作用

在胎宝宝的不同发育阶段，羊水的来源也各不相同。在孕早期，羊水主要来自胚胎的血浆成分；之后，随着胚胎的器官开始成熟发育，其他诸如胎宝宝的尿液、胎儿肺泡分泌液等，也都成了羊水的来源。

羊水的构成

羊水的成分98%是水，另有少量无机盐类、有机物、激素和胎宝宝脱落的上皮细胞等。羊水的数量，一般来说会随着怀孕周数的增加而增多，在20周时，平均是500毫升；到了28周左右，会增加到700毫升；在32～36周时最多，约1000～1500毫升；其后又逐渐减少。因此，临床上是以羊水量300～2000毫升为正常范围，超过了这个范围称为“羊水过多症”，达不到这个标准则称为“羊水过少症”，这两种状况都是需要特别注意的。

羊水的作用

↘ 在妊娠期，羊水能缓和腹部外来压力或冲击，使胎宝宝不至直接受到损伤。

↘ 羊水能稳定子宫内温度，不至使其有剧烈变化。在胎宝宝的生长发育过程中，胎宝宝能有一个恒温的活动空间，因而，胎宝宝的肢体发育不至形成异常或畸形。

↘ 羊水中还有部分抑菌物质，这对于减少宫内感染有一定作用。

↘ 在分娩过程中，羊水形成水囊，可以缓和子宫颈的扩张。

↘ 在臀位与足位时，羊水的浮力可以避免脐带脱垂。

↘ 在子宫收缩时，羊水可以缓冲子宫对胎宝宝的压迫，尤其是对胎宝宝头部的压迫。

↘ 破水后，羊水对产道有一定的润滑作用，使胎宝宝更易娩出。

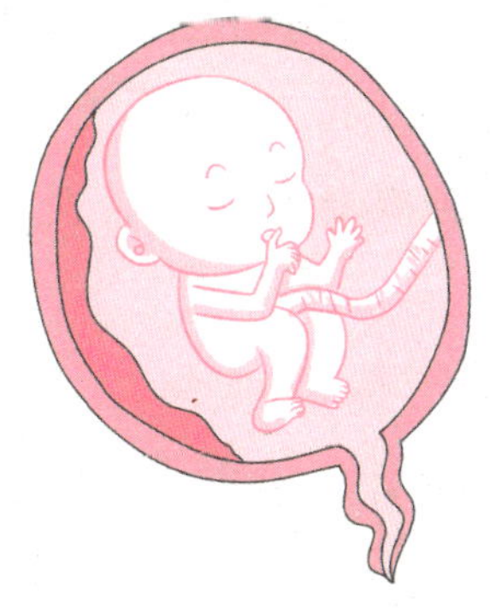

B超监测羊水过多与过少

B超检测羊水有两个指标：羊水最大暗区垂直深度和羊水指数。

↘ 羊水最大暗区垂直深度：羊膜腔内最深的羊水池的垂直深度，称为羊水最大暗区垂直深度（简称AFV），当AFV大于8时，说明羊水过多；当AFV小于3时，说明羊水过少。

↘ 羊水指数：以准妈妈的肚脐为中心点画两条垂直线，将准妈妈腹部（实际是将羊膜腔）分为4个区，测定各区的羊水垂直深度，然后把4个数值加在一起算出的数值叫做羊水指数（AFI）。

例如，测得的数值是5、6、4、0，4个数相加的数值是15，就说明羊水指数为15，当AFI大于20时，说明羊水过多；当AFI小于8时，说明羊水较少；当AFI小于5时，说明羊水过少。

羊水过多的危害

怀孕期间，羊水量超过2000毫升或羊水指数大于20称为羊水过多。羊水过多的发生率为0.5%～1%，准妈妈合并糖尿病时，羊水过多的发生率可达20%。羊水过多属于高危妊娠，需要慎重处理，应根据准妈妈症状、胎宝宝情况、羊水过多发生的时间以及原因等情况进行综合考虑和处置。

↘ 羊水过多一方面会给准妈妈造成痛苦，另一方面也会造成胎位异常。

↘ 破水后容易发生脐带脱垂、胎盘早剥。

↘ 分娩时容易出现宫缩乏力，使产后出血发生概率增加。

羊水过少的危害

羊水量少于300毫升或羊水指数小于8称为羊水过少。羊水过少的发生率为0.4%～4%，羊水过少可以发生在怀孕的各阶段，以孕晚期最为常见。

发生羊水过少的准妈妈中约1/3伴有胎宝宝畸形，发生的时间越早，畸形的可能性越大。同时，羊水过少是产科的严重危险信号，严重影响胎宝宝的预后，当羊水量少于50毫升时，胎宝宝宫内窘迫的发生率高达50%，围产儿的死亡率高达80%，因此，必须对羊水过少给予高度重视。

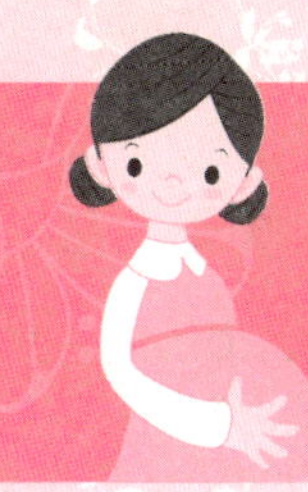

准妈妈要注意的生活细节

孕晚期，准妈妈一定要睡好

大多数准妈妈在怀孕晚期就会饱受失眠的困扰。造成准妈妈在怀孕晚期出现睡眠障碍的主要原因有以下几种：腹部变形、体重增加，准妈妈经常会感到腰酸背痛，翻身困难；胎宝宝的存在使得准妈妈的心脏搏血量增加，心率加快；增大的子宫压迫肺部下方横膈膜，促使准妈妈呼吸频率加快；加之怀孕期间容易发生胃灼热、恶心、便秘等现象，导致准妈妈睡眠质量低下。而越临近分娩，准妈妈的心理压力可能就越大，这也是造成准妈妈睡眠不好的一个原因。

如果准妈妈想获得良好的睡眠，不妨从以下4点做起：

↘ 准妈妈要放松精神。孕期是让准妈妈可以放下身段，放慢脚步，放松心情的机会，这是一个学会欣赏，学会体验自己，重新认识自己的过程。准妈妈学习一些放松心情的方法，多和其他准妈妈或有经验的妈妈交流，参加一些孕妇保健培训班，还可以参加孕期瑜伽学习班学习呼吸和放松的技巧。

↘ 采用正确的睡眠姿势。到了孕晚期，准妈妈尤其要注意采取左侧卧位，这是最舒服也最安全的体位。取左侧卧位时，上面的腿（右腿）向前弯曲并与床接触（膝下垫上枕头会更舒服），使腹部贴于床面，这样的睡眠姿势会减轻腹部的重量，有安全感，睡得更踏实。

↘ 适当运动。怀孕后要养成运动的习惯，即使在身体最为沉重的时候，也要坚持去绿树成荫的地方散步，做孕妇体操等。临睡前还可以进行脚部按摩，也可以将腿抬高一些，消除下肢肿胀带来的不适，预防抽筋。

↘ 调整饮食。由于缺钙，会造成准妈妈夜里腿脚抽筋，建议在医生指导下服用补钙制剂，而且还要在日常生活中多吃富钙质的食物。比如牛奶和奶制品、鱼、虾、海藻、豆和豆制品、绿叶蔬菜等，多晒太阳以保证钙的吸收。

准妈妈经常失眠的应对方法

睡眠不好的准妈妈心里常常感到很焦急，越焦急越睡不好，越睡不好越焦急，形成恶性循环。其实，准妈妈这时大可不必过于焦虑担心，因为在整个妊娠期间，准妈妈都有失眠的可能，尤其到了孕晚期。

应对失眠，准妈妈应该自我摸索出一种适合自己、能帮助自己入睡的方法，比如，睡前翻几页轻松的读物，听听摇篮曲，做缓和松弛的运动，洗个温水澡，在两腿间夹一个枕头等。

↘ 睡前温水洗脚。洗脚对大脑是一个良好的刺激，每天晚上睡觉前用温水洗脚一次，洗泡20分钟，能起促进血液循环的作用，可消除疲劳，促进入睡。

↘ 不要烦躁。睡不着时，不要烦躁，因为越着急越睡不着。如果睡不着，最好看点书报，平心静气地催眠，或看轻松的电视剧节目，听听柔和抒情的轻音乐，做自我调节。

↘ 如果经常失眠，也不要随便吃安眠药，应在医生指导下调整睡眠。

避免难产，注意日常保健

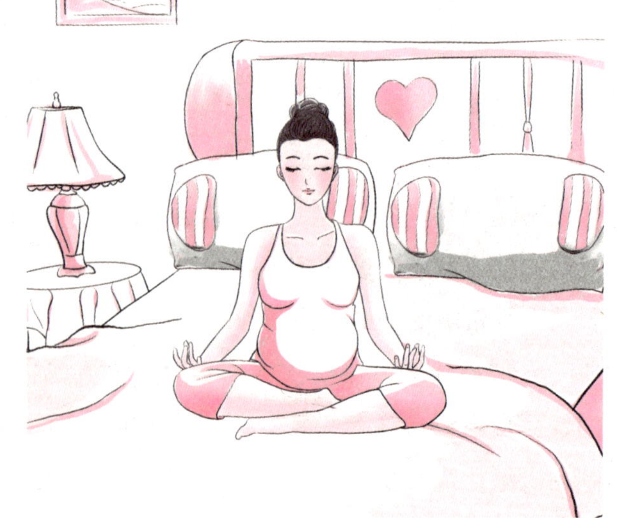

难产不仅伤害准妈妈的身心健康，而且对胎宝宝的生命安全也是一种威胁，因此，准妈妈一定要注意合理安排孕期生活。

要避免难产，准妈妈可以从下面几个方面做起：

↘ 顺产体操。产妇有的太胖有的太瘦，有的个子太小，有的体质柔弱，有的对分娩的情况一无所知而惶恐不已，有的运动不够等等，这些情形可能发生难产。做些有利于顺产的体操可以降低难产发生率。

↘ 呼吸和运动锻炼。掌握正确的呼吸方法可以帮助顺利分娩。运动锻炼可以增强腹肌和膈肌等对生产有帮助的辅助肌的力量，以利于顺利分娩。因此，产前准妈妈不要因为身体笨重或不适而懒于运动，应利用一切有效条件进行运动锻炼。

↘ 控制体重增长过快。过多地摄取脂肪会导致体内脂肪堆积，产道也不例外。产道变窄，胎宝宝体形较大，则不可避免的会发生难产。若想避免难产，最好注意调节体重。

↘ 定期进行产前检查。孕期要按照医生的要求定期到医院进行产前检查。一般来说，怀孕3～6个月时应每个月检查1次；6个月以后每半个月检查1次；临产前2个月每周检查1次。通过定期检查，确认胎宝宝形态及健康状况无异常，可以降低难产发生率。

↘ 积极治疗妊娠糖尿病。经检查确诊为糖尿病的准妈妈，应积极接受正规治疗，有效控制血糖，避免娩出巨大儿。在控制病情后，应在36～38周时由医生决定是否引产或剖宫产。

↘ 消除紧张情绪。如果精神紧张，肌肉也会随之紧张，哪怕很小的疼痛也会感受到。准妈妈应努力消除紧张，保持放松。

肚子更大，走路尽量放稳、放慢

进入孕晚期后，准妈妈要加倍小心谨慎，不仅要定期体检，在日常生活的一些细节上，更要多加注意。尤其是在行走时，一定要注意安全，尽量让自己走得慢一些、稳一些，一切以安全为重。

准妈妈在这个时候要保持正确的走路姿势可不是一件容易的事，因为肚子大大地向前突起，身体的重心明显地前倾。你可以试试这个姿势，它会对你很有帮助——收紧臀部肌肉，将臀部稍稍提起，这样可以减轻脊柱的负担。

总之，在孕晚期，无论做什么动作，都尽量保持上身挺直，保护腹部就是保护胎儿，做事情的时候尽量轻轻松松、慢节奏地完成。

孕晚期，准妈妈忌出门远行

喜欢旅游的准妈妈，孕晚期应安心待产，不要出门远行。

怀孕晚期，准妈妈生理变化很大，适应环境的能力远不如平时，长时间的车船颠簸会使准妈妈难以入睡，精神烦躁，身体疲惫，而且旅途中准妈妈免不了要经常受到碰撞、挤碰。车船上空气一般都很污浊，各种致病菌也比其他环境多，很容易使准妈妈感染疾病。在这种条件下，准妈妈往往容易发生早产、急产等意外。准妈妈分娩绝非小事，稍有不慎，将会危及准妈妈和胎宝宝生命。因此，建议准妈妈在怀孕晚期不要离家远行。

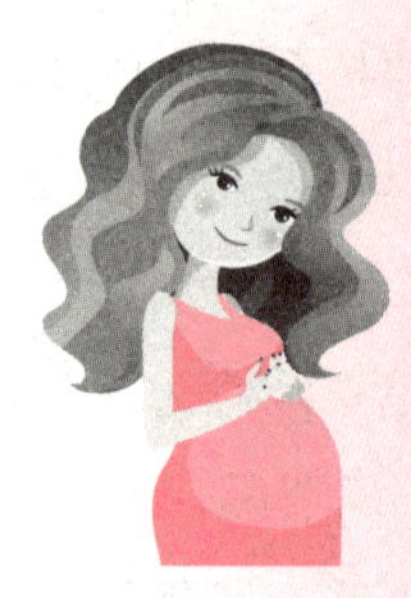

特｜别｜提｜示 TIPS

孕晚期，准妈妈生理变化很大，对环境的适应能力也降低，长时间坐车会给准妈妈带来诸多不便，不仅休息不好，而且会引起或加重下肢水肿，行动更加不便。

放松盆底肌的练习

当胎头把产道口撑开的时候，许多准妈妈会不自觉地使这些肌肉拉紧，然而，实际上你应该力图放松这些肌肉，因为拉紧这些肌肉只能使你阴道口的肌肉更易被撕裂。下面就教你2个控制和练习盆底肌的方法，闲暇时不妨多练习练习。

↘躺在床上，双膝弯屈、双脚并拢，支撑住背部。用力使双膝靠在一起，同时收紧盆底肌。注意沿大腿内侧和双腿之间的紧张感觉；小心地留意各部分肌肉的不同感觉，这种畅通的感觉正是你分娩时所应争取的。

↘躺在床上，把枕头垫在背部，双脚分开，双膝弯曲，逐渐使你的大腿和盆底肌放松，这样，你双膝便会越分越开（你的双脚会向外侧轻微的弯曲起来）。开始时可能会显得不自然和不舒服，但稍加练习后你就会有彻底放松的感觉。用这种姿势配合短促呼吸的练习。

孕晚期最好节制性生活

妊娠晚期，子宫较为敏感，受到外界的直接刺激，极易突然加强收缩而导致胎膜早破和早产。早产儿抵抗力低，容易感染疾病，难以喂养，死亡率高。如果准妈妈合并一些妊娠异常，如前置胎盘、胎盘早剥等情况时，性交容易引起准妈妈大出血。因此，妊娠晚期同房会直接威胁到母胎安全，应严格禁止。最好在孕8个月之后应逐渐减少性交次数，从第9个月开始禁止性生活，但若准妈妈正常，也可以从第10个月起再禁止性生活。总之，在妊娠晚期，一定要谨慎从事，最好是禁止性生活。

有研究发现，产褥期发生感染的女性中，有50%与妊娠末月过性生活有关。尤其在妊娠晚期，因性交引起胎膜早破率增加是肯定的，同时，还可引起羊膜炎，严重的还可发生胎宝宝宫内感染。所以在这一时期，尤其是在妊娠36周以后，要绝对禁止性生活。

对于丈夫来说，目前是应该忍耐与克制的时期，只限于温柔地拥抱和亲吻，轻轻触摸乳房、颈部、脊背等，还可以轻轻地拥抱，温柔的皮肤接触可使夫妻心心相印，心理上得到满足。

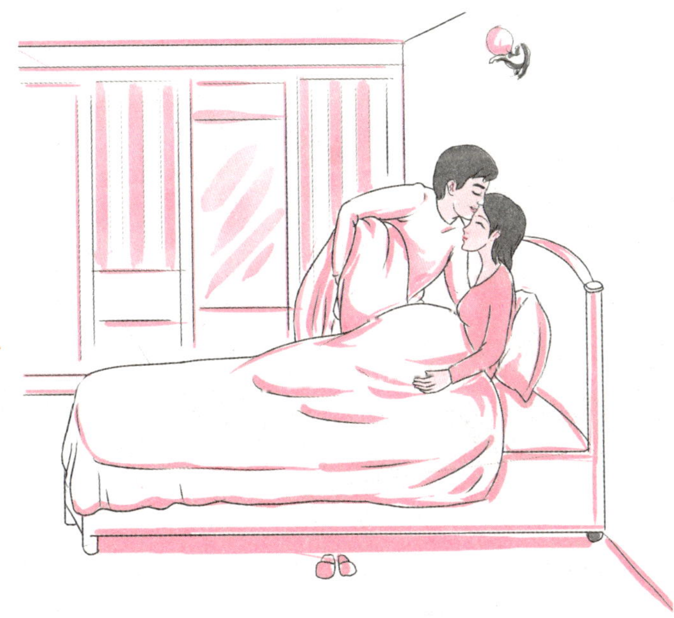

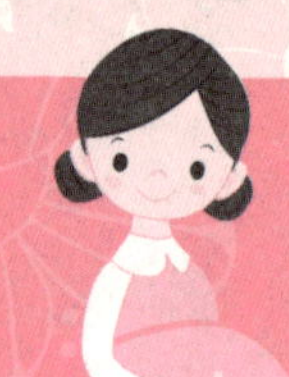

合理安排准妈妈的营养与饮食

孕晚期不能忽视叶酸的摄取

在妊娠晚期，有些准妈妈会再度发生食欲缺乏、妊娠呕吐的情况，如不及时纠正，就会造成胎宝宝营养不足。

叶酸是帮助蛋白质代谢、胎宝宝的细胞分裂和生成红细胞不可缺少的营养素。同时对准妈妈身体的好处也很多，是准妈妈可以依靠的营养素。除了有预防贫血、增进食欲、稳定情绪作用之外，还有镇痛的效果，特别是在疲倦和不舒服的时候有缓解效果。为了支撑大肚子，准妈妈很容易疲劳，因此应多摄取叶酸，这样会舒服一些。

含叶酸多的食品有胡萝卜、动物肝、蛋黄、黄绿色蔬菜、南瓜、甜瓜、燕麦面包、杏等。若没有黄绿色蔬菜，在大豆、胚芽米、牛奶中叶酸含量也较丰富。

孕晚期饮食原则

怀孕后期也即临产前的2个月，是胎宝宝生长发育较快的时期，准妈妈需要大量增加营养以满足胎宝宝肌肉、骨骼和大脑发育的需要。因此，准妈妈饮食的营养价值要高，应富含维生素和无机盐。

↘ 要注意少吃多餐。建议准妈妈每天5～6餐，还可以多吃一些有养胃作用，易于消化吸收的粥和汤菜，准妈妈可以根据自己的口味和具体情况添加配料，或配一些小菜、肉一起吃。除早中晚三餐外，在10点、15点、21点准备一些点心。

↘ 每顿只吃七分饱，每顿吃到不饿就可以了。因为人的大脑和胃并不同步，当我们已经吃饱后20分钟信息才反映到大脑，大脑才发出指令：停止进食，因此宜放慢进食速度。如果吃饭快的人当感到饱时，早就已吃多了。准妈妈吃多了一定会难受，因为子宫底升高，挤压胃部，使膈肌上升，压迫心脏会很不舒服。

↘ 要注意饮食均衡。仍然是多摄入优质蛋白，多吃粗粮，水果适量（以番茄、黄瓜为主），要注意补钙，因为宝宝的钙全从妈妈这里得来。

↘ 要注意纠正贫血。一方面要给宝宝准备足够的养分，给宝宝运送足够的氧气，还要为分娩做准备，以免分娩后出现贫血，影响产后恢复和母乳喂养。

孕晚期无需大量进补

在怀孕的最后3个月里，每天的主食需要增加到450～500克，牛奶也可增加到2瓶，荤菜也可适量增加。孕晚期无须大量进补，准妈妈的过度肥胖和巨大儿的发生对母子双方健康都不利。准妈妈在怀孕期的体重增加12千克为正常，不要超过15千克，否则体重超标极易引起妊娠期糖尿病。临床显示，妊娠期糖尿病患者在分娩后40%的人还会有糖尿病。

新生儿的重量也非越重越好，3～3.5千克为宝宝的标准的体重。2.5千克是及格体重，从医学角度看，超过4千克属于巨大儿。巨大儿产后对营养的需求量大，但自身摄入能力有限，所以更容易生病，此外，巨大儿生产时，母亲产道损伤、产后出血概率也比较高。

鲫鱼，孕晚期的优质蛋白

鲫鱼肉味鲜美，营养全面，肉质细嫩，口感鲜甜，是传统的孕产期滋补品。鲫鱼营养价值非常高，每100克鲫鱼中含蛋白质13克、脂肪11克，并含有大量的钙、磷、铁等矿物质。特别是鲫鱼含有的优质蛋白质，不但质优，而且容易被消化吸收，是准妈妈孕晚期良好的蛋白质来源。

鲫鱼中还含有丰富的卵磷脂，是大脑中神经介质乙酰胆碱的重要来源。多吃卵磷脂，可帮助胎宝宝大脑发育。鲫鱼小刺很多，准妈妈食用千万注意安全。

减轻水肿，多吃冬瓜、南瓜和西瓜

怀孕晚期准妈妈由于下腔静脉受压，血液回流受阻，足踝部常出现体位性水肿，但一般经过休息就会消失。除休息后仍不消失或水肿较重的妊娠水肿，准妈妈可选用一些利尿的瓜果。

冬瓜

冬瓜性寒味甘，水分丰富，可以止渴利尿。如果和鲤鱼一起熬汤，可使准妈妈的下肢水肿有所减轻。

南瓜

南瓜的营养极为丰富。准妈妈食用南瓜，不仅能促进胎宝宝的脑细胞发育，增强其活力，还可防治准妈妈妊娠水肿、高血压等孕期并发症，促进血凝及预防产后出血。取南瓜500克、粳米60克，煮成南瓜粥，能促进准妈妈食欲，利水消肿。

西瓜

西瓜具有清热解毒、利尿消肿的作用，经常食用会使准妈妈的尿量增加，从而排出体内多余水分，帮助消除下肢水肿。

少吃易胀气的食物，否则会加重水肿

这时期的准妈妈应尽量避免食用难以消化和易胀气的食物，例如油炸糕、白薯、汉堡、薯条等，以避免引起腹胀，使血液回流不畅，从而加重水肿。

准妈妈可以适当吃一些健脾养胃、补肾强肾的食物，如栗子、大枣等，可以强化身体机能，提高免疫力。

另外，还应该多吃一些冬瓜、萝卜、南瓜、西瓜等蔬果，它们都有很好的利尿消肿作用，还能有通气、消食、防止胀气和便秘的作用。

准妈妈宜适量饮用蜂蜜水

准妈妈在孕期适量食用蜂蜜有益健康。蜂蜜营养丰富，新鲜蜂蜜中含有70%以上的转化糖，少量的蔗糖（5%以下），酶类，蛋白质，氨基酸，维生素，矿物质，抗生素类的物质，特别是大脑神经元所需要的锌、镁等多种微量元素及多种维生素，有利于胎宝宝的大脑发育。同时，蜂蜜具有滋养肠胃、缓解便秘的功效，准妈妈每天上午、下午的饮水中各放上数滴蜂蜜，睡前饮一杯蜂蜜水，让消化道更舒服，对改善准妈妈多梦易醒、睡眠不佳颇有益处。

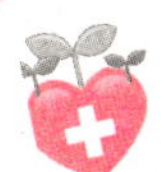

专家叮咛

蜂蜜中含大量的葡萄糖和果糖，如果一次进食蜂蜜量大，就可使血糖快速上升，长时间过量食用蜂蜜，会对分泌腺胰岛造成压力，导致胰岛素分泌不足，易引发妊娠性糖尿病。但准妈妈应注意适量饮用，一次不要吃得太多。

准妈妈夏季应少吃冷饮

在怀孕期，准妈妈的胃肠对冷的刺激非常敏感。吃冷饮会使胃肠血管突然收缩，胃液分泌减少，消化功能降低，从而引起食欲不振、消化不良、腹泻，甚至引起胃部痉挛，出现剧烈腹痛现象。

准妈妈的鼻、咽、气管等呼吸道黏膜往往充血并伴有水肿，如果大量贪食冷饮，充血的血管突然收缩，血液供应减少，可致局部抵抗力降低，使潜伏在咽喉、气管、鼻腔、口腔里的细菌与病毒乘机而入，引起嗓子痛哑、咳嗽、头痛等。严重时能引起上呼吸道感染或诱发扁桃体炎。

此外，胎宝宝对冷的刺激也极敏感，当准妈妈喝冷水或吃冷饮时，胎宝宝会在子宫内躁动不安，胎动会变得频繁。

孕8月准妈妈每日饮食安排

早餐：果酱面包、煎鸡蛋、蔬菜各适量，牛奶250毫升

加餐：酸奶1杯，饼干适量

午餐：米饭1碗，虾米炒洋葱、番茄焖牛肉各适量

加餐：猕猴桃2个，坚果适量

晚餐：荞麦面条1碗，清炒西兰花、宫保鸡丁各适量

全天烹调油（植物油）：约25克。

孕8月益智安胎营养食谱推荐

紫菜鳗鱼卷

原料 河鳗750克，紫菜5张，鸡蛋3个（一个取清），小葱、黄酒、盐、味精、淀粉、姜末、香油各适量。

做法

1．河鳗洗净，去背骨，去皮，除去筋、刺，用刀斩成细泥，加姜末、黄酒、盐、味精、鸡蛋清(1个)、淀粉、香油，搅拌成鱼泥。

2．鸡蛋打入碗内，加淀粉、盐，用筷子调匀，在锅内分别摊成5张蛋皮待用。

3．摊开一张紫菜，覆上一层蛋皮，再抹上一层鱼泥，中间放入一根小葱，顺次卷拢。依此方法，做成5条，放入蒸笼，用大火蒸10分钟，取出冷却后，切成斜刀块即成。

营养分析

营养丰富，富含蛋白质、脂肪、维生素、钙、磷、铁等，具补气养血、祛风湿之功，为怀孕晚期进食佳品。

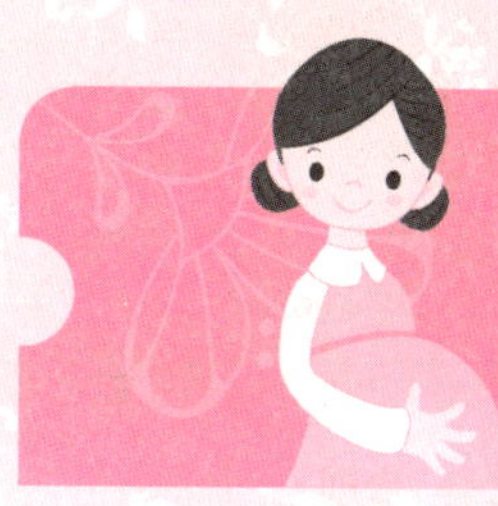

别让孕期不适及不当用药伤害胎宝宝

妊娠期鼻炎的应对措施

妊娠期鼻炎，是由女性妊娠而引起的。当女性怀孕后，体内性激素变化，雌激素水平增高，引起鼻黏膜的超敏反应，导致小血管扩张、组织水肿、腺体分泌旺盛，临床表现为鼻塞、打喷嚏、流涕等症状。对妊娠期鼻炎的预防有以下几个方法：

↘ 重视鼻腔卫生，积极预防感冒。做好鼻子的保护非常重要。秋冬寒冷季节或感冒流行期间，要尽量少去公共场所，外出需戴口罩，保持口鼻的温暖湿润，减少干冷空气的刺激；室内空气干燥时，建议准妈妈使用加湿器来调节空气湿度。

↘ 坚持体育锻炼，增强身体抵抗力。首先避免导致人体抵抗力下降的各种因素，如过度疲劳、睡眠不足、受凉等，这是因为当人体抵抗力下降时，鼻黏膜调节功能差，防御功能低下，病毒会乘虚入侵导致发病。另外，如早晨散步、冷水洗脸等可增强体质，提高人体对寒冷的耐受力和对不良条件的适应能力。

↘ 改善环境、饮食调和。平时注意工作和生活环境的卫生，定时打开窗更新室内空气，勤洗头、洗澡，勤更换枕头、被褥，避免落尘和霉菌的滋生，避免吸入二手烟或污浊的空气。孕期可多吃些富含维生素C、维生素E类食物，如青菜、番茄、橙子、红枣、豆类、瘦肉、乳类、蛋类等，增强血管弹性，改善鼻腔黏膜的血流；尽量避免吃生冷的食品及饮各种酒类。

↘ 保持心情愉快。保持良好的心情，保持身体较强的免疫力，少生病，有利于准妈妈和胎宝宝的健康，要避免剧烈的情绪波动；经常大吵大闹或有忧郁情绪的准妈妈，应及时做好情绪调整。

孕期鼻出血的应对措施

有些年轻准妈妈身体健康，也无急慢性疾患，鼻子无病，更无挖鼻孔的坏习惯，但常会鼻出血。流鼻血是怀孕期间常见的一种现象，在怀孕的早期、中期和晚期都会出现，尤其在怀孕的中晚期会较严重。这是因为怀孕后血中的雌激素量要比妊娠前增加25～40倍，在雌激素影响下，鼻黏膜肿胀，局部血管扩张充血，易破损出血。鼻中隔的前下方本来就血管丰富，且位置浅表易受损伤，属鼻出血的多发部位，再加上妊娠引起的变化，即使不受伤，也会出血。

准妈妈鼻出血时，千万别惊慌，要镇静，因为精神紧张，会使血压增高而加剧出血。发现鼻出血时，用手捏住鼻翼即能很快止住血。如果难以止血，可在鼻孔中塞一小团清洁棉球，紧压5～10分钟并捂住鼻子；再在额鼻部敷上冷毛巾（不时更换）或冰袋，促使局部血管收缩可减少出血、加速止血。

如果血液流向鼻后部，一定要吐出来，不可咽下去，否则将刺激胃黏膜引起呕吐，呕吐时，鼻出血必然增多。

倘若采用上述措施鼻出血继续，则须赶快去医院耳鼻喉科就诊处理。准妈妈若反复、多次发生鼻出血，应予重视，需到医院进行详细检查是否存在局部或全身性疾病，以便针对原因，彻底治疗。

预防仰卧综合征

妊娠8个月后，准妈妈如果仰卧时间过久，就会出现头晕、心慌、发冷、出汗、血压下降等症状，甚至神志不清和呼吸困难，这就是仰卧综合征。逐月增大的子宫在准妈妈仰卧时会压向脊柱，使脊柱两旁大血管受压，血液不能顺畅流向心脏，造成回心血量减少。这样，就使心脏向全身输出血量减少，造成心、脑、肾等重要器官供血，因供血不足，出现一系列血压下降的症状，心脏泵血量不足及大动脉受压会减少对子宫的供血，导致胎宝宝缺氧，很快出现胎心增快、减慢或不规律，以至窒息和死亡。

因此，准妈妈无论夜晚睡眠还是白天休息，都应采取左侧卧位。不慎发生仰卧综合征时，应迅速改换为左侧卧位或半卧位，就可缓解症状。严重时，应及时去医院就诊。在牙科、美容院和妇科等处，几乎都要采取仰卧位，准妈妈切不可长时间地仰卧，随时警惕发生仰卧综合征。

孕晚期气喘要吸氧

妊娠8个月后，由于增大的子宫使横膈升高压迫胸腔，导致准妈妈呼吸不顺畅，当准妈妈用力做事甚至讲话时，会感到透不过气来。分娩前1个月，当胎宝宝的头部进入骨盆时，气喘便可慢慢缓解。另外贫血也会引起气喘。

准妈妈感到气喘时，就要多休息，夜晚睡觉时可多加一个枕头。

如果在上楼梯中途感到呼吸困难，就蹲下来，用手握住楼梯扶手，这样会有所帮助。平时尽量少去空气污浊的地方，感觉呼吸急促并喘不过气来时，可以适当去医院吸氧。

如果准妈妈出现缺氧，建议还是先到妇产医院去做个检查，看胎宝宝在体内是否正常，如果胎宝宝在体内正常，只是准妈妈自己感觉不舒服，呼吸不畅，应遵照医生的指导，进行吸氧治疗。

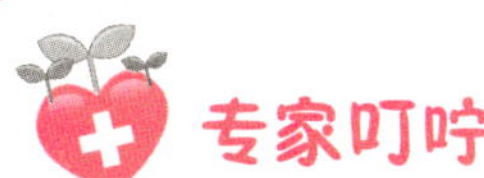

吸氧可以增加胎盘供血量。吸氧最好在医院内进行，吸氧时间不宜太长，一般半小时以内。吸氧次数一般2天1次。

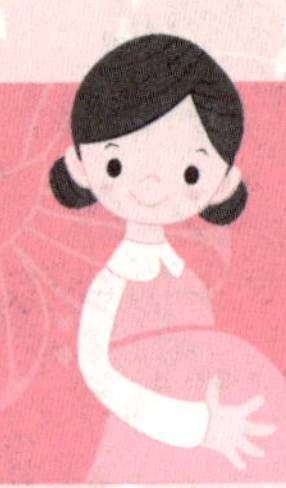

胎教进行时——训练、强化胎宝宝的记忆

吃富含α-亚麻酸的食物补充DHA

在妊娠最后3个月内，准妈妈体内的α-亚麻酸可合成DHA，然后通过血液输送给胎宝宝，给宝宝提供促进大脑发育必需的DHA。所以，在孕期特别是最后的3个月孕期中，准妈妈应多吃一些核桃等富含α-亚麻酸的坚果，或直接从鱼油类DHA营养品中补充DHA。

DHA食用后在十二指肠内要靠胆汁的帮助和水结合乳化成乳液，才能被十二指肠与空肠吸收。但胆汁不是每天24小时持续向十二指肠排放，一般在吃了含蛋白质多的食物，在胃内刺激了胃黏膜上的感觉神经，通过神经反射弧的联系，引起胆囊收缩排放胆汁到十二指肠。因此，准妈妈在吃富含DHA的食物时，应与牛奶、豆浆、鸡蛋、鱼、豆腐等食品同时食用，或干脆与牛奶或豆浆同服，这样吸收才充分。

多吃富含胆碱的食物

胆碱是一种人类的必需营养素，能促进大脑发育，增强记忆力，对胎宝宝的脑部发育非常重要，准妈妈孕期及哺乳期都应适量补充。

准妈妈在孕期和哺乳期每天摄入的胆碱量应为500毫克，为满足这一补充量，准妈妈应多吃含胆碱的食物。胆碱广泛存在于各种食物中，1个鸡蛋黄大约含300毫克的胆碱，准妈妈每天吃2个鸡蛋即可。此外，动物的肝脏、红肉和奶制品中也富含胆碱，大豆制品、花生、柑橘和土豆等植物性食品中也含有胆碱。

准妈妈避免陷入孤独感

到怀孕8个月以后，由于准妈妈的身体越来越笨重，行动变得十分不便，每天一个人待在家里的时间要比以往多出很多，因而很容易产生孤独的心理。

进入怀孕晚期，准妈妈不再喜欢身边热闹地围绕着一大堆朋友，而只愿意与几位闺中密友来往。无论准妈妈的个性多么活泼外向，在这个时候，也只愿躲在家中不愿外出，因而把自己封闭起来。低层次的孤独感如不及时引导，往往会影响准妈妈的身心健康，从而影响到胎宝宝的健康发育。

低层次的孤独感会导致有些人寻求消极的精神寄托和感情依赖。长期的孤独感会造成情绪紊乱，使人的免疫系统受到影响，因而易患各种疾病。这些都对准妈妈和胎宝宝的健康带来不利影响。

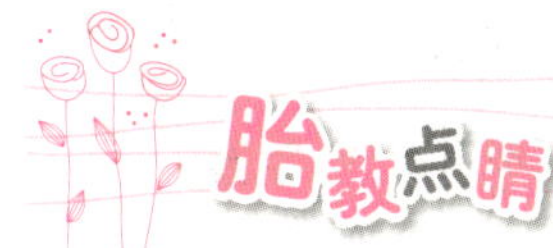

当准妈妈一个人待在家里时，不妨听听音乐、读一读优美的文学作品，在感觉疲倦时就躺下休息一会。千万不要让自己的心思钻进了死胡同，总沉浸在孤独之中。

欣赏名曲《B小调第一钢琴协奏曲》

《B小调第一钢琴协奏曲》以新颖明晰的素材，表达了对光明的向往和对生活的热爱，曲调中充满了青春与温暖的气息。反复倾听那些小提琴与钢琴的合奏、有力的和弦、钢琴的伴奏，及生动活泼的快板，就觉得这支乐曲既好像是波涛起伏的大海，又像是和煦扑面的春风，好似灿烂的阳光普照大地，让我们感受到生活的美好。当腹内的胎宝宝接受了准妈妈美好的心理信息以后，胎宝宝也会与准妈妈产生同感。

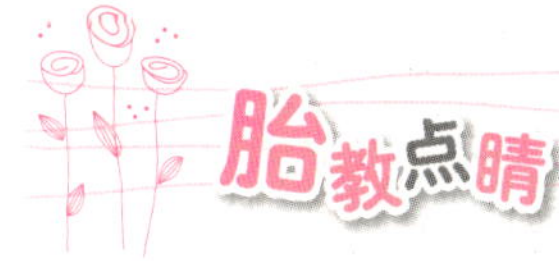

欣赏时注意调整好音响的音量，并随时观察腹中胎宝宝的反应，通过准妈妈的感受尽量带胎宝宝去体会那份让人迷醉的“空灵”。

耐心·教胎宝宝学唱歌

孕8个月时，和大脑连接的神经回路更加发达，这时准妈妈的腹壁和子宫壁会变薄，所以，胎宝宝更容易听到外界的声音。除了听音乐外，准妈妈还可以给胎宝宝唱歌，这种形式的音乐胎教效果更好，是任何形式的音乐所无法替代的。

准妈妈可采用自己认为舒适的姿势，为胎宝宝唱一些抒情以及欢快的歌曲。准妈妈可以哼唱、清唱、随录音机唱或卡拉OK。唱歌时心情舒畅，富有感情，如同面对着你可爱的小宝宝，倾诉一腔柔情和母爱，这时准妈妈可想象胎宝宝正在静听你的歌声，从而达到母子心音的谐振。

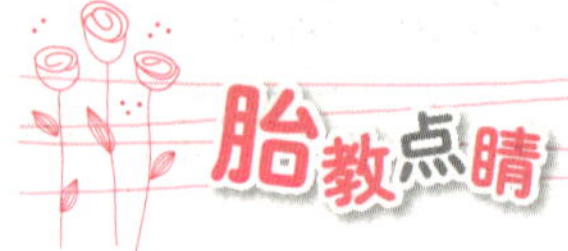

胎教点睛

虽然胎宝宝不能真正地唱歌，但毕竟有听觉，准妈妈应充分发挥自己的想象力，让腹中的胎宝宝随着准妈妈的音律和谐地唱起来。准妈妈可先练音符发音或简单的乐谱，每次唱歌都留出复唱时间，想象胎宝宝在跟着唱。

准妈妈还可以选唱一些简单的乐曲。时间一长，音符刺激可以在胎宝宝的大脑中构成记忆，奠定后天音乐基础。

歌曲选定之后，就轻轻地唱给宝宝听吧！与其不断寻找新鲜的曲子，不如重复唱一两首，因为婴幼儿对于单纯而重复的音乐比较有兴趣，胎宝宝当然也不例外。不久，宝宝将会发觉，那曲唱了再唱的旋律，正是妈妈所传达出来的爱的信息。

值得注意的是：在教胎宝宝唱音符时，室内应保持安静，尽量避免噪声干扰。每天教唱1～2次，每次3～5分钟。最好定时，并拟定一个施教计划，最好由准爸妈2人交替进行。

和胎宝宝一起回忆儿时趣事

准妈妈的声音是胎宝宝最为熟悉的，在醒着的大多数时候，胎宝宝都在倾听妈妈的声音，为了满足胎宝宝的这个爱好，准妈妈不妨给胎宝宝讲讲自己儿时的回忆。

和胎宝宝一起回忆

我们每个人都有童年，在父母的呵护下，我们无忧无虑，学习之余，唯一的任务就是和一帮小伙伴玩游戏。

父母的爱，小朋友们之间的友谊，美好的礼物，多彩的节假日……每当想起这些事情，内心总是会有一种温馨和感动，试着和胎宝宝一起分享这些小快乐和小温馨吧。

边诉说边遐想

在给胎宝宝讲你小时候的故事时，回忆那时候让你记忆深刻的一些场景，重温一遍那时的快乐，感受儿时生活的纯真、美好。你的遐想，胎宝宝一定会“收到”。

边抚摩边想象胎宝宝的样子

准妈妈可以在入睡前来想象你可爱健康的胎宝宝。

准妈妈可以用手轻轻地抚摩肚皮，一边抚摩　边想象这是宝宝的小手，这双手将来会变得修长，而且非常的灵巧，想象着这双灵巧的手能够演奏出优美的音乐或者是能描绘出美丽的图画，这是宝宝的脚，长大了一定会像妈妈……

还可以想象宝宝将来会有一头浓密黝黑的头发，会有一双明亮清澈的眼睛，一个挺拔英俊的鼻子，一张总是喜欢微笑的嘴……

诗歌朗诵《妈妈在等着你》

妈妈在等着你

小草睡在大地的怀里，
小鸟睡在大树的怀里，
小宝宝睡在妈妈的怀里，
小枕头等着你，
小被子等着你，
小摇篮等着你，
亲爱的小宝宝，妈妈在等着你。
你将来到人间 。

你是奇妙的精灵，
你是可爱的天使！
你是爸爸妈妈的小宝贝，
你将来到人间。
我们爱你，我们盼望你，
我们将尽心哺育你！

（选自《胎教诗词》）

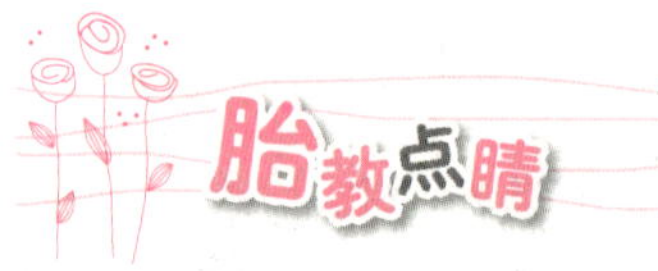

准妈、准爸可以把生活中的每个愉快的生活环节讲给胎儿听，通过和胎儿共同生活、共同感受，使母子、父子间的纽带更牢固，为今后智力发展打下基础，使胎儿有安全感，生活适应能力强，能感受到人间的幸福。如散步时，可以把周围环境、花草树木、清新空气、池塘中的活鱼儿，讲给腹中的宝宝听。

准妈妈讲故事《乌鸦喝水》

准妈妈睡觉之前躺在床上，或者平时坐在椅子上休息时，可以娓娓动听的给宝宝讲故事，比如《乌鸦喝水》的故事：

“一只乌鸦口渴了，到处找水喝。乌鸦看见一个瓶子，瓶子里有水。可是瓶子里水不多，瓶口又小，乌鸦喝不着水。怎么办呢？

乌鸦看见旁边有许多小石子。想出办法来了。

乌鸦把小石子一个一个地放进瓶子里，瓶子里的水渐渐升高，乌鸦就喝着水了。”

这样的小故事短小精悍，准妈妈一边讲还可以一边问胎宝宝小问题，以达到沟通和互动的效果，把宝宝当作就站在你身旁的小人儿一样对待，相信宝宝一定有兴趣听妈妈讲的故事。

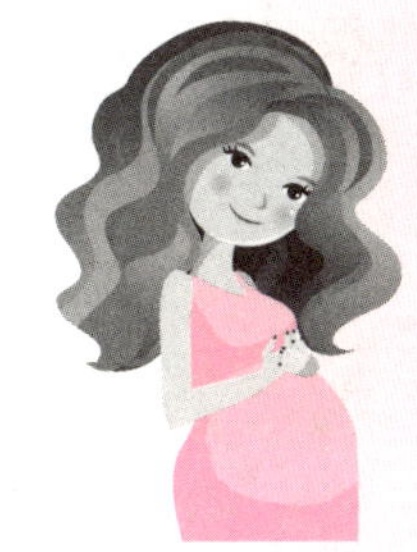

特别提示 TIPS

准妈妈在给胎宝宝讲故事时，要做到声情并茂，充满感情，这样腹中的胎宝宝才能受到最好的感染。

用光照帮胎宝宝建立作息规律

利用光照胎教还可以训练宝宝的昼夜节律。准妈妈可以在每天早晨起床前，用手电筒的微光一闪一灭地照射腹部胎头的位置，告诉他：“宝宝，从小就要养成早起的好习惯哦！”在晚上准备睡觉时，同样以手电筒的微光一闪一灭地照射腹部，告诉胎宝宝：“宝宝，晚上需要休息的时间到了！”长此以往，胎宝宝就会和准妈妈一样，养成白天活动，晚上休息的作息规律了。

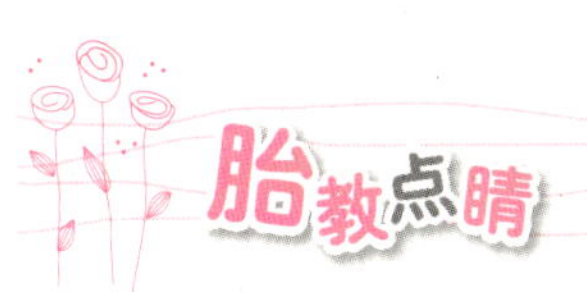

准妈妈可以在每天看完电视中的新闻联播及天气预报之后进行光照胎教，这样可以帮助宝宝出生后较容易形成规律的作息。

将美的体验传递给胎宝宝

怀孕8个月时，胎宝宝已具有了初步的意识萌动，所以此时可以为胎宝宝进行较抽象、较立体的美育胎教。美育胎教要求准妈妈通过听、看，体会生活中一切的美，并将自己对美的感受通过神经传导输送给胎宝宝。

听

主要是指听音乐，这时准妈妈在欣赏音乐时，可选择一些有主题、意境优美的作品，比如贝多芬的《月光奏鸣曲》、肖邦的《英雄》、维瓦尔迪的《四季》等，这些乐曲都有较鲜明的主题和性格，能促使人们美好情怀的涌动，也有利于胎宝宝的心智成长。

看

主要是指准妈妈要阅读一些优秀的文学作品和欣赏优美的图画。准妈妈要选择那些立意高、风格雅、个性鲜明的作品阅读，尤其可以多选择一些中外名著。准妈妈在阅读文学作品时，一定要边看、边思、边体会，强化自己对美的感受，这样胎宝宝才能受益。有条件的话，准妈妈还可以看一些著名的美术作品，比如中国的山水画、西方的油画等。

体会

既指贯穿听、看活动中的一切感受和领悟，也指准妈妈在大自然中对自然美的体会。准妈妈在这个阶段也要适度走动，到大自然中去欣赏自然之美，这个欣赏的过程也就是准妈妈对自然美的体会过程，准妈妈通过饱览美丽的景色而产生出的美好情怀，可以促使胎宝宝脑细胞和神经的发育。

开心乐园

老张作报告，他谦虚地说：“同志们，我水平低，讲话零零碎碎，像羊拉屎。”下面听众顿时哄堂大笑，他接着又说：“不合大家的胃口，请多多包涵。”下面听众一听，个个瞠目结舌。

山居秋暝

王　维

空山新雨后，天气晚来秋。
明月松间照，清泉石上流。
竹喧归浣女，莲动下渔舟。
随意春芳歇，王孙自可留。

汉江临眺

王　维

楚塞三湘接，荆门九派通。
江流天地外，山色有无中。
郡邑浮前浦，波澜动远空。
襄阳好风日，留醉与山翁。

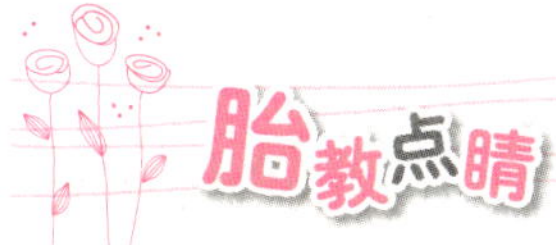

作为“诗佛”，王维的诗“诗中有画”，“画中有诗”。这两首都是写山水的名诗。在《山居秋暝》一诗中，于诗情画意中寄托诗人的高洁情怀和对理想的追求。全诗通过对山水的描绘寄慨言志，含蕴丰富，耐人寻味。

而《汉江临眺》可谓王维融画法入诗的力作。诗人着墨极淡，却给人以伟丽新奇之感，其效果远胜于重彩浓抹的油画和色调浓丽的水彩。这首诗给我们展现了一幅色彩素雅、格调清新、意境优美的水墨山水画。画面远近相映，疏密相间，加之以形写意，轻笔淡墨，又融情于景，给人以美妙的精神享受。

准妈妈给线条画上色

在怀孕期间，准妈妈要多动手、动眼、动脑，这样才能给腹内的胎宝宝以良性刺激。给线条画上色，让准妈妈既动手又动脑，而且还有各种色彩对视觉的刺激，能有效促进胎宝宝的生长和发育。

准妈妈可以先在头脑里构思一下该如何给画上色，然后再动手。如果给画上色的时间较长，准妈妈可每隔半小时起来走动走动，也不要强迫自己一天之内完成一幅画。

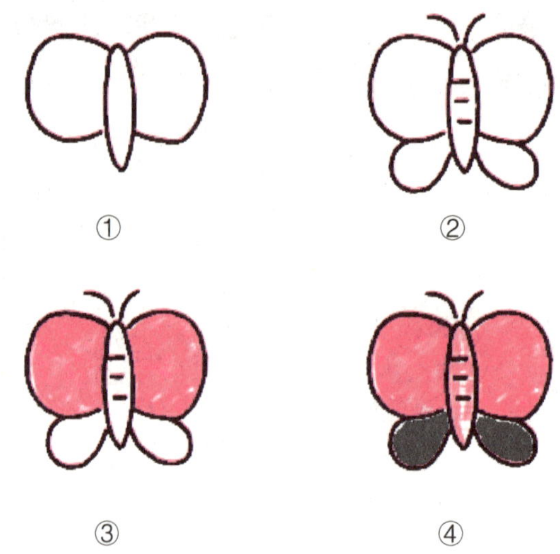

胎教中要注意言行举止

传统胎教要求准妈妈不看不美好的东西，言行举止都端庄守礼，平时多听美好言词，保持思想纯洁、精神健康等。虽然略有偏颇，甚至苛刻，但仍值得准妈妈借鉴。

胎宝宝在母体内就能够接受母亲言行的感化，准妈妈行为的好与坏，会对胎宝宝乃至其一生的行为产生重大的影响。因此要求准妈妈要清心养性，品行端正，给胎宝宝良好的影响。准妈妈无论做什么、说什么都要随时想到腹中的胎宝宝，言行举止必须有一定的约束，以免将不良的行为作风传递给胎宝宝。

准妈妈所有的肢体动作，当然是准妈妈心情的具体呈现。怀孕中的准妈妈必须用心控制自身的行为举止。所以准妈妈一定要注意，举止端庄，凡事三思而后行。

↘ 与胎宝宝一起感受同一步调的轻快旋律。

↘ 保持优雅的动作。

↘ 安全移动母体重心。

准爸爸帮助准妈妈克服惰性

准妈妈怀孕以后，难免有惰性心理，而准爸爸的责任就是千方百计地把准妈妈的这种惰性心理加以转化，陪妻子多动动。比如可以陪准妈妈观赏画展、养花、养鱼、画画、观看艺术表演，以提高艺术修养。同时，准爸爸应鼓励准妈妈多学习孕育知识，培养准妈妈多方面的兴趣。特别是在妊娠后期，准爸爸还可以督促准妈妈和胎宝宝一起学习，如看儿童读物、读外语等。

准爸爸对准妈妈要宽容

怀孕也许让原来温柔、善解人意的妻子像变了一个人，可能一句话没说好就大发脾气，或者稍不如意就泪如泉涌。

准爸爸要了解，这种情绪波动是怀孕的女人的“专利”，受激素影响，并不是妻子真的变得不可理喻。碰到这个时候，准爸爸要继续宽容。在某些问题上意见不一致时，注意控制情绪，切忌让准妈妈激动。想一想，准妈妈为了孕育宝宝承受诸多的不适，偶尔发发脾气也无可厚非。准妈妈发脾气时，准爸爸可以开个玩笑把话题转移一下，或者干脆让准妈妈自己安静一会儿。想一想，孕期即将结束，新生活马上就要开始了！

怀孕第9个月，临近预产期坚持胎教不放松

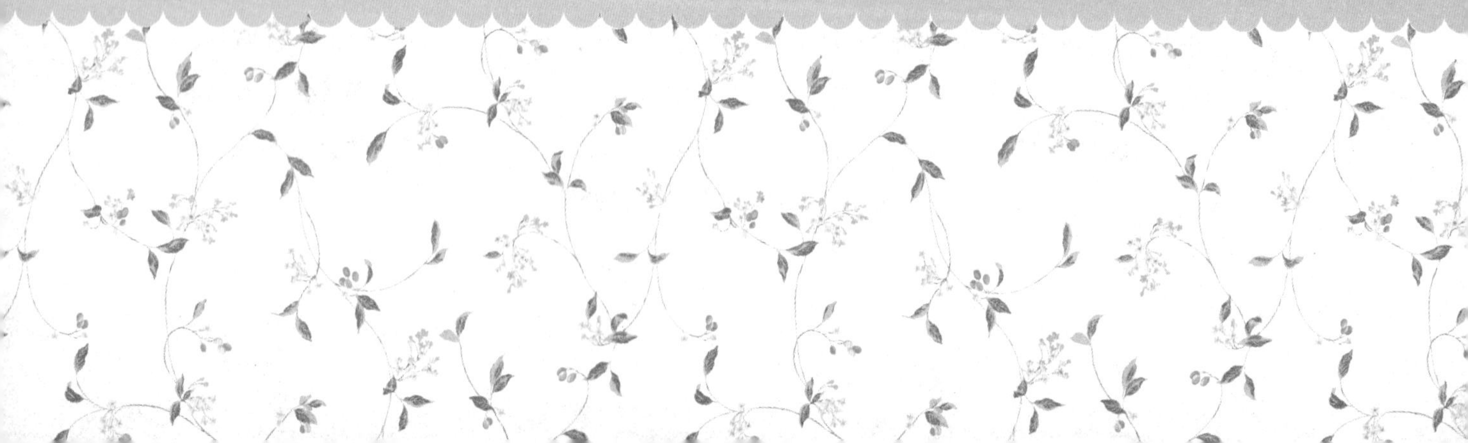

进入怀孕第9个月，随着离预产期越来越近，准妈妈的身体变得越来越笨拙，行动更加不便。这时候，准妈妈在克服身体上的不适的同时，还要留意自己的身体征兆，一旦出现危险信号就要及时就医。

此时，胎宝宝基本发育成熟，大脑机能已相当发达，新生儿所具有的一切能力，胎宝宝均已具备。各种感觉功能都已与脑干紧密相连，对外界的各种刺激反应更加明显，并逐渐建立起自己的活动周期，因此，准妈妈除了安心待产以外，还要继续坚持胎教。

孕晚期要格外留意胎动

胎动是准妈妈把握和了解胎宝宝现状的最好信号，孕晚期准妈妈的并发症会对胎宝宝产生影响。胎宝宝有异常情况时，往往是先无胎动、再无胎心，因此胎动对胎宝宝的存活有着很重要的意义，如果发现没有胎动应立刻去医院，及时采取措施，以免胎死腹中的悲剧发生。

及时发现胎动异常

胎宝宝在孕晚期的睡眠周期一般为20～40分钟，睡20～40分钟，醒20～40分钟，然后又睡20～40分钟。胎宝宝醒的时候动得多，睡眠的时候动得少，通常早晨胎动最少，晚上，18～23点胎动最活跃。

有的胎宝宝爱动，有的胎宝宝不怎么爱动；有的胎宝宝动得幅度大，有的胎宝宝动得幅度小。据统计，怀孕20周时，平均12小时胎动数为200次；怀孕32周时，平均12小时胎动数为575次；到临近分娩时，平均12小时胎动数下降为282次。

由于准妈妈敏感性、腹壁厚度、胎宝宝活动程度的不同，胎动计数会有一定的误差，但经过反复练习，准妈妈就可以逐渐掌握胎动计数的方法。如果出现以下情况，就说明胎动异常，需及时去医院就诊。

↘ 如果观察1小时胎动不到4次，就应该再观察1小时；如果胎动依然不到4次，就说明胎宝宝可能有危险，要及时到医院检查。

↘ 如果今日的胎动数比昨日胎动数下降30%，就应严密注意，及时做胎心监护，以便及早发现胎宝宝窘迫的情况。

↘ 12小时胎动结果超过30次为正常，12小时胎动少于20次为异常。如果胎动下降后还能回升，就说明胎宝宝宫内缺氧能够缓解；如果持续下降，就说明胎宝宝宫内缺氧情况没有改善，应做缩宫素激惹试验，了解胎宝宝胎盘的储备能力，以决定下一步该如何处理。

↘ 如果胎动消失12～24小时，胎心消失，就说明胎宝宝已在宫内死亡。因此，当发现胎动异常时要及时就诊，即使胎动消失，也还有抢救胎宝宝的可能。

需对胎宝宝进行胎心监测

胎心监测是指用胎心监护仪检测胎宝宝的心率，同时让准妈妈记录胎动，观察这段时间内胎心率情况和胎动以后胎心率的变化。医生据此来了解胎宝宝在宫内是否缺氧和胎盘的功能。

胎心监测一般在妊娠33到34周后进行。进行胎心监测时，医生会在准妈妈腹部涂上超声耦合剂，将胎心监护仪上的带子绑到宫底和胎心最强的位置上，仪器可显示胎宝宝心率及子宫收缩的频率和强度。记录需20～40分钟。

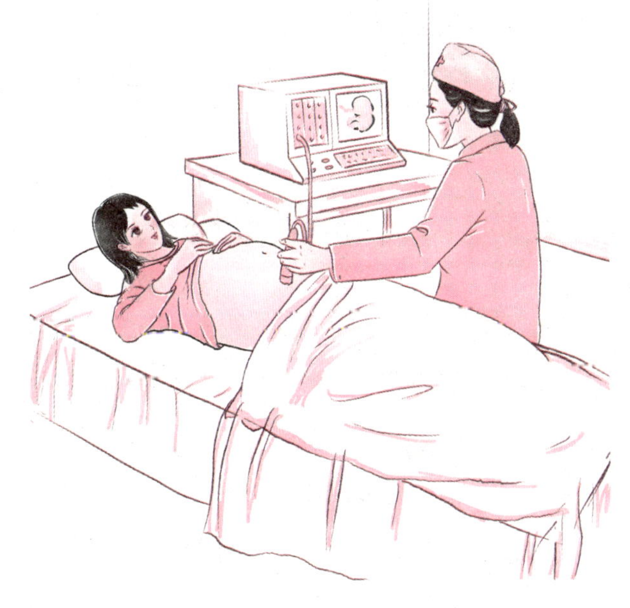

正常情况下，20分钟内应有3次以上的胎动，胎动后胎儿心率每分钟会增快15次以上。如果有宫缩，宫缩后胎儿心率则不易下降。不要空腹做胎心监护，否则会出现假阳性的情况。一般在孕36周后每周行一次胎心监护，如果准妈妈属于高危妊娠，如妊娠合并糖尿病等，就应每周做两次监护。

怀孕9个月要查查胎盘功能

自孕36周开始，准妈妈应定期到医院做有关胎盘功能的检查，关注胎盘的健康状况。医生会根据你的综合情况来判定是否存在胎盘功能不全，或做进一步干预措施。下面列出了胎盘功能的检查方法：

↘胎动计数：因为胎动和胎盘供血状态有密切联系，如果胎盘功能减退，胎宝宝可因慢性缺氧而减少活动。如果胎宝宝在12小时内的活动次数少于10次，或逐日下降超过50%而不能恢复，或突然下降超过50%，就提示胎宝宝缺氧。准妈妈应高度重视，及时采取左侧卧位，增加胎盘血流，并到医院进一步检查和治疗。

↘化验检查：胎盘分泌绒毛膜促性腺激素、孕激素、胎盘生乳激素等，借助对胎盘分泌的这些激素的检查，可以看出其胎盘功能是否正常。

↘胎心率监测：目前大都使用“非加压试验”（NST），如果胎动时呈现胎心率加速变化，就属于正常反应，说明胎盘功能还不错，一周内将不会发生因胎宝宝、胎盘功能减退所致的胎宝宝死亡。

↘B超检查：B超检查内容包括胎宝宝双顶径大小、胎盘功能分级、羊水量等。

自己测算胎宝宝的大小

胎宝宝生长情况可以通过测量子宫底高度得知。正常情况下，妊娠28周以后应每周增加1厘米左右。如果持续2周不增长，则应做进一步检查。

胎宝宝体重的测算

测量胎宝宝体重的方法较多，下面提供两种简便计算方法：

★ 胎宝宝体重的计算方法 ★

胎宝宝先露部分（胎宝宝最下方的部分，胎头或胎臀），尚未入骨盆时，可用下述公式：

胎宝宝体重（克）=[子宫底高度（厘米）－12]×155

胎宝宝的先露部分已入骨盆时，用下述公式：

胎宝宝体重（克）=[子宫底高度（厘米）－11]×155

胎宝宝身长的测算

胎宝宝身长的增长速度比较恒定、均匀。测算胎宝宝身长的方法是用准妈妈的子宫底高度逐渐上升来推算。临床常用胎宝宝身长作为判断胎宝宝月份的依据：

★ 胎宝宝体重的计算方法 ★

妊娠前20周（即前5个月）胎宝宝身长（厘米）=妊娠月数的平方

妊娠后20周（即后5个月）胎宝宝身长（厘米）=妊娠月数×5

巨大儿，准妈妈不能承受之重

胎宝宝出生体重达到或超过4千克，称为巨大儿。巨大男胎多于女胎。近年来由于生活水平提高，超过4.5千克的胎宝宝有增多的趋势。

胎宝宝过大，手术助产机会相应增加，可引起胎宝宝臂从神经损伤、锁骨骨折、颅内出血、肩难产、新生儿窒息，甚至死亡。

产妇在分娩巨大儿时，容易出现严重的软产道裂伤，甚至子宫破裂，增加手术助产概率，易导致感染。由于子宫过度扩张、子宫收缩乏力、产程延长，易导致产后出血。由于盆底组织损伤，日后容易导致子宫脱垂。

通过B超检查可以测出巨大儿，准确率达80%以上。

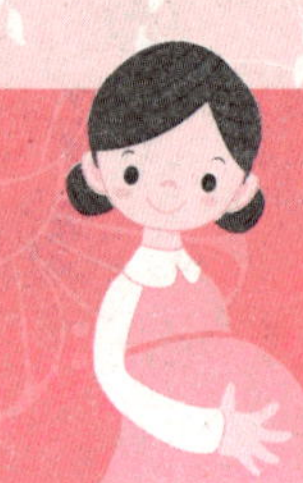

准妈妈要注意的生活细节

孕晚期装扮整齐美丽，给自己一个好心情

孕晚期，皮肤很容易过敏，准妈妈不要随意改用护肤品，而是用自己习惯了的化妆品，否则，可能会使皮肤粗糙或留下斑点。面部一定要保持干净整洁，经常洗护。

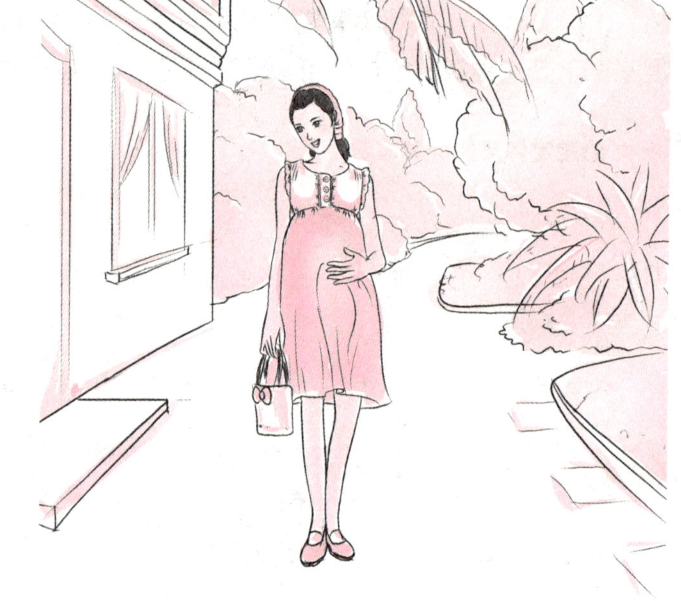

为了弥补体型上的不足，准妈妈应该更加注意头部的美化。头发要梳理得整齐美观，发型简洁、自然。头发要短一些，这样准妈妈那略显沉重的体型就会显得轻松了许多。也可以把头发梳成一种使脑袋显得小巧、完全露出脖子的发型。

为了保持良好的姿势，得选一双合适的鞋子。到了孕晚期，鞋子应宽大一些。因为在这期间，双脚会有轻微肿胀的趋势。鞋子的颜色要穿与裙子的颜色协调一致，这样会显得身材修长。裙子的长短仍可在膝下1寸，这样的长度最合适。

只要用心清洁和着装，准妈妈一定会显得美丽可爱，因而心情更加舒畅，生活更加美好。这些会使你腹内的胎宝宝处在一个安定、舒适的环境之中，接收到美好、快乐的信息，这对胎宝宝的发育是大有好处的。

孕晚期安全洗澡法则

这一时期，准妈妈洗澡仍首选淋浴。由于此时身体笨重，下蹲、转身等行动极为不便，所以，准妈妈在洗澡时最好有家人在旁边协助，在保护准妈妈不摔倒的同时，还可以帮助准妈妈擦洗她够不着的背部等部位。如果夏季酷热，每天洗澡不可少于2次；春秋气候宜人，每周1、2次即可；寒冬腊月每两周1次就足够了。

准妈妈沐浴时应该采取立位，最好不要在浴缸里坐浴或到澡堂泡浴。因为，妊娠后机体的内分泌功能发生了改变，阴道内具有灭菌作用的酸性分泌物减少，体内的自然防御功能降低，此时如果坐浴，水中的细菌、病毒极易随之进入阴道、子宫，导致阴道炎、输卵管炎等，或引起尿路感染。

注意浴室防滑，以免摔倒。浴室地面通常较为湿滑，而准妈妈腹部增大，尤其到了妊娠后期行动变得笨拙，身体不易保持平衡，因此，准妈妈沐浴时应在浴室地面加用防滑垫。

临产前2～4周应该放下工作

我国劳动法规定，女性在产褥期有休假的权利，产假98天。其中产前休假15天；难产的，增加产假15天；多胞胎生育的，每多生育一个婴儿，增加产假15天；晚婚晚育夫妻双方中有一方可申请增加30天产假。

如果准妈妈的工作环境相对安静清洁，危险性比较小，或是长期坐在办公室工作，同时身体状况良好，那么可以在预产期的前一周或两周回到家中，静静地等待宝宝的诞生。

如果准妈妈的工作是与长期使用电脑有关，或是工作在工厂的操作间中，或是暗室等阴暗嘈杂的环境中，那么建议准妈妈在怀孕期间调动工作，或选择暂时离开工作岗位，呆在家中。

如果准妈妈的工作是饭店服务人员或销售人员，或每天至少需要4小时以上的行走时间，建议准妈妈在预产期的前两周半就离开工作岗位回到家中待产。

如果准妈妈的工作运动量相当大，建议提前一个月开始休产假，以免发生意外。

制订一个分娩计划

进入妊娠后期，既有早产的危险，预产期也有可能发生变化，因此建议最好事先制订详细的分娩计划。定期去医院检查自身的健康状况，了解能否实施已经计划好的分娩方式。如果必须改变分娩方式，究竟选择何种方式也需要咨询医生后慎重考虑。

同时，应认真做好经济上的规划。不仅自然分娩和剖宫产的费用相差许多，不同分娩病房的费用同样千差万别，因此，制订分娩计划时，方方面面都要考虑到。

准妈妈不妨现在就试着制订一个分娩计划。如果你是初产妇，对怎样一步步完成分娩过程没有实际体会，突然要制订分娩计划，一定会不知所措，这种时候就要咨询医院的医师、护士或者助产师，制订分娩计划。有些医院还特别准备了打印好的分娩计划表单，只要将要求填写入相应栏目就可以了。

提前安排好交通工具

进入怀孕第9个月后，准妈妈就进入分娩倒计时阶段，因可能早产或预产期提前，因此应趁现在活动方便时把交通工具提前安排妥当。即使有自用车辆，临到用时可能发生故障，或准爸爸刚好外出，不妨事先安排熟悉的出租车，以防万一。

为准妈妈选用的交通工具最好运行平稳，宽敞舒适，随叫随到。这样，准妈妈出现宫缩等临产征兆时，可以及时、安全地送准妈妈入院，不至于耽搁。

建立紧急联络方式

为了防止出现家中无人时突然发生阵痛或破水，准爸爸必须事先建立紧急联络方式，手机一定要随身携带，保持畅通，住家距离医院较远者，应预留出租车的电话号码，或者告知附近的亲朋好友，必要时伸出援手。延误送医院可能会导致急产的不幸结果，特别是经产妇，如果自恃经验丰富，拖延到有便意感时，可就真的来不及了。

保持好心情，预防产前抑郁

随着胎宝宝一天天临近生产，准妈妈的身心负担越来越重。准妈妈会发现自己的情绪越来越差，出现经常性失眠，成天头脑昏昏沉沉，胃口不好、浑身乏力，而且开始了数不清的担心，担心这种坏情绪会影响到胎宝宝，担心分娩是否疼痛、选择顺产还是剖宫产、孩子生下是否健康、奶水是否充足、如何养育孩子……这种紧张的心理负担，如不加以及时疏导，就会产生忧郁的心理障碍。

忧郁主要表现为情绪不好，常为一点小事不称心而感到委屈甚至落泪，烦躁焦虑，睡眠不好。这时，预防焦虑，忧郁的心理就显得尤为重要。

孕期体内激素状况改变，是导致焦虑症发生的重要原因，既难以避免，又无大碍，只要准妈妈了解这些，适时调整自己的情绪，就能轻松度过，平安迎接分娩。

我们建议，当准妈妈在孕末期出现忧郁心理时，准爸爸、家人及准妈妈本人要有足够的认识，尽量早做心理准备，主动排遣忧郁情绪。尽量打消准妈妈不必要的担心，把准妈妈所担忧的问题尽早解决，让准妈妈消除对分娩的恐惧和紧张。

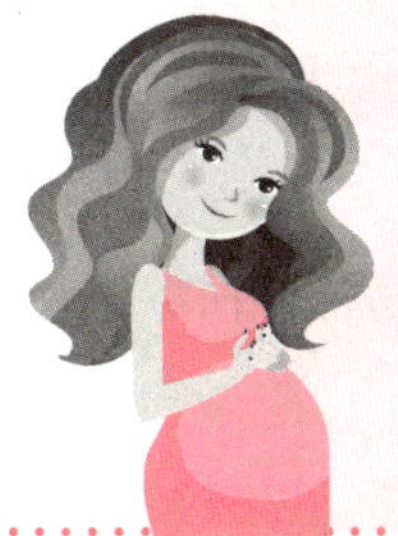

特 | 别 | 提 | 示 TIPS

当准妈妈情绪不平衡时，准爸爸要全力照料好准妈妈的生活，关注准妈妈的情绪，用马上来临的小宝宝，以及此后一家三口恩爱甜蜜的生活引导准妈妈，以宽容来包容准妈妈。

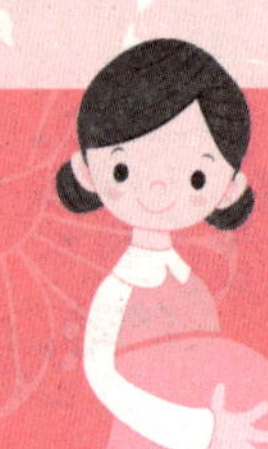

合理安排准妈妈的营养与饮食

孕晚期准妈妈需要优质蛋白

这个时期，准妈妈需要特别注意的是适当摄取蛋白质。蛋白质是胎宝宝发育不可缺少的，要尽量选择大豆和鱼为代表的优质蛋白质食物源中摄取。每天要适量选择含优质蛋白质的动物性食品，如肉、禽、蛋、虾等。

适量摄取很重要。准妈妈应参照妊娠饮食基本要求，若摄取过量，会增加肾脏的负担。每天1个鸡蛋、2杯奶（酸奶）、150～200克肉和鱼，足以满足每天的需要量。但是，被医生诊断为妊娠中毒症的患者，因为尿中会排出少量的蛋白质，所以还要积极地摄取蛋白质。

预产期前要补充维生素K

维生素K有“止血功臣”的美称，经肠道吸收，在肝脏能生产出凝血酶原及一些凝血因子，可降低新生儿出血性疾病的发病率。

一些与骨质形成有关的蛋白质会受到维生素K的调节，如果准妈妈缺乏，可能导致孕期骨质疏松症或骨软化症的发生。若胎宝宝期维生素K吸收不足，血液中凝血酶原减少，易引起凝血障碍，也可能造成新生儿出血疾病，如吐血、肠子、脐带及包皮部位出血，严重的可导致颅内出血而发生生命危险。

在孕晚期，准妈妈应注意摄食富含维生素K的食物，以预防产后新生儿因维生素K缺乏引起颅内、消化道出血等。

预产期前1个月的准妈妈，尤其应该注意每天要多吃些富含维生素K的食物，如白菜、菠菜、苜蓿、酸菜、海藻类、深绿蔬菜、花椰菜、甘蓝、莴苣、豌豆、香菜、奶油、酸奶酪、蛋黄、鱼卵、鱼肝油、植物油等。

必要时可在医生指导下每天口服维生素K_4。

吃适量含铜食物可预防胎膜早破

胎膜由羊膜和绒毛膜组成，羊膜中有胶原纤维和弹性物质，它们决定了羊膜的弹性、脆性和厚薄。如果准妈妈体内铜元素低，就极易导致胎膜变薄，脆性增加，弹性和韧性降低，从而发生胎膜早破。由此可见，铜对准妈妈来说是至关重要的。

人体内的铜通常以从食物中摄入为主。含铜量高的食物有动物肝、豆类、海产类、贝壳类水产品、蔬菜、水果等。若准妈妈不偏食，多吃上述食物，是不会发生缺铜症的，也就可以减少发生胎膜早破的机会。

富锌食物有助于自然分娩

锌是人体必需的微量元素，对人的许多正常生理功能的完成起着非常重要的作用。研究表明，锌对分娩的影响主要是可以增强子宫有关酶的活性，促进子宫肌收缩，把胎宝宝娩出子宫腔。

当缺锌时，子宫肌收缩力弱，无法自行娩出胎宝宝，因而需要借助产钳、吸引力等外力，才能娩出胎宝宝；准妈妈严重缺锌时则要实施剖宫产。

补锌主要是通过饮食补充。食物中含锌量多的食物有牡蛎、麦芽，其次是瘦肉、鱼类、牛奶、核桃、花生、芝麻、紫菜、动物肝脏等。食物中最丰富的锌元素来源是瘦猪肉、瘦牛肉、瘦羊肉、鱼肉及蚝肉等，植物性食物则以硬壳果类，如核桃仁等含锌元素最丰富。因此准妈妈应多吃瘦肉类、鱼类、海产品、南瓜、茄子、白菜、豆类、坚果类等含锌丰富的食物。

巧饮食减轻第二次妊娠反应

怀孕9个月左右，准妈妈的生理和心理又会发生一次明显变化，有一部分准妈妈会出现类早孕反应，身体不适感重新来袭。

不要吃油性大的食物

临产前，由于睡眠不足，产妇胃肠道分泌消化液的能力降低，蠕动功能也减弱，吃进的食物从胃排到肠里的时间（胃排空时间）也由平时的4小时增加至6小时左右，极易存食。因此，最好不吃不容易消化的油炸或肥肉类油性大的食物。

睡前吃点心减缓恶心

有些准妈妈，在妊娠晚期会再度发生食欲缺乏、妊娠呕吐的情况。如不及时纠正，就会造成胎宝宝营养障碍。因此被恶心、呕吐所困的准妈妈最好能在正餐之间吃些小吃和点心，如牛奶、面包、饼干等，尤其是在睡前，不要空着肚子上床。

孕晚期失眠，可多吃这些食物

为了防止失眠，准妈妈在晚餐时不妨食用些可以放松情绪的食品，以帮助自己迅速进入梦乡。

↘ 燕麦片、全麦面包：含有大量的水溶性膳食纤维，可降低胆固醇，调节血压，促进睡眠。

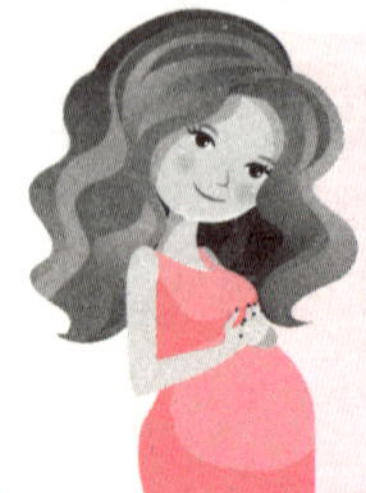

特 | 别 | 提 | 示 TIPS

洋葱、百合、三文鱼和海藻类含碘丰富，有稳定情绪的作用，准妈妈在晚餐时选择一种食用，有助于安眠入睡。

↘莲子：莲子含有莲心碱、芸香甙等成分，具有镇静作用，可促进胰腺分泌胰岛素，使人入眠。

↘葵瓜子：睡前嗑一些葵瓜子，可以促进消化液的分泌，有利于消食化滞、镇静安神、促进睡眠。

↘核桃：是一种很好的滋补营养食物，能治疗神经衰弱、健忘、失眠、多梦。

↘牛奶：临睡前喝1杯温热的牛奶，既有利于补钙、防抽筋，又有利于安眠，效果很好。

↘水果：水果中含有果糖、苹果酸以及浓郁的芳香味，可诱发肌体产生一系列反应，生成血清素，从而有助于进入梦乡。

素食准妈妈临产的饮食建议

纯素食的准妈妈，尤其在蛋白质需求量很高的临产时期，如果单以一种不完全的植物性蛋白质作为蛋白质源，必定会缺乏某几种氨基酸，严重影响胎宝宝的正常生长发育。所以饮食中包含多种不同的植物性蛋白质，可以使氨基酸的组成更趋于安全。

例如，谷类与豆类加以调配，像黄豆糙米饭等；豆类与核果类或种子类一起食用，像豌豆果仁饭；也可多种食物互相搭配，弥补各自的不足。

多喝石榴汁可预防胎宝宝脑受损

胎宝宝在母亲子宫内成长期间与出生后不久的一段时间内，脑部的供血供氧往往会出现不充足的现象，这很有可能造成胎宝宝脑组织损伤，出现大脑性麻痹等脑部疾病。而石榴汁中含有极为丰富的多酚化合物，这种物质有很强的抗衰老和保护神经系统的作用。如果准妈妈在孕期经常饮用适量的石榴汁，将有效保护胎宝宝的脑神经，有助于降低胎宝宝大脑发育的受损概率。

孕9月准妈妈每日饮食安排

早餐：素蒸饺50～100克，煮鸡蛋1个，大米粥1碗

加餐：果粒酸奶100毫升，开心果适量

午餐：米饭100克，香菜牛肉末、海带排骨汤、柏子仁煮猪心适量

加餐：自制橙汁1杯，钙奶饼干适量

晚餐：大枣枸杞粥1碗，肉炒百合、猪肉焖扁豆各适量

全天烹调油（植物油）：约25克。

孕9月益智安胎营养食谱推荐

豉椒鲜墨鱼

原料 鲜墨鱼片150克，青椒、葱段、豆豉泥、植物油、香油、水淀粉各适量。

做法

1．鲜墨鱼用开水烫一下，滤去水分。

2．锅内放油烧至四成热时，放入墨鱼炒至断生。

3．放入豆豉泥爆香，加青椒翻炒，放入清水、墨鱼炒匀，勾芡，加葱段再炒匀，加香油炒匀便成。

营养分析

鲜香爽口，豉椒味浓。墨鱼肉厚味美，含较多的蛋白质和多肽类物质，还有一定的钙、铁、磷、钾及维生素B_1、维生素B_2与烟酸等。适合孕晚期的准妈妈食用。

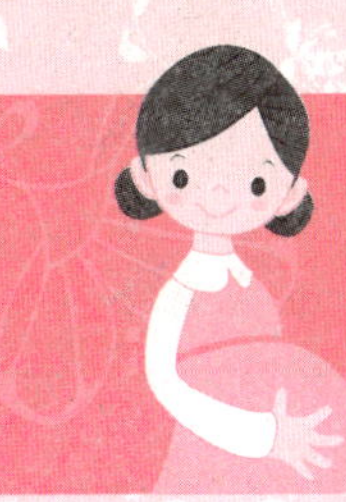

别让孕期不适及不当用药伤害胎宝宝

孕晚期尿失禁的应对方法

怀孕8个月以后，胎头与骨盆衔接，这时由于子宫或胎头向前压迫膀胱，膀胱变得扁扁的，储尿量自然比非孕时明显减少，排尿次数要增加好多，大约1～2小时排尿一次，甚至更短。这时如果准妈妈习惯憋尿，就容易出现压力性尿失禁。

发生这种情况的另一原因是由于骨盆底肌肉发育不良或锻炼不足，或受过外伤，承托功能差，随着子宫增大，盆底肌变得柔软且被推向下方，对盆腔内器官的承托、节制、收缩及松弛功能减退，发生尿失禁现象。少数严重的，会伴发直肠或肛门的脱垂、阴道松弛并脱垂、分娩时产程延长等，但不必过于担忧。

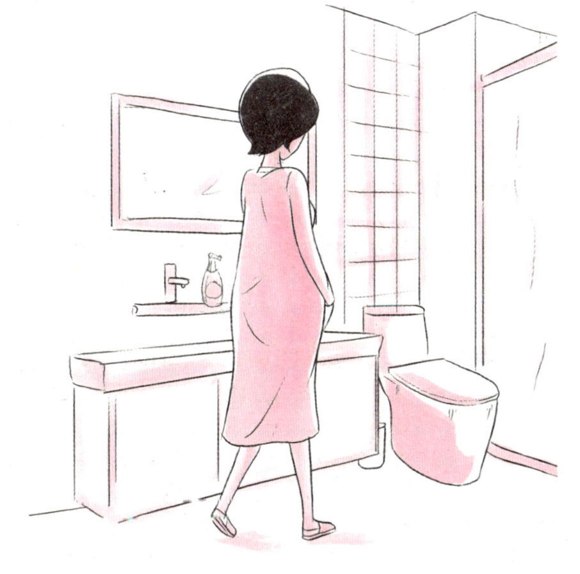

压力性尿失禁，是妊娠晚期一种常见的生理现象，如果偶尔有大笑、咳嗽、打喷嚏或用力提起东西等增大腹压的活动，更会不可避免地发生压力性尿失禁。

如果觉得尿失禁让人受窘，就应经常排空膀胱，不可以憋尿，只要有尿意就及时去洗手间。也可以使用卫生巾或卫生护垫来防止漏尿。做骨盆放松练习，也有助于预防压力性尿失禁。

妊娠晚期的尿频和尿失禁现象，如果不伴有排尿疼痛，就不属于疾病，没有必要进行特别治疗。

孕晚期下腹疼痛要小心

即使是轻微的下腹部疼痛，只要是呈周期性的，便可能是子宫收缩所产生的阵痛。如果阵痛发生在37周以前，为避免早产儿的出生，应该迅速到医院急诊。

剧烈的下腹部疼痛往往伴随着痉挛性的子宫收缩和常位胎盘早期剥离，此时准妈妈的疼痛呈持续性，会出冷汗，脸色很难看，神志有逐渐昏迷的倾向。

另外，当腹部受到强烈的冲击后，胎盘会出现早期剥离现象，经过数小时会发生与剧烈腹痛同时存在的撞击症状，最后有可能导致整个胎盘剥落，从而演变成十分严重的情况。所以，妊娠末期的准妈妈一定要留意，不能让自己，特别是腹部受到撞击。

警惕孕晚期阴道出血

临近预产期时，由于子宫颈管短缩或软化所产生的子宫黏液或卵膜与子宫壁摩擦而产生少量出血是分娩开始的征兆，一般情况下不必惊慌。但上述情况如果发生在妊娠37周以前的话，是早产的预兆，一定要赶快接受诊查治疗。

如果像流水般流出新鲜的血液，血块的量也在中等以上，应立即去医院就诊。可能是子宫内发生炎症引起。

有些时候由于外阴部或阴道内的静脉瘤破裂，也会大量出血。这时应采取措施止血，然后急诊治疗。

开心乐园

怀孕后老婆一直想生个男孩。一天下班回来，鞋子都没换就急急的问我：“老公，你看我现在是变漂亮了还是变丑了？”听到这样明确的问题，我急忙想都不想的回答：“老婆，你现在是越来越漂亮了！”谁知道老婆听完后说：“呜，呜，呜，人家说怀孕变漂亮的生女孩！”

倘若胎盘位于正常位置却突然剥落，也会造成大量出血，此种情形称为常位胎盘早期剥离。其原因以妊娠中毒症最多，其次是外伤所致，必须施行紧急手术。

胎膜早破要警惕

胎膜早破是妊娠晚期的常见异常，如被忽视，会给准妈妈和胎宝宝造成严重的后果。首先，细菌可沿着阴道上行进入羊膜腔内感染胎宝宝，使胎宝宝发生缺氧；其次，细菌也可经胎盘进入母体血液循环，引起败血症，还会增加产后出血、产褥感染和羊水栓塞的机会，使妈妈生命受到威胁。除此之外，羊水外流致使子宫变小，刺激子宫发生收缩，如果此时尚不足月，就会引发胎宝宝早产，由于早产儿器官功能不全，因此生活能力差，对宝宝生存很不利；另外，还可造成严重威胁胎宝宝生命的脐带脱垂。

发生胎膜早破时，准妈妈可突然感到有水从阴道内流出，时多时少，连续不断地往外流。如果胎膜破口较小，或破裂的地方较高时，则羊水的流出量少；如果从阴道内往上推动先露时有羊水流出，即可确定是胎膜早破。反之，推动先露部但并不见流液增多，往往可能是尿失禁。

不可忽视痉挛和意识障碍

有些女性本身并无癫痫症，但是在妊娠末期、分娩中或产褥期，却会发生意识逐渐模糊的痉挛，这是称为“子痫”的妊娠中毒症的严重症状，是由于脑部水肿所造成的。严重的脑水肿也会导致准妈妈产生意识障碍和痉挛，若遍及胎盘与子宫筋络的话，则会出现常位胎盘早期剥离。必须立即送医院诊治，尽快催生。

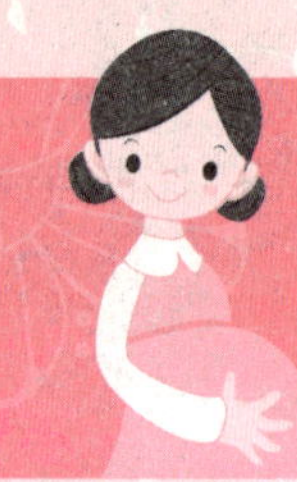

胎教进行时——培育一颗聪明的大脑

多吃海产品有利于胎宝宝脑发育

有专家指出：对脑营养来说，海产品有非常重要的价值。海洋动物食品被营养学家称为高价值的营养品，它们富含脂肪、胆固醇、蛋白质、维生素A和维生素D，与眼睛、皮肤、牙齿和骨骼的正常功能关系非常密切。

海鱼

据研究，海鱼可以提供丰富的矿物质，如镁、铁、碘等元素，对促进胎宝宝生长发育有良好的作用。除此之外，海洋动物食品还具有低热量、高蛋白的特点。100克鱼肉可提供成人日蛋白质供给量的1/4～1/3，却只有低于418千焦的热量，因此对于高脂肪海洋动物食品，多吃有益无害。

海产对虾

每100克海产对虾可食部分除去77克水分外，蛋白质占20.6克，脂肪0.7克，还含有糖类、钙、磷、铁等矿物质及多种维生素。其中含胡萝卜素108微克，含量相当高。此外，龙虾、青虾、河虾也都含有较高的蛋白质和脂肪。

贝类

种类很多，常见的有赤贝、田螺、牡蛎、海螺、蛤蜊、文蛤等。这些贝类含维生素B_1、维生素B_2和钙、磷、铁及其他微量元素很多，对胎宝宝大脑发育有非常重要的作用。

其他海产品

墨斗鱼、鱿鱼也是富含蛋白质、脂肪、矿物质的食物，也是人体获得不饱和脂肪酸的重要营养源，对胎宝宝脑发育有利，准妈妈宜多食。

保持心态平和很重要

妊娠9个月，距预产期越来越近，准妈妈一方面会为宝宝即将出世感到兴奋和愉快，另一方面又对分娩怀有紧张的心理。面对这一现实，让准妈妈始终保持一种平和、欢乐的心态，直接关系到胎宝宝的健康成长和平安娩出。

准妈妈在做好胎教的同时，要积极进行分娩前的准备。要特别注意精神应激因素对妊娠的影响，尤其是那些高危准妈妈，往往忧虑胎宝宝是否健康，能否顺利分娩。如果情绪高度紧张，容易导致心理上的不平衡，甚至使整个养胎与胎教的过程功亏一篑。因此要求准妈妈要保持乐观的精神状态，全身心地期盼着与小宝宝见面。

这一阶段，准爸爸千万不能不闻不问，一定要倍加关注。首先，准爸爸要在感情上关心、体贴准妈妈；其次，要在思想上宽慰准妈妈，认真做好准妈妈的心理保健。

欣赏名曲《梦幻曲》

这时，准妈妈可以选择既柔和又充满希望的乐曲来实施音乐胎教，如舒曼的《梦幻曲》。《梦幻曲》描绘了孩子们玩累了，躺在妈妈身边，一边听着妈妈的催眠曲，一边想象着各种奇幻梦境，最后轻轻柔地进入梦乡的画面。空气中洋溢的甜美温馨的气氛会让准妈妈深深地陶醉。

准妈妈随着柔美平缓的主旋律，想象自己进入沉思的梦境，在梦幻中出现美丽的世界，在那梦幻中升腾，仿佛看见了一个圣洁的小天使，那期盼了好久的、可爱的小宝宝正朝你走来。

随着“梦幻曲”旋律的变化，准妈妈就在梦幻中随着音乐渐渐安静下来，与腹中的胎宝宝在这无限深情和充满诗意的曲子中安然入睡了。

妈妈唱英文儿歌《Row row row your boat》

轻快的音乐响起，准妈妈是不是仿佛看到肚子里的胎宝宝在羊水中划来划去？现在胎宝宝每天都徜徉在“爱的海洋”中，准妈妈把这首德国儿童歌曲《Row row row your boat》哼唱给胎宝宝听吧，伴着节奏胎宝宝会“划”得更愉快。

Row, row, row your boat,
划呀划，划呀划，划大船
Row, row, row your boat, gently down the stream.
划呀划，划呀划，划大船，轻轻进入梦乡里
Merrily, merrily, merrily, merrily, life is but a dream.
好开心，好开心，好开心，好开心，生活仅仅是一个美梦
Row, row, row, row your boat,
划，划，划，划大船
over we go.
往前划
Row, row, row, Row your boat,
划，划，划，划大船
back we go.
往后划
Row, row, row, row your boat,
划，划，划，划大船
home we go,
划回家

开心乐园

平时下班都坐公交回家，某天着急回家便去打的。上车后司机很热情的问：“听歌吗？”

我说：“听！”

然后司机给我唱了一路……

继续与胎宝宝进行语言交流

胎宝宝此时对准妈妈的声音已十分敏感。准妈妈亲切的语调，动听的语言，将会通过语言神经的震动传递给胎宝宝，使他产生一种安全感，促进大脑发育，使大脑产生记忆。所以，准妈妈千万不要放松与胎宝宝的语言交流。

进入孕晚期后，准父母与胎宝宝对话要继续，每天定时刺激胎宝宝，每天1～2次，对话内容不限，可以问候，可以聊天，可以讲故事、读诗歌。随着妊娠期的进展，每天可适当增加对话次数。把每天快乐的感受告诉胎宝宝。

准妈妈讲故事：小露珠是怎样形成的

春天的清晨，人们在草丛中、树叶上或者农作物上经常可以看到晶莹剔透的小露珠，好奇的宝宝是不是很想知道小露珠的形成呢?那么，就请准爸爸讲讲小露珠的形成吧。

小露珠其实并不是从天上掉下来的，它是由空气中的水汽凝结而成。温暖的季节里，在天气晴朗、无风或者微风的夜晚，地面上的物体因强烈辐射而冷却，与物体表面相接触的空气温度下降，空气因为冷却而达到水汽饱和时的温度，这个温度叫作“露点温度”，空气温度再下降，降到“露点”以下，就有多余的水汽析出，这些多余的水汽凝结成水滴，附着在地面物体上，就形成了小露珠。

小露珠容易凝结在草叶、树叶或者宽大的农作物的叶子上，因为他们一般表面积较大，表面有小茸毛，或者粗糙，导热性不强。

日出以后，温度升高，小露珠就蒸发消失了。

[选自《小雪花（小学生成长指南）》2012年05期]

小露珠就是这样形成的，宝宝这下明白了吗?

不要让强光伤害胎宝宝

妊娠的第9个月，胎宝宝已经对光线的明暗有了反应，但此时的胎宝宝还看不到东西，因为胎宝宝的视神经和视网膜都尚未发育成熟，强光会刺激胎宝宝的眼睛，使胎宝宝觉得很不舒服。所以，如果使用强光照射准妈妈腹部，为了避免受到光线刺激，胎宝宝会将脸转到一旁或闭上眼睑。因此，进行光照胎教时，一定不要用强光照射，而且照射腹部的时间也不宜过长。

此时，对胎宝宝进行光照胎教，应在胎宝宝醒觉（胎动）时，用手电筒的微光一闪一灭地照射准妈妈腹部，以调节胎宝宝昼夜节律，即夜间睡眠，白天觉醒，促进胎宝宝视觉功能及脑的健康发育。

和胎宝宝一起感受色彩的刺激

准妈妈经过前一段时间的胎教，已经教给胎宝宝不少知识了，到这个月时就可以教胎宝宝认识颜色了。色彩对人的视觉影响最大，而且是人的第一感觉。它作为一种外界的刺激，会直接影响胎宝宝的精神状态，美丽和谐的色彩会给胎宝宝以美的启迪。

准妈妈可以拿起一个颜色鲜艳的物体或卡片，如红色球，不断地对胎宝宝说："这是红色球。"然后再拿出另一个红色物体，如一块红色积木，告诉他："这也是红色的。"然后把上次拿的小红球和红色积木放在一起，告诉胎宝宝："这些都是红色的。"

一次学习只提到一种颜色即可，尽量不要提到其他颜色，因为胎宝宝一次不能记住太多颜色。学习时间最好固定，要在胎宝宝醒着的时候进行才好。

手工剪纸也是一种胎教

任何美的事物都能起到美育的作用，因此对胎宝宝进行美育胎教时不必拘泥于某一种形式，可以通过多种手段展开。而剪纸作为一种手工艺术，正是一种很好的胎教形式。

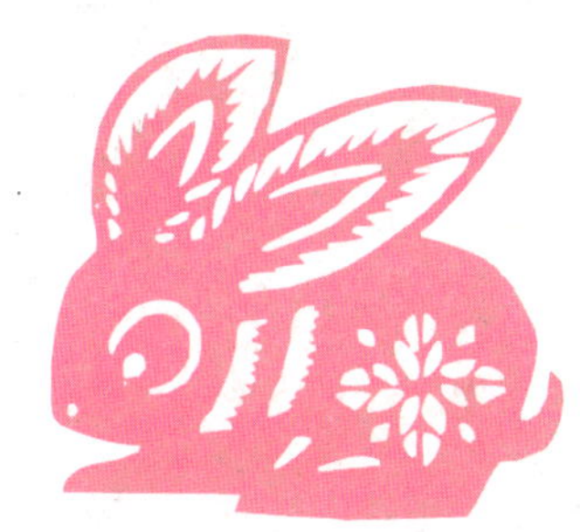

剪纸是一种镂空艺术，其在视觉上给人以透空的感觉和艺术享受。其载体可以是纸张、金银箔、树皮、树叶、布、皮、革等片状材料。

在剪纸时，准妈妈可以先勾轮廓，然后再细细剪出形状。可以剪个胖娃娃；也可以剪一些小动物，如狗、兔子、鸭子、小鸡等；当然，也可以剪一些喜庆的字，如双喜临门、喜鹊登梅等。准妈妈不要怕麻烦，也不必担心自己不会剪，因为胎教的过程不在于准妈妈剪的好坏，而在于准妈妈在进行艺术胎教，在向胎宝宝传递深深的爱，传递美的信息。

准爸爸要容忍妻子多变的情绪

进入孕晚期之后，由于对分娩的恐惧和身体的各种不适，让准妈妈变得更加脆弱，对准爸爸的依赖比以往任何时候都要强烈，而且期望值也更高，当准爸爸所作不如自己的意时，准妈妈就容易发脾气。

这个时候准爸爸一定要保持足够的耐心，不要觉得自己养家辛苦，而准妈妈却不理解自己、不可理喻。准爸爸如果以“理”去解释准妈妈的异常情绪可能无法行得通，甚至引起争吵，这就非常不好了，不仅可能造成身体伤害，而且准妈妈会因此陷入精神、情感上绝望的境地，急性子的准爸爸尤其要注意避免争吵，多忍让。

准爸爸要和准妈妈一起多学习分娩知识，多表现自己亲切的笑脸、暖心的话语，不可发脾气，帮助准妈妈消除对分娩的恐惧心理。

怀孕第10个月，随时准备迎接宝宝的降生

随着一天天临近生产，准妈妈的身心负担越来越重。在期待宝宝降生的同时，准妈妈要注意休息，每天吃饱吃好，为分娩贮备体力，为养育随时都会到来的盼望以久的小宝宝做好准备。

这时候，聪明的准妈妈应懂得自我调节情绪，克服产前担心、紧张、恐惧、焦虑的心理，坦然地面对分娩。要知道，一旦分娩，新生命降临人世，准妈妈所有的艰辛与努力都将化为幸福感，母爱逆发。

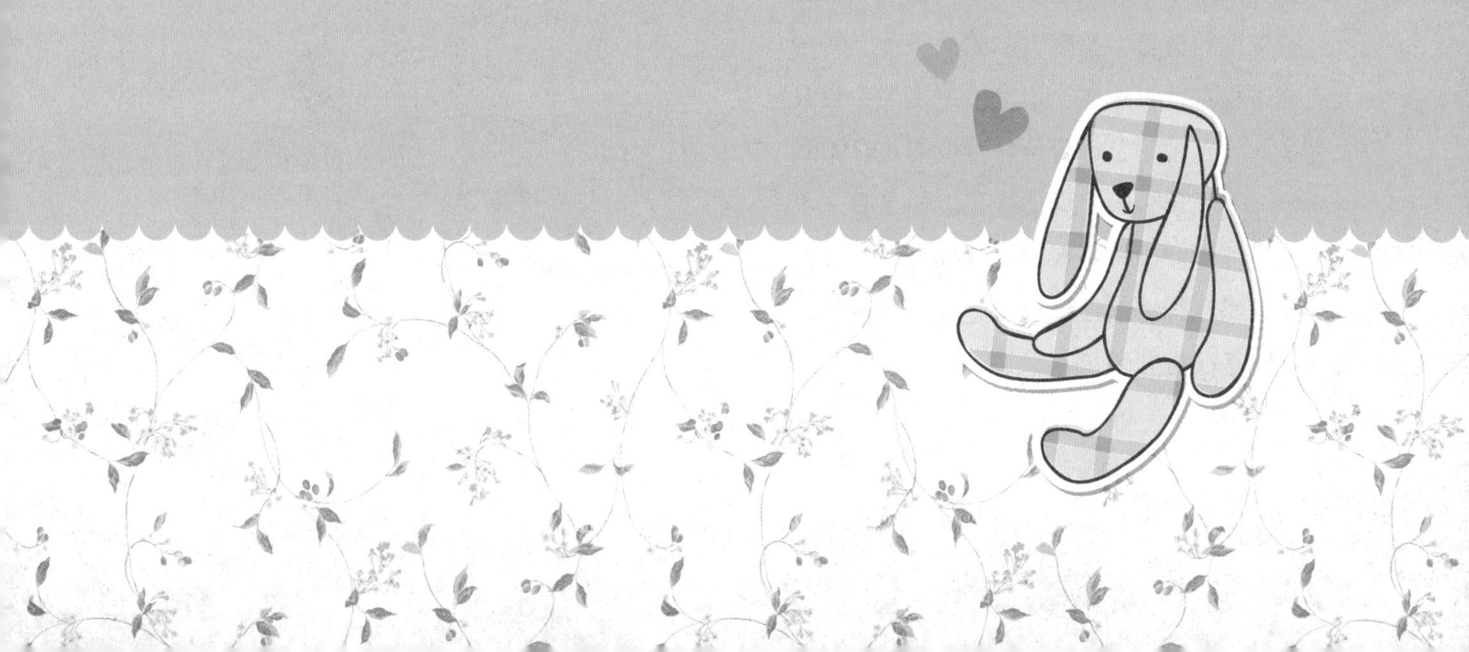

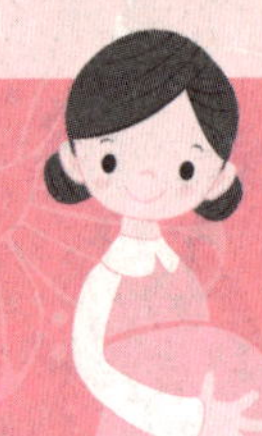

必做的产检与必知的妊娠常识

临产前坚持按时做产前检查

临产检查主要是了解胎位正不正、血压高不高、有无明显水肿，以及了解骨盆的大小、胎宝宝大小等，以决定分娩方式。

↘ 重点检查准妈妈的血压。此时，如果准妈妈血压偏高，就要考虑轻度妊高征，可以在医生的指导下进行适当的调整。

↘ 重点检查胎宝宝体重。通过B超检查，可以详细测得胎宝宝的双顶径、腹围、股骨长，然后就可以评估出胎宝宝的大小。一般此时胎宝宝的体重在3200～3500克，如果胎宝宝体重低于2500克则为体重过轻，就要考虑胎宝宝是否发育成熟；而胎宝宝体重超过4000克时，就属巨大儿。

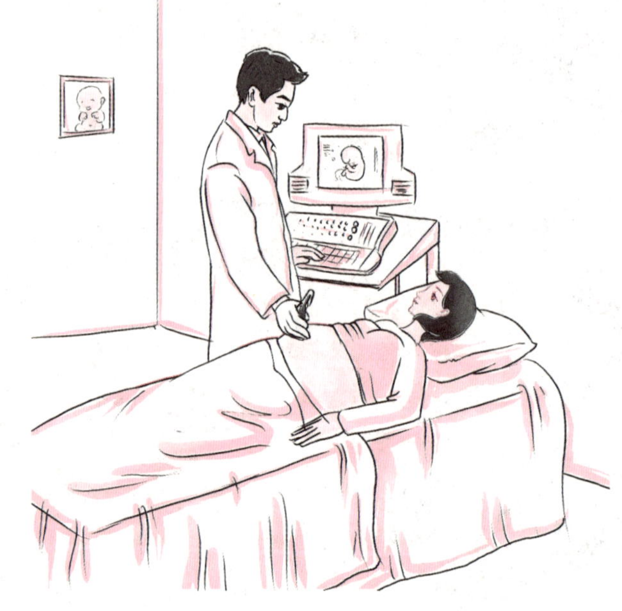

↘ 胎位检查。胎位是决定分娩顺利与否的重要因素。通过超声波检查可以确定胎宝宝的位置，胎宝宝位置正不正，对分娩过程有很大影响。足月胎宝宝中头位最多，为正常胎位，臀位和横位都是异常胎位，不利于分娩。即使头位，如果胎头不俯屈反而仰伸，也有可能造成难产。因此准妈妈在临产前通过检查胎位来决定生产方式是很重要的。

监测胎宝宝在子宫内的情况

孕晚期可通过定期产前检查、测量宫底高度和腹围、胎动计数、胎心监测等方法来了解胎宝宝发育的情况。通过B超检查不仅能测到胎宝宝各径线值，而且能判断胎位、胎盘的位置以及胎盘成熟度等。

进行羊膜镜检查

通过羊膜镜检查，可以看到羊水呈透明的淡青色或乳白色，有胎发和胎脂片漂动，当羊水混有胎粪时则呈黄色、黄绿色甚至深绿色，羊水颜色的不正常提示胎宝宝有缺氧的情况。

进行胎心率电子监护

用来监测胎心的仪器叫胎心监护仪。胎心监护仪是把仪器的两个探头放置在准妈妈腹壁上，连续观察并记录胎心率和宫缩变化，以便间接了解胎宝宝在宫内的健康状况。

胎心率受胎宝宝交感神经和副交感神经的相互作用会有正常的变异，胎心监护仪可记录胎宝宝的胎心率基线，即在没有宫缩和胎动影响时，10分钟以上胎心率的平均值（正常为每分钟120～160次），还可记录每分钟胎心的变化情况及胎动或宫缩后胎心的反应。

如果胎心率基线和变异情况正常，在胎动或宫缩后的加速反应正常，就说明胎宝宝健康状况良好。反之，如果胎心基线超出正常范围或变异消失，胎动或宫缩后没有反应，或胎心率反而下降，就证明胎宝宝存在宫内窘迫的情况，需进一步检查。

开心乐园

老婆逛街回来，丈夫不满地说：“你又买什么了？”老婆道：“我发现你心不在焉的毛病会传染，你看，今天我本来打算给你买条领带，结果却给自己买了条裤子。”

了解骨盆测量的方法

胎宝宝能不能通过骨盆而顺利地分娩，除了和胎宝宝的大小有关外，也和骨盆的大小有关。通过骨盆测量，可了解骨盆大小形状，估计胎宝宝与骨盆的比例，判断能否自然分娩。骨盆的大小，是以骨盆径线大小来表示。

骨盆内测量

内测量前，医生会检查阴道分泌物和宫颈情况。测量时医生将手指伸入阴道，测量骨盆各个平面的宽度。测量时准妈妈要放松，这样才准确。若有先兆流产或早产史，则可暂不做内测量。

骨盆外测量

骨盆外测量是用特制的尺子从体外测量骨盆大小，由于受到骨骼厚度和皮下脂肪肌肉等软组织影响，测量结果往往不十分准确。

即使骨盆形态正常，径线小，仍有难产的可能；骨盆形态虽然异常，但径线长，分娩不一定会出现困难。相反，即使骨盆大小正常，如果胎宝宝过大，与骨盆不相称，也会造成难产。医生要在产前通过测量来综合考虑这些因素。

临床上，通常首先进行骨盆外测量，如骨盆外测量各径线或某径线异常，应在临产时行骨盆内测量，并根据胎宝宝大小、胎位、产力选择正确的分娩方式。

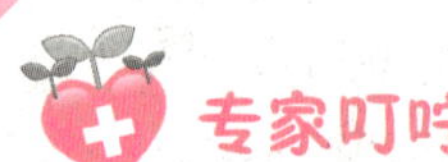

骨盆测量一般在孕30～34周进行。若过早测量，因为阴道和韧带不够松弛，会影响测量结果；过晚有引起感染或胎膜早破的危险。骨盆测量包括内测量和外测量。

清楚胎头何时入盆

正常情况下，胎头一般在预产期前1～2周入盆。此时胎头下降，子宫底降低，对胃部的压迫和膈肌的上抬有所减轻，因此，准妈妈往往会有一种轻松感，食欲增加，呼吸通畅，活动时也觉得较轻松。如果胎头过早入盆，有发生早产的危险。

胎头入盆的时间与准妈妈活动量、胎次等有关系。准妈妈活动较多，初产妇胎头入盆时间可能稍早；经产妇往往临产后才入盆。

另外也要注意，胎宝宝从母体娩出时必经骨盆，盆骨径线大小直接影响分娩的顺利与否。因此，在妊娠30周左右应进行骨盆测量，由此得知产道的大小，可以判断能否自然分娩。这项测量对初产妇尤其重要。

掌握临盆的征兆

分娩日接近时，便会有以下各种征兆告诉准妈妈即将临盆，但征兆出现时机，因人而异，较快者在怀孕36周便有感觉。

↘ 子宫底下降。一般预示着胎宝宝开始下降，因此，准妈妈在呼吸时会感到比较轻松，胃不再受到压迫，感觉比较舒畅，食欲也佳。

↘ 腹部膨胀。又称前阵痛，这是因为子宫敏感，稍受刺激，便容易形成收缩所致。有时会有疼痛的感觉，却是不规则的阵痛。有些人甚至还会有腰酸的现象。

↘ 尿频。这是胎宝宝头部下降压迫膀胱所致。特别是在夜间，准妈妈必须三番五次起床解尿，这就在告诉你，分娩期临近了。

↘ 胎动减少。这是胎宝宝头部下降至骨盆腔难以活动所致。

↘ 大腿处鼓胀。大腿或膀胱附近有鼓胀的感觉，甚至于会痛得难以举步。

↘ 分泌物增多。主要是子宫颈口处的分泌物增多，而且呈黏稠的状态，其作用是润滑产道，使分娩时胎宝宝易于通过。

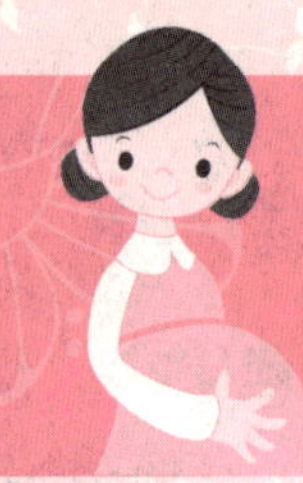

准妈妈要注意的生活细节

养精蓄锐，安心待产

分娩前的2周，准妈妈每天可能会感到有几次不规则的子宫收缩，经过卧床休息，宫缩就会很快消失。这段时间，准妈妈需要保持正常的生活和睡眠，吃些营养丰富、容易消化的食物，如牛奶、鸡蛋等，为分娩准备充足的体力。

↘ 忌身体或精神上的过度劳累，每天保证8～9小时睡眠，做到起居规律、睡眠充足，但不贪睡。

↘ 临产前，准妈妈要保持心情的稳定，处理好生活、工作上遇到的较大困扰。不宜过于懒惰，长时间地卧床，应适当运动，最好做一些有助于分娩的运动，促进准妈妈和胎宝宝血液循环，有利于宝宝发育，以及将来分娩顺利进行。但也不宜活动过量。

↘ 孕晚期应适当培养一些爱好，如编织、绘画等，多分散注意力；多欣赏花卉、盆景、美术作品，常与大自然保持接触，常听优美的音乐等，这些都是舒缓紧张情绪，调节情绪的好办法。

↘ 一旦宫缩开始，产程启动，就要坚定信心，相信自己能在医生和助产士的帮助下会安全、顺利地分娩。

↘ 一般在接近预产期的前一个月，准妈妈就不宜再出行了，尤其是不宜乘车、船出行。及早做好临产准备，以免临产后手忙脚乱，容易出差错。准爸爸在准妈妈临产前应该尽可能多地陪伴准妈妈。

准妈妈不要独自出门

现在由于难以保证恰好在预产期分娩，因此准妈妈在产期临近时最好不要独自外出，尽量和准爸爸或身边的其他家人一起出门。一旦出现必须独自出门的情况，应向周围的人告知自己的行踪。

孕晚期要坚持适度运动

孕期适当劳动或锻炼，能够增强体力，加强子宫和腹肌收缩力。这样才有利于安胎，有利于增加分娩时的产力。如果准妈妈过于安逸舒适，经常卧床不起，就会引起气血运行不畅，中气虚弱，以致影响胎宝宝生长发育，临产时也会由于元气不足，无力推动胎宝宝娩出，并因气血阻滞、胎宝宝迟滞不下而出现难产。所以，准妈妈正常妊娠，应该与平时一样参加劳动，只有到临产时，再适当休息。

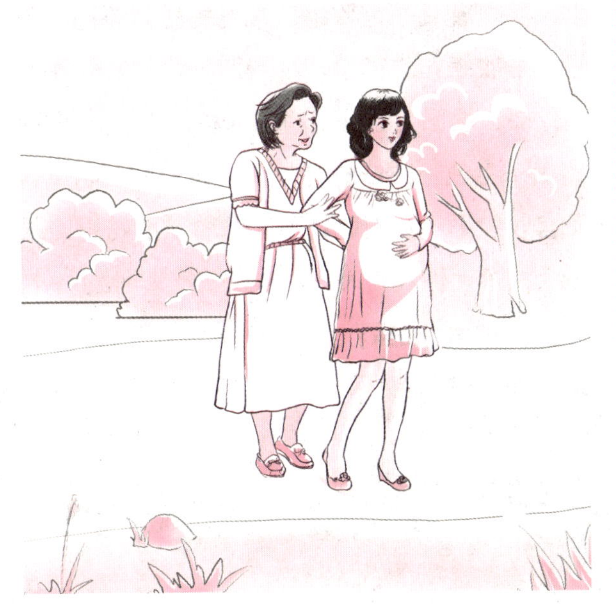

这时的准妈妈最适宜的运动莫过于散步了，这会带来很多益处：肌肉力量得到锻炼加强，可帮助骨盆运动，有助于分娩时减轻疼痛；改善脚部血液循环，刺激足下穴位，调理脏腑功能，进而促进全身血液循环，使胎宝宝血液供应更充足；还能安定神经系统，增加肺部换气功能，促进准妈妈的消化、吸收及排泄功能。

这时候准妈妈运动一定要注意安全，本着对分娩有利的原则，千万不能过于疲劳。在运动时，控制运动强度很重要，脉搏不要超过140次/分钟，体温不要超过38℃，时间以30～40分钟为宜。不要久站久坐或长时间走路。

正确把握入院待产的时机

选择适当的时机到医院待产，这既能使准妈妈有安全分娩的保障，同时也减少了宝宝降生的危险系数。因此，准妈妈自己掌握好入院的时机很重要。

当出现以下临产症状时，准妈妈就要去医院待产了：

↘ 规律性子宫收缩：准妈妈感到腹部一阵阵发胀、发紧、腹部下坠，就是子宫收缩。如果子宫收缩发生得越来越规则时，就离分娩不远了。不论是否有出血的现象，只要收缩的间隔缩短、增强，且每次持续30秒以上时，就要立刻住院。

↘ 见红：临产前有少量血性黏液从阴道内流出就是见红。如果只流出带血的分泌物，但子宫收缩仍不规则时，不必急着送准妈妈上医院，先观察情况，等子宫每隔20分钟持续30秒以上的规则性收缩时，再入院生产即可。

↘ 破水：准妈妈发生破水后，此时无论是否有宫缩都要及时去医院。在前往医院的路上，准妈妈应平卧，因羊水流出时可能脐带会随之脱出，脐带绕颈可导致胎宝宝死亡。

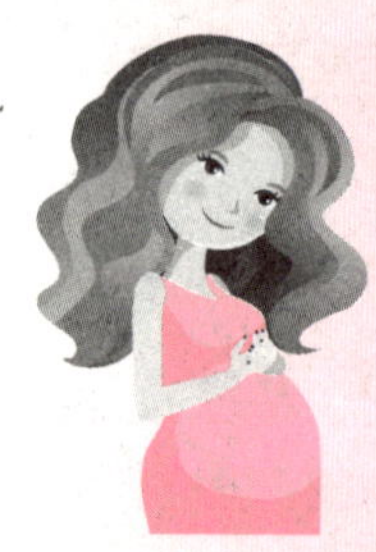

特｜别｜提｜示　TIPS

如果产前检查发现准妈妈有某些并发症的，如心脏病、肺结核、高血压、重度贫血等，应按医生建议提前入院待产，以防发生意外。

尽量争取自然分娩

女性妊娠和分娩是人类繁衍后代所必须经历的。胎宝宝经阴道分娩是正常的分娩方法。如果准妈妈体质好，产道、胎位正常，胎宝宝大小适中，经产道分娩不会出现问题。

与剖宫产术相比，经产道分娩更顺乎自然，对胎宝宝和准妈妈都有好处。阴道分娩时，子宫收缩所引起的种种改变，对胎宝宝脱离母体，走上独立生活之路十分有益。

分娩时腹部产生的疼痛可使产妇大脑中产生内啡肽，可给产妇带来强烈的快感，从而减轻疼痛感。分娩时产妇的垂体分泌一种叫“催产素”的激素，不仅促进产程的进展，还能促进母体产后乳汁的分泌，激发母亲心中潜藏的母爱。

自然分娩免除了手术生产给准妈妈带来的精神上、肉体上的创伤，而且产后恢复更快、容易，不会出现手术后可能发生的并发症和肠粘连现象。

产前要排空大小便

分娩时，子宫强而有节律的收缩，以娩出胎宝宝；若周围挤压过紧，必然影响子宫收缩。因为子宫的正常收缩运动，要求有一个宽松的环境，假如直肠充满粪便，膀胱充满尿液，子宫的收缩运动必然很费力，胎宝宝先露部受阻而难于下降，以致宫口迟迟不开；胎头在盆底较长时间的压迫膀胱和肛门括约肌，以致括约肌而麻痹导致产后尿潴留和产后大便困难。排空二便，还可避免因腹压增加而造成产妇在分娩过程中不由自主地大小便溢出，污染外阴。故此，排空二便可减少产道细菌感染的机会。

高龄初产妇临产注意要点

初产生育如果超过30岁，也就是30岁以上才第一次分娩叫做高龄初产。80%～90%的高龄初产妇所生的新生儿都是健康的。一般情况下分娩没什么异常，不用过于担心，应保持平静和舒畅的心情，可适当注意以下几点：

- 要充分休息，保证足够的睡眠。
- 注意饮食营养平衡和多样化，尽量吃软、淡些；防止妊娠高血压综合征。
- 重视定期产前检查，按医生意见去做。
- 有条件的尽量到设备齐全、医疗条件好的医院检查和分娩。

自然产程中的用力方法

分娩时，产道并非已完全扩张，等待胎宝宝的通过。而是要靠准妈妈正确的用力法，使胎宝宝以前进2步、后退1步的形式，逐渐被推出。

在耗时的第二产程，最好以“侧卧式”为主要的用力法，并可以左右交替的姿势来做。当分娩进行顺利、开始消毒外阴部时，为了保护会阴，助产士会要求产妇改以“仰卧式”的用力法。如果以这种姿势无法有效用力时，可以利用仰卧抱起双脚的方法。等感觉较熟练时，再换回收下双脚的“仰卧式”用力方法。

侧卧时用力的方法

↘侧卧时，身体下方的手肘轻轻弯曲，手掌放在脸旁。

↘双脚并拢，膝盖尽量弯曲，手抱住身体上方的大腿靠近臀部的地方。用双手抱也可，只是侧卧时，在身体下方的手容易疲劳。

↘头部不可弯得太低，背脊也不可拱起至眼睛看得到肚脐的程度。

↘先充分吸气，然后和仰卧的情形相同，暂停数秒后再用力。

此时，背脊要挺直、不可拱起，臀部向后突出般地出力。

仰卧时用力的方法

↘两腿充分张开，膝盖弯曲，后脚跟尽量靠近臀部。

↘两手向后举，抓住床头的栏杆或两侧的把手。

↘先充分吸气，从鼻子吐气的同时停止呼吸。几秒后再慢慢像是要排便或打开肛门似的逐渐用力。

↘此时要紧闭嘴唇，直到最后都不要让空气漏出来。从吸气、用力到吐气完毕，大约需要25秒。

用力的秘诀是：吸足气暂停几秒再开始用力。

用腹式深呼吸稳定情绪

腹式深呼吸具有稳定情绪的效果（镇静效果）。反复地做腹式呼吸，可减弱子宫收缩引起的强烈刺激。此外，腹式深呼吸还可防止胎宝宝氧气补给功能的低落，借此项运动，可松弛产道周围的肌肉，促进子宫口扩张。

仰卧腹式深呼吸的方法

↘ 两腿轻松张开，膝盖稍微弯曲。

↘ 两手的拇指张开，其余四指并拢，轻放在下腹部上，围成三角形。两手的拇指约位于肚脐的正下方。

↘ 深吸气时，使下腹部鼓起。吐气时，使下腹部恢复原状。

侧卧深呼吸的方法

两膝轻松地弯曲，身体下方的手肘也弯曲，手掌放在脸旁。身体上方的手，像是要抱住腹部似的向下腹部斜滑。深呼吸的方法与仰卧的情形相同：吸气，尽量使腹部膨胀，当腹部膨胀至最大极限时，再慢慢吐气。

产程中减缓疼痛的秘诀

当宫缩开始时，如果感到腰部胀痛时，做腰部按摩和用力也能减轻疼痛。

↘ 按摩：子宫收缩增强时，也就是第一产程过半之后，可并用此法以缓和收缩的感觉。腹式深呼吸的同时，可以一面用双手在下腹部做回转运动，一面轻轻地按摩，也可采用直线运动的按摩方式。侧卧时，则以单手做同样的回转或直线按摩。另外还有按摩腰部的方法，但自己无法做，必须借助他人。

↘ 压迫法：这也是在第一产程过半之后，当子宫收缩逐渐增强，无法充分腹式深呼吸时，所采用的一种辅助动作。做腹式深呼吸的吐气时，以拇指或其余四指压迫腰内侧。此外，还可将拳头放在腰下，以缓和腰部的沉重感，但时间不可太长。

分娩过程中忌大喊大叫

有些产妇缺乏分娩知识，在产程中一痛便大喊大叫，专家认为，这对分娩是极其不利的。

分娩中大喊大叫，体力、精力就会大量消耗，会引起继发性宫缩乏力，使宫颈口扩张缓慢，产程延长，严重的可能引起产后出血。另外，大喊大叫会导致产妇在产程中该用力时却无力可用，从而使胎宝宝娩出受阻，造成胎宝宝在母体内缺氧，新生儿窒息率高。

大喊大叫还容易引起胃肠胀气、造成呕吐、腹泻。过度紧张还能引起血压升高，特别是本来就有高血压的产妇就可能发生危险。

所以，为了产程的顺利，也为了自己、孩子的健康，产妇一定要杜绝大喊大叫。

这些情况下，“剖”是明智选择

剖宫产并不适于每一个产妇。分娩方式也不能由产妇或家属任意选择的。是阴道分娩还是剖宫产，应该由医生酌情决定。

如果产妇明显的骨盆狭窄，软产道狭窄或有瘢痕，盆腔内或子宫壁上有肿瘤，前置胎盘或胎盘早期剥离，35岁以上高龄初产妈妈，分娩过程中产程停滞，子宫先兆破裂等都需要做剖宫产。

另外，胎宝宝发生宫内窘迫；胎盘严重功能减退，胎宝宝缺氧；脐带脱垂，但胎心好，短时间内不能自行分娩；胎宝宝过大；胎位不正等也需要做剖宫产。

当然，上述条件并非绝对，可能还有其他意外，需做剖宫产。但是否做剖宫产，需听医生指导，不可任由个人意愿。

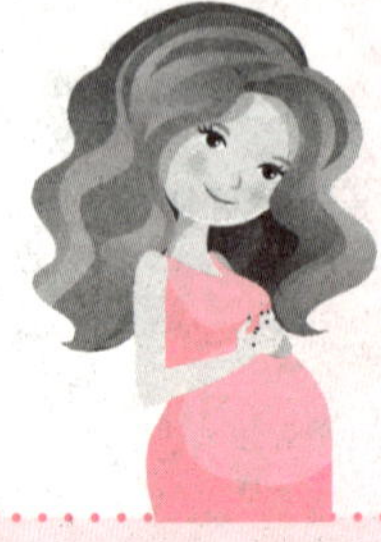

特｜别｜提｜示 TIPS

剖宫产是经腹部切开子宫取出胎宝宝的手术，是处理自然分娩异常、胎宝宝异常或不能经阴道分娩的一种替代分娩方式，是非自然分娩。因此，准妈妈不能因怕产痛或择时分娩而选择剖宫产。

剖宫产前的准备

为了使剖宫产术能安全顺利的进行，医生考虑到手术中可能发生不良情况和意外，所以在手术前，一般要与准妈妈及亲属进行谈话。谈话内容包括："为什么要手术、手术如何进行、手术有哪些风险、手术后的恢复过程是怎样的"等。良好的谈话可以使准妈妈有充分的思想准备，可以较好地缓解对手术的恐惧感。

术前检查凝血功能状况。在手术这天的清晨，准妈妈应该禁饮食，并听从护士安排进行术前准备，包括配血、皮肤准备、放置导尿管、听取胎心音等。在进入手术室后，要配合麻醉师完成麻醉。在手术过程中，应该注意准确回答麻醉师和手术医生的问题，有不适或异样感觉时要及时告诉医生。

剖宫产时准妈妈的配合

不只自然分娩需要准妈妈的配合，剖宫产也同样需要准妈妈的配合，使医生能准确地掌握情况，顺利地施行手术。

在整个手术过程中，准妈妈配合的一个基本方面就是不大喊大叫。术中准妈妈大喊大叫对本人和手术均为不利。大喊大叫会引起准妈妈吞咽大量气体，手术后会腹部气胀；大喊大叫会使腹压增加，以至于肠管翻出于切口之外，影响手术操作；另外，大声喊叫无异于噪声，会使人心情烦躁，可能影响医生的正常操作。所以，准妈妈在手术过程中，一定要镇定，适当控制情绪。

产妇配合的一个重要方面就是如实报告自己的感觉，为医生提供准确的信息，以便医生能够有针对性地进行处理。尤其是在反映麻醉结果时要注意，麻醉并非越多越好，过多的麻醉药可能会对宝宝引起不良后果。只要产妇信赖医生，在手术过程中很好地配合，真实反映情况，一般手术都会比较顺利安全。

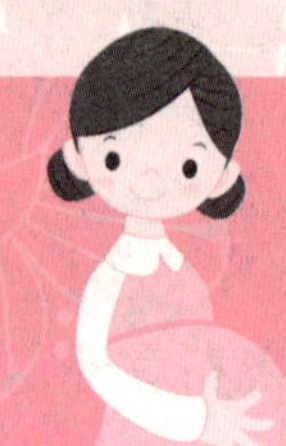

合理安排准妈妈的营养与饮食

安全临产，充分摄取维生素E

充分摄取维生素E是顺利生产的重点。由于维生素E的存在，氧气得以输送到身体各部位，从而解除了准妈妈的疲劳，更重要的是缓解了准妈妈临产前的紧张情绪，使紧张的肌肉得以放松。

含有维生素E较多的食品有胚芽米、植物油、坚果类、黄绿色蔬菜等，这些都是大家已熟知的食品。临近分娩时，准妈妈要多吃这些食品。也可以自己做一些可冷冻的食品，去医院时带上。尤其是初产的准妈妈，从阵痛开始到孩子出生需要时间较长，进分娩室之前可准备些方便食品，避免空腹没力气。

产前充分摄取维生素C

从宝宝出生到长到3个月大，这期间的健康完全依靠于胎宝宝时期从妈妈那里得到的免疫功能和母乳中所含的免疫物质，这里最重要的是维生素C。维生素C有“天然的抗氧化剂”之称，对疾病的抵抗能力很强。除此之外，还可防止婴幼儿的突发死亡。

准妈妈每餐都要吃水果以摄取维生素C，因为维生素C 在体内只能存在2～3小时，很快就会消耗掉。产前准妈妈应当以含维生素C丰富的柑橘为主，一点点摄取是最好的方法。

产前准妈妈饮食要点

一是要吃得饱，吃得好，营养丰富，合理调配，起到营养互补作用，提高食物的营养价值，同时多吃含纤维的食品。

二是要有规律，避免饥一顿、饱一顿。特别是早餐，要保质保量。

三是充分摄取各种营养。最后阶段准妈妈往往因为心理紧张而忽略饮食，这时准爸爸应帮助准妈妈调节心绪，做一些准妈妈爱吃的食物，以减轻准妈妈的心理压力，正常地摄取营养。

分娩前期必须充分进食，以摄取各种营养，积蓄体力，满足分娩时的各种消耗，同时为新生儿哺乳做好准备。

孕晚期应适当吃些香蕉

孕晚期，香蕉是准妈妈宜食的水果之一。准妈妈食用香蕉不仅可以快速地提供能量，在一定程度上还可以缓解疲劳，而且是孕晚期准妈妈较容易接受的食物。

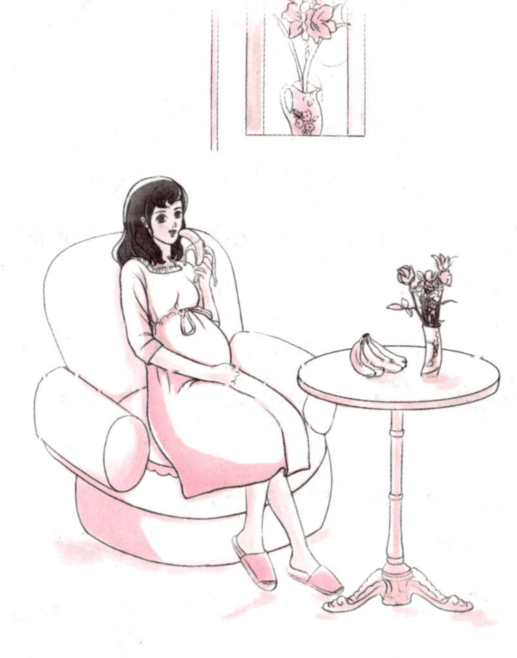

香蕉富含能够保护动脉内壁的钾元素，且含有血管紧张素转化酶抑制物质，可抑制血压升高，对降低血压有辅助作用，是预防妊娠高血压的保健食品。

此外，香蕉含有一种可帮助大脑产生5-羟色胺的物质，能使人感到欢乐、愉快、平静，心情变得特别愉悦，从而减轻疼痛和忧郁。这对孕晚期的准妈妈来说，无疑是一个福音。

孕10月准妈妈每日饮食安排

早餐： 三鲜馄饨1碗，海带拌豆腐丝适量

加餐： 牛奶250毫升，坚果适量

午餐： 蒸饺100克，海带排骨汤适量

加餐： 自制橙汁1杯，钙奶饼干适量

晚餐： 红枣粥1碗，肉炒百合、番茄烧牛肉适量

全天烹调油（植物油）： 约25克。

孕10月益智安胎营养食谱推荐

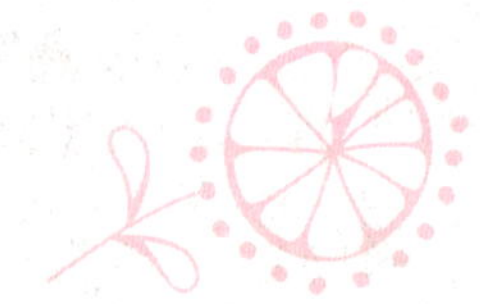

白菜烧海参

原料 水发海参300克，瘦猪肉100克，白菜200克，油、姜、葱段、盐、白糖、酱油、料酒、水淀粉、香油、胡椒粉、高汤各适量。

做法

1. 将水发海参洗净，放入姜片、葱段，在开水中煮5分钟，捞出洗净，控干水分。将瘦猪肉切丝，用酱油和水淀粉抓匀。白菜洗净，用油、盐炒熟后围于盘边。

2. 锅内放油烧热，爆香姜片、葱段，加盐、白糖、酱油、料酒、高汤及海参，烧10分钟，放入瘦猪肉，再烧至熟。用水淀粉、香油、胡椒粉，调芡收汁即成。

营养分析

味鲜适口。提供动、植物蛋白质和多种矿物质、维生素及丰富的DHA，能满足胎宝宝大脑发育的营养需求。

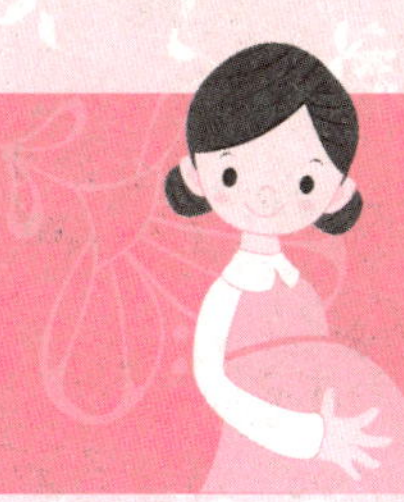

别让孕期不适及不当用药伤害胎宝宝

孕晚期胃痛的饮食调养

到了怀孕末期，准妈妈常觉心口难受，以及感到体内湿热不适，这都属于正常现象。因为胎宝宝日益长大，子宫的底部上升，压迫到胃部附近，影响了消化机能及有少量的胃酸反流进入食道，令人不适。

要减轻症状，先减轻胃肠的负担，维持小量多餐的饮食习惯，睡前尽量不进食。少吃酸味强及含强烈香料的食物，以免刺激肠胃。睡时在床上用软垫把自己垫舒服，也有帮助。

在食物之中，木瓜对付胃胀痛较好，清热而不寒，常吃木瓜，对缓解胃痛有帮助。胃痛的准妈妈可以选尚未熟透的小木瓜榨汁，每天在饭后饮1小杯，十来次后便可见效。

孕晚期腹泻要注意

腹泻也许对于普通人来说并不是什么大问题。但是对于准妈妈来说，如果处理不好，会导致流产，所以一定要小心对待。那么，如果遇到了腹泻该如何应对，下面就来教你几招。

↘ 腹泻的应对：吃了过凉的食物后发生腹泻，一般会在短时间内恢复正常，因此不用服用特别的药物，只需注意补水，防止脱水。出现了感染性腹泻要及时到医院就医，遵医嘱服用药物。

↘ 腹泻的预防：不要贪凉，即使天气再炎热也不能食用刚从冰箱里拿出来的西瓜或冷饮。不吃剩饭剩菜，如果要吃冰箱里取出来的剩饭剩菜，一定要充分加热后再食用。另外，不在外面吃东西，注意饮食卫生。不要进食过于油腻、辛辣的食物和不易消化的食物。

预防子宫内感染

正常的妊娠和分娩，子宫内可保持无菌，不易发生感染。但在孕晚期，羊水的抗菌能力会减弱，有些情况可以引起子宫内感染。如胎膜早破，超过24小时以后未临产，或产程延长，以及产妇贫血体弱，抵抗力差。也有少数产妇的羊水抗菌能力较差，阴道内的致病菌可乘虚突破防线进入子宫内，发生感染。严重的子宫脱垂、产妇其他部位如有急性感染等也可导致子宫内感染。

以下这些疾病可使准妈妈抵抗力低下，易于发生感染。

↘ 贫血、营养不良。准妈妈在孕期要及时纠正贫血、营养不良、慢性疾病等可使抵抗力低下的疾病。

↘ 阴道炎、宫颈炎。准妈妈患有阴道炎、宫颈炎时，虽胎膜完整，但较脆弱，因而易引起宫内感染。

子宫内感染是可以预防的。当妊娠末期时，应严禁性生活，还要注意休息、情绪和营养。当发现有阴道流水时，切不可粗心大意，应及时到医院检查，以便采取及时的防治措施。

警惕子痫前症

子痫前症指在怀孕期间，准妈妈出现水肿、蛋白尿以及高血压等症状，只要有高血压合并其他任何一种症状，就称为子痫前症。子痫是妊娠高血压综合征的最严重阶段，直接关系到准妈妈和胎宝宝的安危，是在高血压、水肿、蛋白尿的基础上出现自觉症状，进而出现抽搐发作或昏迷。

子痫前症是一种较为复杂的疾病，一般是准妈妈在怀孕20周后出现高血压和尿蛋白，就会被诊断为子痫前症，而子痫前症大多数要在怀孕的37周后才开始有所表现，也可能在怀孕的最后1周、分娩时，甚至产后的任何时间内表现出来。

子痫前症会使准妈妈的血管收缩，引起血压升高，血管内的血流量减少，从而影响体内的很多器官，如肝脏、肾脏和大脑；而当体内流向子宫的血流减少时，就会对胎宝宝产生不利影响，如发育不良、羊水量减少、胎盘早剥等。因此，所有准妈妈都要重视子痫前症检查。

预防先兆子痫的保健方法

先兆子痫是孕晚期容易发生的一种严重并发症，影响准妈妈和胎宝宝的安危。先兆子痫会导致准妈妈惊厥、肾衰或中风，造成胎宝宝早产或死亡。

为了减小先兆子痫的发病几率，准妈妈一定要重视孕期保健，保持情绪安宁，不要思虑过度，耗费心血，或工作和操持家务过劳，损伤气血。睡眠要充足，睡姿宜向左侧，这样有利于改善肾、子宫的血液循环。

如果准妈妈的直系家属中有得过子痫病史的女性，或准妈妈患有肾病、心血管病，以及高龄、羊水过多，都要格外注意孕期保养，定期做产前检查。另外，准妈妈最好能坚持每天散步2次，每次不少于15分钟，这样有利于活动气血。

在饮食上要清淡一些，以少盐而富于营养为主，可以多吃一些高蛋白、低脂肪、益气补肾、通利小便的食物，如赤豆、冬瓜、黄瓜、鲤鱼、青鱼、黑鱼、甲鱼、泥鳅、鲫鱼等。

孕晚期用药要安全

到了孕后期，最令准妈妈头疼的问题可能就是身体水肿，轻则腿脚水肿，重则全身都出现水肿。多数情况下，准妈妈的水肿并不需要治疗，只要多注意休息就可以了，千万不要乱用药。另外一个比较常见的问题就是，孕后期准妈妈血压偏高，这个时候也不要随便服用降压药物，一定要及时看医生。虽然在孕后期，胎宝宝的情况已经稳定，一般药物对胎宝宝的影响都不大，但是准妈妈还是要避免感染病菌，吃药始终是最后的选择，而且一定要注意用药的剂量。

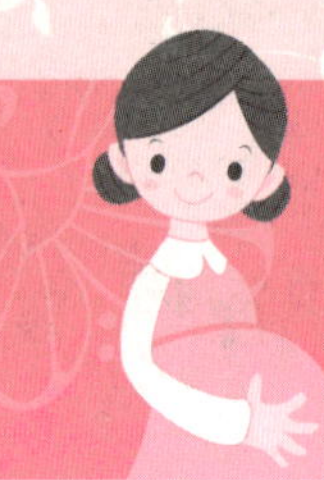

胎教进行时——综合运用各种胎教方法

准妈妈不急不躁，顺其自然迎分娩

随着妊娠天数的一天天增加，尤其到了妊娠后期，准妈妈开始盼望孩子早日降生。熬过了漫长的孕期，想看看孩子是什么样的，这种心情可以理解，但不可取。

要知道，新生儿所具有的一切功能，产前的胎宝宝已完全具备。一条脐带，连接了母子两颗心，无论是在情感上，还是在品行上，准妈妈都会影响着胎宝宝心智的发育。准妈妈着急，心境不好，也会使胎宝宝在最后一段时间里生活不宁，这实在要不得。

十月怀胎，一朝分娩。分娩是早一天晚一天的事，孩子到时候自然会降临。所以，根本不必为最后的几天着急。10个月都熬过来了，不差这几天。准妈妈要安心度过最后几日。要知道，孕期马上就要终止，准妈妈所能享受的孕育生涯也只有几日之遥，应该好好珍惜。

把情绪调整到最佳状态

最后一个月，情绪胎教的首要任务就是要学会平静地面对即将到来的分娩，不要过分期待，也不要过分焦虑，不要把分娩看作是很困难的事情，这是成为一位母亲必然要接受的历练。

在临产前母亲豁达乐观的情绪有助于小生命的健康发育，也有助于出生后活泼开朗性格的形成。准妈妈在感到焦虑的时候，可以进行深呼吸，缓慢地呼气、吸气，慢慢地用呼吸帮助自己恢复平静。

准爸爸要情绪乐观、积极地配合准妈妈把情绪调整到最佳状态，多想想开心和幸福的事，多看到世间美好的一面，把真善美的一面讲述给宝宝听，一方面是培养宝宝的性格取向，另一方面也会无形中对自己性格中消极的一面进行洗礼和转变。

欣赏名曲《G大调小步舞曲》

只要胎宝宝一天没出生，准妈妈就仍要坚持着听胎教音乐。所以，每天早上不要忘了打开音响。

这首《G大调小步舞曲》又名《爱的协奏曲》，此曲原被误为巴赫创作，经考证，原作为克里斯蒂安•佩措尔德，巴赫当时改进此曲较多。该曲旋律优美，风格典雅、明快、轻巧，让听者的心中产生一种荡漾感。轻松愉悦的节奏，就像胎宝宝即将踏入尘世的脚步声。听着这样优美的音乐，准妈妈还有什么可忧虑的呢?

告诉胎宝宝要和妈妈配合好

快临产了，准妈妈该和宝宝聊聊如何出世的话题。可以多和胎宝宝说话，告诉他，父母会爱他，保护他，会给他以安全和保障，热切地等待他的安全降生。

准妈妈可以对胎宝宝说：“宝宝，你就要离开妈妈来到这世界上来了，妈妈和爸爸想早日见到你，你一定要和妈妈配合好，勇敢地走出来。”

准爸爸贴近准妈妈的肚皮说：“宝宝，爸爸妈妈非常欢迎你，时刻等待你降生，你看爸爸给你准备了床、衣服和被子，还有你爱玩的玩具，快来吧，全家都欢迎你。”“宝宝要乖乖听妈妈话，与妈妈好好配合。”

专家表示，妊娠的最后1个月，多和胎宝宝说说话，告诉他要好好和妈妈配合，乖乖地诞生，有助于顺利分娩。

向即将到来的宝宝介绍家庭成员

胎宝宝就要出生了，提前和推后的时间如果不是很长，都属于正常范围，所以，准妈妈要抓紧时间来为宝宝介绍家庭成员，让宝宝感受一下大家庭的温暖。

准妈妈可以一边轻轻抚摩肚子里的宝宝，一边对他说："我可爱的宝宝，这是咱们家的全家福，妈妈给你介绍一下我们这个和睦幸福的大家庭，慈祥的爷爷、奶奶——他们是爸爸的爸爸妈妈；和蔼的姥姥、姥爷——他们是妈妈的爸爸妈妈，还有最热切盼望你到来的爸爸和我。总之，我们大家都在等待你的到来。"准妈妈还可以根据不同情况，把每个人介绍得再具体些，可以包括职业、性格、外貌等。

准妈妈讲故事《小蝌蚪找妈妈》

常言道"言为心声"，孕晚期生活中应增加语言、文学的修养，以优美的语言充实、丰富、美化自己的生活。讲一些愉快优美的童话故事。可使胎宝宝感受到安全、舒适。比如《小蝌蚪找妈妈》。

暖和的春天来了。池塘里的冰融化了。青蛙妈妈睡了一个冬天，也醒来了。她从泥洞里爬出来，扑通一声跳进池塘里，在水草上生下了很多黑黑的圆圆的卵。春风轻轻地吹过，阳光照着大地。池塘里的水越来越暖和了。青蛙妈妈产下的卵慢慢地都活动起来，变成一群大脑袋长尾巴的小蝌蚪，它们在水里游来游去，非常快乐。有一天，鸭妈妈带着她的孩子到池塘中来游水。小蝌蚪看见小鸭子跟着妈妈在水里划来划去，就想起自己的妈妈来了。小蝌蚪你问我，我问你，可是谁也不知道。"我们的妈妈在哪里呢？"……

利用卡片教胎宝宝认动物

在与胎宝宝对话、讲故事的基础上，再深入一步教胎宝宝认动物，通过深刻的视觉印象将卡片上描绘的图像、形状与颜色传递给胎宝宝。

比如，准妈妈可以拿出一张画有小猫的卡片，读给胎宝宝听，教胎宝宝辨认，再拿出一张画有小狗的卡片，也读给胎宝宝听。最后抚摩着肚皮问胎宝宝，“认得小猫小狗了吗，说说看，小猫小狗哪个更可爱？……”这样，寓教于乐，达到了母子间的感情的充分交流，对胎宝宝的身心发展大有益处。

看一些色彩明快的图书

准妈妈此时可以看一些色彩明快的手绘图书或者杂志，轻快的色彩可以让你心情愉快；可以到离家比较近的公园或绿化好的小区里呼吸一下新鲜空气，看一看蓝天白云、绿叶红花。中国传统上有这么一种观念，妈妈看漂亮的东西多了，生的宝宝就会好看，所以不妨多看一些好看的宝宝照片，心里想象即将出生宝宝的样子，一来可以培养自己的母性，二来努力使出生的宝宝更漂亮。

给宝宝当勇敢者的榜样

分娩的过程尽管相对于孩子的一生来说是极为短暂的，但这一过程将影响一个人未来的性格、脾气和气质。母亲分娩的过程中，子宫是一阵阵收缩，产道才能一点点地被攻开，孩子才能由此生下来。

母亲这时的承受能力，勇敢的心理，也会传递给胎宝宝，是对胎宝宝性格形成的早期教育。科学家的实践已证明，胎宝宝的生活习惯在母亲腹中就受到母亲本身习惯的影响，而潜移默化地继承下来，也就是说，早在胎宝宝期，一个人的某些习惯就已经基本形成。

抚摩给胎宝宝以出生的力量

在最后一个月里，准妈妈本人或准爸爸用手在准妈妈的腹壁上便能清楚地触到胎宝宝头部、背部和四肢。准妈妈（准爸爸）可以轻轻地抚摩胎宝宝的头部，有规律地来回抚摩宝宝的背部，也可以轻轻的抚摩孩子的四肢。

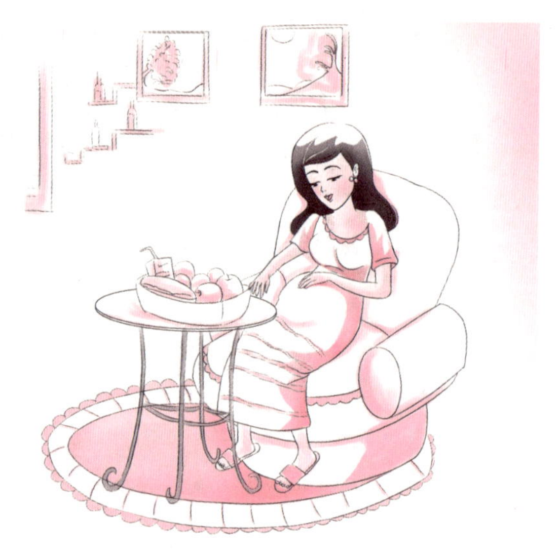

抚摩顺序可由头部开始，然后沿背部到臀部至肢体，要轻柔有序，进一步促进胎宝宝感觉系统，神经系统及大脑的发育。抚摩时要注意胎宝宝的反应，如果胎宝宝是轻轻的蠕动，说明可以继续进行；如胎宝宝用力蹬腿，说明抚摩得不舒服，胎宝宝不高兴，就要停下来。通过有效地抚摩，给胎宝宝出生以力量。

准爸爸多鼓励，准妈妈产前不紧张

由于现在准妈妈可能正在被焦虑情绪所困扰，准爸爸就要从心理和身体各方面帮助准妈妈放松，以轻松的状态迎接分娩。

↘ 放松准妈妈的身体。在准妈妈或坐或躺时，她的身体需要一些支撑，比如枕头、靠背。准爸爸要确保准妈妈的肘、腿、下腰、脖子都有地方支撑，并检查她身体各部分是否完全放松。准妈妈可能无法顾及到这些，甚至懒得说话，所以准爸爸要主动帮忙。等到了医院，准爸爸也要随时关心妻子是否躺（坐）得舒服。

↘ 营造放松的环境。准爸爸要尽量为准妈妈创造一个放松的环境：柔和的光线能给准妈妈带来宁静、安全和温暖，声量适度的轻音乐、美丽的风景画都能让准妈妈可以随时放松。

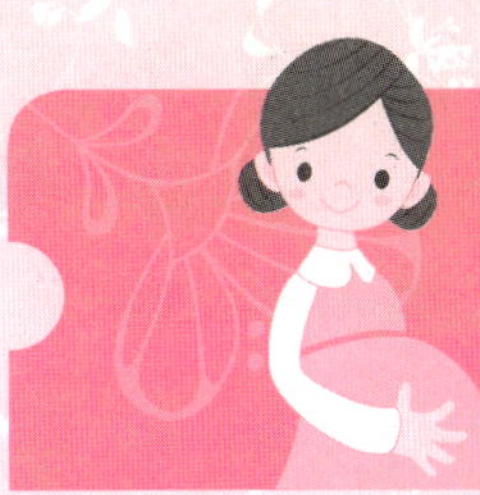

附录一：产后注意会阴护理

顺产妈妈产后会阴的护理

产后会阴部可因分娩时先露的压迫及助产的操作，局部发生轻度的充血、水肿，或有会阴部的裂伤或侧切伤口。而且产后阴道内不断有恶露排出，因此，会阴部的产后清洁与护理非常重要。

↘ 会阴部无缝线者，产后每天至少用专用的清洁盐清洗会阴部两次。冲洗一般用温开水，不需加其他药物。

↘ 会阴部有缝线者，应每天检查伤口周围有无红肿、硬结及分泌物。于产后3～5天拆线。产妇休息、睡眠时，应取右侧卧位，以免恶露流经左侧的侧切伤口引起感染。5天后，伤口已基本愈合，可不必再强调右侧卧位了。

注意：会阴伤口完全愈合大约需2周，拆线后可以改为每天用温开水清洗会阴1次。同时注意保持内衣内裤的干爽舒适，内裤要勤洗勤换，洗后要在阳光下充分暴晒，以杀菌防感染。

剖宫产妈妈产后会阴的护理

剖宫产虽然对产妇的会阴部没有损伤，但手术之前，医护人员会给产妇安置导尿管，并且在产后也要导尿，通常在术后24小时以后拔除。导尿管拔除后，新妈妈一旦有尿意就要努力自解小便，如果不能自解，就必须继续使用导尿管，这会增加并发尿路感染的危险。

因此，剖宫生产后新手妈妈也应特别注意会阴部的清洁，以防引发子宫内膜炎等症。

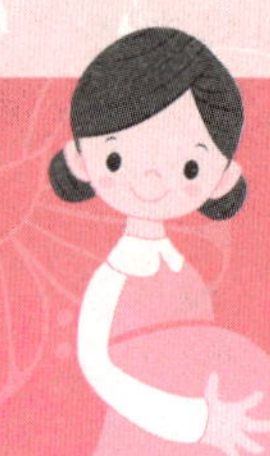

附录二：产后恶露的护理要领

产后恶露处理要领

恶露是反映子宫恢复好坏的标志之一。产后每天观察恶露的排出量、色泽和气味变化，可及时了解子宫的恢复情况。新妈妈持续排露的时间各不相同，正常的新妈妈一般需要3～4周，少数新妈妈可以持续1～2个月。

处理恶露是产褥期最重要的一项，不能大意。首先应准备2个容器，50倍稀释煤酚皂，以400倍水稀释成碱性肥皂液，5厘米宽的消毒棉花浸在其中；另外还有消毒过的钳子或夹子。

↘ 排尿、排便完毕，用卫生纸擦干净。用肥皂将手洗干净，再用温水洗净外阴和肛门等部位。

↘ 用消毒过的小钳子或小夹子夹住浸过肥皂液的棉花，以外阴为中心，从前向后，从内向外消毒清洗，棉花用完一次必须换新的，重复几次进行清洗。

↘ 外阴有缝合伤口时，应涂上消毒药。

↘ 消毒清洗后，垫上消毒纱布，以免血液渗出，再垫上青石棉、胶布、乙烯树脂布，用T字带固定好。如不用消毒纱布，也可以直接用脱脂棉。

注意：更换脱脂棉前，一定要先洗手；一块消毒棉只能用一次。消毒后要立即垫上新的纱布或脱脂棉，随后系上丁字带。垫脱脂棉时，要把纱布铺在上面，否则棉絮就会粘在外阴上。